U0197355

北京大学叙事医学丛书

叙事医学的原则与实践

The Principles and Practice of Narrative Medicine

丛书主编　郭莉萍

原　　著　Rita Charon

　　　　　Sayantani DasGupta

　　　　　Nellie Hermann

　　　　　Craig Irvine

　　　　　Eric R. Marcus

　　　　　Edgar Rivera Colón

　　　　　Danielle Spencer

　　　　　Maura Spiegel

主　　译　郭莉萍

译　　者　郭莉萍　黄　蓉　乔玉玲

北京大学医学出版社

XUSHI YIXUE DE YUANZE YU SHIJIAN

图书在版编目（CIP）数据

叙事医学的原则与实践 /（美）丽塔·卡伦
(Rita Charon) 等原著；郭莉萍主译 . – 北京：北京
大学医学出版社，2021.3（2024.4 重印）
　　书名原文：The Principles and Practice of
Narrative Medicine
　　ISBN 978-7-5659-2365-4

　　Ⅰ . ①叙… Ⅱ . ①丽… ②郭… Ⅲ . ①叙述学—应用
—医学—研究 Ⅳ . ① R

中国版本图书馆 CIP 数据核字 (2021) 第 023268 号

北京市版权局著作权合同登记号：图字：01-2019-1768

原　著：THE PRINCIPLES AND PRACTICE OF NARRATIVE MEDICINE, FIRST
EDITION by Rita Charon, Sayantani DasGupta, Nellie Hermann, Craig Irvine, Eric R.
Marcus, Edgar Rivera Colón, Danielle Spencer and Maura Spiegel, ISBN 9780199360192
© Oxford University Press 2017

THE PRINCIPLES AND PRACTICE OF NARRATIVE MEDICINE, FIRST EDITION was
originally published in English in 2017. This translation is published by arrangement with Oxford
University Press. Peking University Medical Press is solely responsible for this translation from
the original work and Oxford University Press shall have no liability for any errors, omissions or
inaccuracies or ambiguities in such translation or for any losses caused by reliance thereon.

THE PRINCIPLES AND PRACTICE OF NARRATIVE MEDICINE, FIRST EDITION 以英
文形式于 2017 年首次出版。本译著经 Oxford University Press 授权出版。由北京大学医
学出版社负责翻译，Oxford University Press 对译文中的错误、疏漏、不准确、歧义及
因此而产生的损失不负有责任。

Simplified Chinese Translation © 2021 by Peking University Medical Press.
All Rights Reserved.
简体中文版 ©2021 北京大学医学出版社

叙事医学的原则与实践

主　　译：郭莉萍
出版发行：北京大学医学出版社
地　　址：（100191）北京市海淀区学院路 38 号　北京大学医学部院内
电　　话：发行部 010-82802230；图书邮购 010-82802495
网　　址：http：//www.pumpress.com.cn
E – mail：booksale@bjmu.edu.cn
印　　刷：中煤（北京）印务有限公司
经　　销：新华书店
责任编辑：刘　燕　　责任校对：靳新强　　责任印制：李　啸
开　　本：880 mm×1230 mm　1/32　印张：12.375　字数：330 千字
版　　次：2021 年 3 月第 1 版　2024 年 4 月第 2 次印刷
书　　号：ISBN 978-7-5659-2365-4
定　　价：78.00 元
版权所有，违者必究
（凡属质量问题请与本社发行部联系退换）

本书由

北京大学医学出版基金资助出版

丛书序

叙事医学自 2011 年正式进入我国以来，其发展速度有些令人瞠目，从一朵悄然绽放的小野花，俨然变成了沁人心脾的玫瑰田。探究其背后动因，约略有三。首先，医学技术迅猛发展，反而让越来越多的医务人员认识到医学和技术主义的局限性，似乎我们能做的很多，但病人的感觉反而变差，这个悖论需要破解；其次，经过了两次医改，我国的医患关系也发生了巨大变化，当下复杂的医患关系倒逼我们寻找解决方法；再次，这个过程，特别是"做得更多，感觉更差"的体验与西方国家是相似的，因此肇始于西方的医学人文也得以进入我国。同样相似的是，我们也在寻找医学人文与临床实践相结合的方法。这时，叙事医学恰逢其时地出现了，并被及时地引入我国。它让医务人员意识到，原来消除技术主义带来的疏离感、改善医患关系以及建立医患同盟的钥匙就在自己手里，正如叙事医学创始人丽塔·卡伦（Rita Charon）所说："医学人文是可以说的概念，而叙事医学是可以做的事情。"

叙事医学在我国的发展特点鲜明。它不但是卡伦最初定义的由医务人员带有叙事能力而主动实施的、自上而下实践医学的一种方式，也是心理学、语言学、文学等学科，乃至公众按照各自的方法对医患相遇过程、患病体验等的研究和描述。我将上述两种形式分别称为"狭义叙事医学"和"广义叙事医学"。广义叙事医学的参与者不但有医务人员，还有人文学者，更有作为主要医疗参与方的普罗大众。叙事医学关注患者的疾病体验和独特性，弥补了循证医学的不足，同时将不同的学科视角及大众期盼代入研究医疗过程的医患互动中来。从这个角度看，叙事医学是一门综合运用了文学、医学、语言学、心理学和健康传播等跨学科方法论的交叉实践学科。在医学高度技术化的今天，它也是滋润医者枯涩心田的一泓甘泉。

　　叙事医学的理论与实践方法已被证明具有改善医患关系、提高临床效果以及对抗医务人员职业倦怠的显著作用，被视为医学人文在临床落地的工具。但另一方面，恰恰是由于我们在推广哥伦比亚大学叙事医学方法上的成功，在传播过程中也使一些医务人员产生了迷惑与误解：叙事医学不就是讲故事吗？讲故事需要习得吗？叙事医学就等同于平行病历书写吗？就是要做很多人文活动吗？细读文学作品就能改善医患关系吗？在繁忙的临床工作中，哪里还有时间做这些额外的工作？类似的问题还有很多。这套丛书就是要尝试着给出不一样的答案。

　　这套"北京大学叙事医学丛书"包括四部著作，内容丰富多样：有叙事医学的理论探索和发展溯源的《叙事医学：历史与演进》，有译介国外叙事医学教学和临床实践的《叙事医学的原则与实践》，有医患互动过程中的话语分析研究——《医患交流话语研究》，也有国内践行叙事医学的案例呈现——《中国叙事医学案例与实践》。其中《中国叙事医学案例与实践》由国内多家医院的临床医护专家和叙事医学学者通力合作，梳理了近几年来我国各地、各层级、各种医疗场景中医务工作者的叙事医学实践，并将其理论化，旨在通过介绍不同的叙事医学案例和实践，探索叙事医学实践的临床路径和方法，以及叙事医学理论与我国医疗情境和文化如何具体地结合，以促进医患关系和谐、医患互信、医务工作者职业满足感的提升。

　　本套丛书旨在发挥交叉学科的融合创新优势，努力为社会贡献一套高水准、具有引领作用的叙事医学著作，为健康中国语境下增加民众的获得感和医务人员的成就感做出努力。

郭莉萍
2021 年 1 月于北京

译者前言

简单地梳理一下叙事医学在我国发展的轨迹，就可以发现 2011 年是我国的"叙事医学元年"[1]，其后对叙事医学的发展最系统、最有力的助推器就是 2015 年由北京大学医学出版社出版的丽塔·卡伦（Rita Charon）的专著《叙事医学：尊重疾病的故事》（Narrative Medicine: Honoring the Stories of Illness）中译本。该书多次印刷后仍供不应求，显示越来越多的临床工作者认识到叙事医学的重要性。他们渴望更多地了解和学习叙事医学。因此，我们汇集了优秀译者，继续翻译了卡伦团队后续的叙事医学著作，即这本《叙事医学的原则与实践》。

作为一个无数次阅读了本书英文版原著和译文的译者，我想与读者分享一下我的读后感。首先要回答的问题是：本书里所说的叙事医学的原则和实践到底是什么？

在第七章"细读：叙事医学的标志性方法"中卡伦提出了六条原则：①实现社会公正的行动；②学科严谨性；③包容性；④容忍模糊性；⑤参与性和非等级式的方法；⑥关联性和主体间性过程。但她对这六条原则的评价是："在我们确立细读作为本领域标志性方法的过程中，这些原则至关重要[3]。"这六条原则可以被认为是细读方法的指导原则。

而**叙事医学临床实践**的原则有哪些呢？我认为首要原则就是要建立主体间性。其实仔细分析上述原则，除了"学科严谨性"外，其他原则都是对主体间性的注解。虽然本书只在第一部分集中论述了主体间性，但它实际上贯穿在全书的各个章节。卡伦认为，"主体是认知的自我、行动的自我和观察的自我……因此，主体间性，就是当两个主体，或者说两个真正的自我相遇时发生的情形[2]。"对临床工作者来说，建立主体间性的第一步，就是要认识到来"求医"的病人是"认知的自我、行动的自我和观察的自我"，临床医患的互动是两个独立的"自我"之间的互动，而不是一个掌握着深奥医学知识的自我去面对一个已被归类的科学知识——疾病。要把病人当作一个能动的主体，需要认识到这个主体有讲述的渴望，并尊重病人讲述的权利，给予他们讲述的机会；还要认识到医患之间的互动过程不是一个医生唱独角戏的过程，病人的观点和对医生话语的回应共同构成了两者对疾病的全面认识。因此，医务工作者要愿意去跟病人建立关联，认识到医患互动首先是两个人之间的互动，并要像在任何其他人际交流中那样，尊重对方为交流所做的贡献。

阻碍主体间性建立的深层原因是现代生物医学所遵循的哲学基础，即笛卡尔的身心二元论：身体的感觉是不可靠的，经过理性训练的临床工作者的头脑和体现理性的成果——医学技术才是可靠的。既然如此，为何要花时间听病人的叙事？在本书中两位作者详细地梳理了西方哲学史上二元论如何建立起统治地位、现象学如何反转了身体在认知中的作用。叙事医学的哲学基础这一部分也是我最喜欢的部分，大有"出一口恶气"的感觉。

现象学作为叙事医学的哲学基础在本书有很强的存在，特别是梅洛-庞蒂的身体现象学。他对笛卡尔的超越正是从重塑"身体"开始的。本书频繁出现的"embodied experience""lived experience""embodied practice""embodiment"等充分显示了叙事医学重视身体、经历以及病人从身体和经历中得到的经验、形成的观点。所以，我认为重视"embodied experience"就是**叙事医学临床实践**的第二个重要原则。在本书中，我们统一把"embodied"都译成"具身性的"，意为"身体经受过的""由身体体现的"。只有认为病人的"具身性经验"有意义，才会愿意由衷地尊重和倾听这些经验的讲述，否则"关切地倾听"很可能是一种俯就的姿态，或是一种勉强为之的行为。

另一个跟现象学相关的、关于疾病和身份认同的当代哲学观点来自叙事诠释学，强调意义建构的动态诠释过程及其叙事结构。这一理论旨在探索意义行为是如何以及在多大程度上是通过叙事实践实现的[3]。病人出现在医生面前时，带着自己全部的人生故事，他/她也要为这种疾病找到其在个人生活中的位置。叙事的解释力有助于这一过程，但医生一句"说这些都没用，还是要看指标"，就完全否定了病人对自己生活的责任和掌控感，原因仍在二元论——医生推崇科学的理性分析能力，而贬低叙事的诠释能力。

　　本书中所说的"叙事医学实践"绝大部分是叙事医学教学和培训的实践，与教学相关的内容占了本书13章中的8章。哥伦比亚大学的叙事医学已经形成了比较固定的教学模式，源自其"叙事医学理学硕士"的教学实践，即阅读-写作-讨论/回应三部曲。要培养的目标有很多，如主体间性、关联性、身份认同、自我和他者视角、医疗中人的异化、叙事伦理、反思性、对情感的关注、关注细节的能力及身体现象学等。当然，他们的硕士学位学生要学习民族志等质性研究方法，阅读不同的哲学著作（特别是现象学和众多的后现代理论），但培养目标的主要实现手段都是细读和写作以及写作后的讨论回应。卡伦把细读、创意写作、关切讲述和倾听称为"叙事医学的特色方法 [3]298-299"，而"细读：叙事医学的标志性方法"也是本书一章的标题，可见细读对哥伦比亚叙事学派的重要性。

　　与《叙事医学：尊重疾病的故事》中的细读一章相比，本书用两章的篇幅讲了细读：它的历史、对叙事医学的重要性以及细读的内部过程等，同时也给出了卡伦自己上细读课程的样本。细读的可以是文本，也可以是绘画作品和卡通等视觉艺术作品，或电影、舞蹈和音乐等表演艺术作品，但最常用的还是文学文本，包括小说、诗歌和戏剧等，关注的是作品中的时间、空间、声音和隐喻等。

　　但正如卡伦所说，哥伦比亚大学的"叙事医学实践已经发展到在几乎所有教学之中都纳入创意写作 [3]，最常见的做法就是让一组人共同仔细研读一段文字（最好能事先读完），然后在给定的几分钟时间内，就刚才所读的文章，按照所给的提示语进行写作。写毕之后，邀请参加者分享自己的作品，并回应自己在他人作品中的收获。这不是要学生或参加培训的学员写小说等虚构作品，而是在细读之后，按照提示语以任何人称写任何自己想写的东西。我本人在 2014 年参加哥伦比亚大学叙事医学高级工作坊的三天时间内（那次的工作坊包括我在内，只有三个人不是临床工作者），几乎都在按这个"流程"读、写和讨论。当时并不太明白这样做的意义，只是觉得，经过讨论后，对文本有了很多不同的理解视角，挖掘出了自己阅读时不曾发现的意义。同时，经过写作和相互回应大家的写作，对自己的一些经历有了更深的理解，甚至会忍不住说"原来如此"！因此，本书里由哥大叙事医学项目的"创意主任"（creative director）耐莉·赫曼（Nellie Hermann）关于创意写作的两章让我有茅塞顿开的感觉。任何写作都是外化行为，反思性写作是，创意写作也是。本书虽然没有出现过作为反思性写作重要手段的平行病历，但赫曼的观点是"所谓反思，不就是创意吗[3]？"因此，在八章跟教学实践相关的内容中，反复出现创意写作的环节和学员作品展示。赫曼对创意写作的意义是这样论述的：

> （创意写作可以让临床工作者）放下他们严格坚持的执念，参与没有"正确"答案的练习，允许自己被拖进不同的处境之中，在那里也许不能看到最后的结果。通过这些行为，再通过审视自己完成的行为，最终我们希望参与了这些练习的人可以认识到他们日常生活和工作中所使用的表达力的创造力，并重新使用这一创造力，将创造力带入其他工作和医患互动中[3]。

所以，可以看出，创意写作实际上旨在培养对不确定性的容忍力、对自我的反思力、内省力、在工作中的表达能力和创造力，最终能够在临床工作中认识到多重视角、不同的意义、自己的执念和预设，能够更好地理解他人，建立主体间关系。

但在我国的叙事医学实践中，创意写作可行吗？2018 年卡伦来我院参加北京大学医学人文国际会议时，我告诉她，中国的医务人员还没有看到创意写作的意义。她非常吃惊地说："怎么会？我们在中国台湾和日本的培训中，都是按照这个模式让他们写作的，他们都反映很有收获啊！"我想我们没有看到创意写作的意义，是因为我们还没有开始做，正像我们没有开始写平行病历以前，反对的意见说"浪费这个时间有什么用"？而现在已经有越来越多的医务工作者开始书写平行病历了，原因是感到书写对他们理解病人以及反思自己的职业很有帮助。当然，医学界按照学科的惯常思维，质疑阅读和写作带来的自感态度变化是否能够真正引发医务人员的行为变化[4]，但我们相信态度的转变必将带来行为的转变。

此外，医学院学习期间是进行叙事医学教育的最佳时间，早早开始利用细读 - 写作 - 回应这样的方法训练学生，有助于学生在见到病人时保持对叙事、他人视角和意义的开放性。赫曼在第十章给出的"创意写作阅读指南"这个教学工具非常好用，可以用来指导教师如何回应学生的写作，更好地培养学生的创造力、洞察力和挖掘力，也可以用来指导我们分析文本作品。

本书里"临床实践"只占两章的篇幅。在前一章里，一位心理分析师运用心理分析理论解释为什么想象性地书写病人的故事、与病人共同构建他/她的故事对其具有疗愈作用。卡伦则把这种互动过程总结为创造性、反思性和互惠性在起作用。在后一章里，卡伦提出叙事医学在临床工作中的医患互动和团队建设方面具有重要意义，并列举了一些见诸报道的研究实例。我认为，为了推广叙事医学，还需要有大量实证性研究，用医学界听得懂的语言和认可的研究方法，展示叙事医学对临床治疗效果的益处、对医患关系的改善、对医务人员行为的改变和职业满足感的提高。虽然哥伦比亚大学叙事医学团队在这方面做得并不多，但世界各地发表的研究越来越多了。

最后要提及的一点，是哥伦比亚大学叙事医学团队对教室里的公平性、医疗公平性和社会公平性的关注。在卡伦为细读制订的六条指导性原则中，两条与此相关，分别是第一条"实现社会公正的行动"和第五条"参与性和非等级式的方法"。这些原则贯穿始终，显示了叙事医学的包容性。

　　本书的译文经反复打磨修改，尽量消灭"翻译腔"，做到信、达、雅。有了上一本叙事医学专著的翻译经验，以及这几年对叙事医学更深入的了解，相信我们的译著传递了书中叙事医学的精髓，但书中一定有表达欠妥之处，还请读者不吝赐教。

郭莉萍

2021 年 1 月于北京

参考文献

[1] 郭莉萍，王一方 . 叙事医学在我国的在地化发展 [J]. 中国医学伦理学 , 2019,
32(2):147-152

[2] 卡伦著 . 郭莉萍，魏继红，张瑞玲，译 . 叙事医学 : 尊重疾病的故事 [M]. 北京 : 北京
大学医学出版社 , 2015: 69.

[3] Charon R, DasGupta S, Hermann N, *et al*. The Principles and Practice of Narrative
Medicine. New York: Oxford University Press, 2017: 97, 171, 184, 214, 263.

[4] Perry M, Maffulli N, Willson S, *et al*. The effectiveness of arts-based interventions in
medical education: a literature review. Medical Education, 2011, 45: 141-148.

致　谢

　　本书是很多人多年工作的结晶，我们关于叙事医学的理念来自从事文学研究、叙事研究、哲学和医疗实践的同事和学生们的讨论交流——在哥伦比亚大学、在朋友之间、在更广范围的各种专业学会的交流中孕育了叙事医学。在此对这些年参与叙事医学工作坊的所有学员、学生、同事、国内和国际合作伙伴致以深深的谢意。

　　感谢哥伦比亚大学医学中心的学生和教师，感谢他们这些年与我们一道发展了这些叙事医学的原则和实践。特别要感谢的是哥伦比亚内外科医学院临床医学教师基金会（Foundation for Clinical Medicine Preceptors at College of Physicians and Surgeons of Columbia）的"K07"小组成员，以及参与哥比毕亚 / 梅西跨专业教育项目（Columbia/Macy Interprofessional Education）的师生；同时，还要感谢哥伦比亚大学精神分析训练与研究中心（Columbia University Center for Psychoanalytic Training and Research）、哥伦比亚大学医学中心的家庭医学中心和内科部（Center for Family Medicine and the Department of Medicine at the Columbia University Medical Center）以及哥伦比亚大学职业研究学院（Columbia University School of Professional Studies）；感谢国家人文基金会（National Endowment for the Humanities）、国立卫生研究院（National Institutes of Health）以及乔治·蒂鲍尔特博士和约西亚·梅西基金会（Dr. George Thibault and Josiah Macy Jr. Foundation）这些年来对我们研究的慷慨支持。

　　感谢众多机构一直以来对我们工作的扶持，它们是：《文学与医学》（*Literature and Medicine*）杂志编委会、国际叙事研究学会（International Society for the Study of Narrative）、美国生命伦理及人文学会（American Society for Bioethics and Humanities），以及美国及海外的健康人文组织。

感谢为这个领域做出贡献的许多同事和朋友，下面列举的只是部分人名。为叙事医学理学硕士项目的发展做出贡献的有：Marsha Hurst、Paul Browde、Murray Nossel、Ephraim Rubenstein、Ann Burack-Weiss、Michael Davidovits 和 Paul McNeil ；感谢医学院的 Deepthiman Gowda、Chris Adrian、Craig Blinderman、Michael Devlin、Delphine Taylor、Hetty Cunningham、Mindy Fullilove、Ronald Drusin、Jonathan Amiel、Boyd Richards 和 Dorene Balmer ；感谢以下同道的启发与合作：Helena Hansen、Jack Saul、Rachel Adams、Mary Marshall Clark、Bradley Lewis、Rebecca Garden、Brian Hurwitz、Ann Jurecic、Catherine Belling、John Launer、Arthur Frank、David Morris、Priscilla Wald、Jens Brockmeier 和 Jim Phelan。如果没有 Elliot Mishler 和 Steven Marcus 最初的工作，我们的这些工作就无法开展。

感谢 Anna Fenton-Hathawy 在本书编辑方面提供的专业支持，感谢以下各章审稿人提出的宝贵意见，他们是：Kris Slesar、Lynne Sharon Schwartz、Shannon Wooden 和 Gayatri Devi。

感谢叙事医学项目管理团队一直以来的辛苦工作，团队成员有：Gillian Graham、Tressie LaFay、Scott Alderman、Rachel Rampil、Cindy Smalletz、Wanda O'Connell 和 Donna Bulseco。

最后要对允许本书摘引其文字的作者表示感谢。本书有些引用段落没有注明作者，但是所有引用的文字均取得了作者的同意。这些作者是：Stephanie Adler Yuan、Aubrie Ann-Jones、James Belarde、Katelyn Connor、Anne Cunney、Adam De Fazio、Cameron Donald、Denzil Douglas、Lauren Edwards、Chelsea Garnett、Barbara Hirsch、Sarah Keesecker、Eleanor Kim、Angela Lloyd、Lauren Mautner、Catherine Rogers、Rebekah Ruppe、Bridget Sheehy、Anoushka Sinha、Cindy Smalletz、Leyla Vural、Nikhil Suneel Wadhwani、Patrick Walsh、James Wendt、Abigail Ford Winkel、Erica Zorn Wrightson 和 Jane Zhao。

***　***　***

Lucille Clifton, "the death of fred clifton" from *Collected Poems of Lucille Clifton*. Copyright ©1987 by Lucille Clifton. Reprinted with permission of the Permission Company, Inc., on behalf of BOA Edition, Ltd., www. boaeditions.org.

David Ferry, "Soul" from *Bewilderment: New Poems and Translations*. Copyright ©2012 by David Ferry. Reprinted with permission of University of Chicago Press.

"Wait" from *MORTAL ACTS MORTAL WORDS* by Galway Kinnell. Copyright ©1980, renewed 2008 by Galway Kinnell. Reprinted with permission of Houghton Mifflin Harcourt Publishing Company. All rights reserved.

Tsevat, R. K., Sinha, A. A., Gutierrez K. J., & DasGupta, S. Bringing Home the Health Humanities: Narrative Humility, Structural Competency, and Engaged Pedagogy. *Academic Medicine* 90(11) (2015): 1462-1465. Permission to reprint portions of this essay in Chapter 6, "The Politics of the Pedagogy: Cripping, Queering and Un-homing Health Humanities" is granted by Walters Kluwer Health, Inc., of Lippincott Williams & Wilkins for *Academic Medicine*.

目　录

导　言

　　叙事医学作为一个严谨的智识学科及临床学科，意在通过有技巧地接受人们关于自己的叙述来强化医疗卫生事业，使我们能够认识、吸收和解释，并被他人的故事触动，从而为他们采取行动。叙事医学源于挑战还原论、碎片化医学的努力，以及对全球医疗卫生体系的社会性不公正的抗议，因为这样的医学忽略了病人的生活，这样的体系支持巨大的健康差距以及歧视性的政策和实践。最早共同开始这项工作的临床工作者、学者和创意写作作家确信，叙事知识和技巧具有改善医疗卫生实践的能力。它可以提高医务工作者了解病人的准确程度和范围，并深化医患之间疗愈性的伙伴关系。如果可以了解病人，并与之达成归属关系，这样的医疗就是意在服务的医疗，而不是意在获利的医疗，就会促进公平公正以及全民健康。

　　从叙事研究和临床实践的交汇当中，我们对叙事的原理、医疗卫生的关联性及反思性过程有了更细致的认识。文学理论、叙事学、欧陆哲学、审美理论和文化研究都为叙事医学提供了智识基础。20 世纪 80 年代在语言学、叙事和后现代理论方面都出现了革命性的变化，导致了对"语言表征现实"的深切质疑，人们认识到这种表征是在不断变化的[1]。阅读被认为是一种连接读者和作者的、能改变人的伦理活动，对每个读者都会有一个独特的结果，而不再是一个整齐有序的情景，走向一个必然发生的、人人赞同的结论[2]。社区医疗、合作性团队医疗、叙事伦理、对医疗卫生活动的社会科学质性研究，以及心理分析为我们的工作提供了临床基础[3]，帮助我们致力于病人为中心的医疗，也让我们确信叙事能力可以扩展临床视野，使我们可以看到对疗愈极其重要的、病人生活中的个人因素和社会因素。

　　从其肇始起，叙事医学的目标就是要改善医疗卫生实践。这也解释了本书缘何名为《叙事医学的原则与实践》——这个题目回应了威廉·奥斯勒（William Osler）1892 年的书《医学的原则与实践》（*The Principles and Practice of Medicine*），这本书为内科学的实践制定了标准。我们相信，叙事医学有潜力使日益渴望获利、冷漠的医疗，转向能够认识并适应个体独特性的医疗，让医疗的参与者在与病人的互动中能够有内心的力量流淌出来。叙事性与身份认同相关，讲者和听者可以共同构建严肃叙事，创意行动具有发现潜能。这些研究结果和假设都是我们想带到临床实践中的。任何临床医患互动中的讲述和倾听都会产生情感和主体间性，我们想让医务工作者领悟到它们的重要性。对病人来说，我们希望这些工作能够带来对医疗卫生行业更多的信任、医患间更准确的认识，以及更多的公平。

叙事医学的历史

在世纪之交，纽约哥伦比亚大学的一群学者和临床工作者常常在一起讨论工作中遇到的问题。到 2000 年的时候，叙事医学创始成员各自所属的领域已经有了几十年的发展和发现。这些领域包括文学与医学、叙事伦理、医学人文、健康传播和初级医疗等。在美国国家人文基金会（National Endowment for the Humanities）的资助下，我们在哥伦比亚大学建立了高强度的合作学习讨论班。把文学和创意活动加入到医疗卫生实践会产生什么结果？在两年的时间内，我们就这个最基本的问题反复设问并不断试图解答这个问题[4]。

本书的作者就包括这些创始成员——儿科医生兼活动家萨扬塔尼·达斯古普塔（Sayantani DasGupta）、哲学家兼家庭医生克雷格·欧文（Craig Irvine）、心理分析研究所的埃里克·R. 马库斯（Eric R. Marcus）、英语和电影研究学者毛拉·斯皮格（Maura Spiegel）以及医生兼英语学者丽塔·卡伦（Rita Charon）。创始人之一戴维·普兰特（David Plante）后来搬到了伦敦，我们于是邀请了小说家耐莉·赫曼（Nellie Hermann）来代替他。我们的小组还包括那时还是研究生的丽贝卡·加登（Rebecca Garden）和塔拉·麦甘（Tara McGann），以及实习生帕特里夏·斯坦利（Patricia Stanley）。本书的第七和第八位作者是小组的新成员，他们分别是人类学家埃德加·里韦拉-科隆（Edgar Rivera-Colón）和文学研究学者丹妮尔·斯宾塞（Danielle Spencer），他们为本书带来了批判性的要素。

　　我们在叙事医学方面最早的工作始于医院里关于叙事性的问题：让医务工作者和医学生阅读和写作有用吗？我们那时已经邀请了各健康相关专业的学生、各科医生、病人和家属一起，与我们在各种文学与医学、医学人文的场景中进行阅读和写作。但是我们想搞明白，如果这样的叙事活动有用的话，其机制和介质是什么？如果叙事技巧和方法成为临床思维和医疗照护的基本结构之一，那么临床工作本身的性质就会被极大改变。因此，我们的目标就是要找到一些方法，以便直接、不可逆转地改变病人的就医体验。

　　这些试验的结晶是一系列动态的、具有启发性的发现：写作具有揭示性功能，阅读的本质是关联性的，叙事过程具有情感性，关于自我的叙述具有伦理复杂性，而它们都广泛地影响健康。我们很早就认识到叙事医学的三要素是倾听、再现和归属。这源于我们认识到以下这些因素的价值——有技巧的倾听，通过再现了解他人，以及由叙事接触而产生的伙伴关系。关注意指听者对于讲者的高度精神聚集和专注，不论讲者是病人、学生、同事还是朋友。这样的关注不寻常，要求高，回报高。它要求听者把自我作为容器，接纳并揭示讲者所讲。再现的形式一般为书写，也可以是视觉媒介。它为所听、所感赋予了形式，从而为听者和讲者揭示之前不可见的信息。归属是专注倾听和完全再现产生的结果，把医生和病人、教师和学生、自我和他人紧紧地联系起来，使他们在共同经历的过程当中相互支持、相互认识、共同行动。

　　今天活跃在叙事医学领域的很多人曾参加过我们组织的工作坊。工作坊的设计源自我们早期美国国家人文基金项目的设计。自 2006 年起，我们主办过将近 40 个工作坊，约有 2000 人参加，本书中描述的实践就有他们的贡献。还有一些人参加了哥伦比亚大学内外科医学院（College of Physicians and Surgeons of Columlia University）的叙事医学必修课，或是我们在国际上组织过的其他活动，这些伙伴们的贡献也塑造了今日的叙事医学。

2009 年我们在哥伦比亚大学开设了叙事医学理学硕士项目。这个项目认识到教学过程充满了复杂的关联性和情感性，为研究生提供了基本的文学、哲学和文化研究理论，每年招收少量学生，包括刚刚大学毕业准备进入健康相关专业学习的学生、意欲通过强化叙事技巧改善医学实践的临床工作者，以及希望跟病人及临床工作者分享新的疗愈方式的作家和艺术家。在教学和跟学生共同学习的过程中，我们发现了叙事医学新的维度，这是我们靠自己不能独自发现的。这个项目的一些毕业生被其他学校雇用并指导这些学校的叙事医学项目，还有不少毕业生被医学相关院校或医学人文专业录取。在叙事医学的教学和推广上，以及叙事医学效果的研究中都有我们的学生参与其中。

叙事医学的教学方法多种多样，在本书后面的教学演示中会充分展示这一点。不论在哪里，也不论学生是谁，叙事医学教学一定要关注本书所呈现的原则——主体间性（intersubjectivity）、关联性（relationality）、人格（personhood）、具身性（embodiment）、为公正而采取的行动、细读（或慢读），以及创造性（creativity）。在多年的工作中，我们曾在不同的机构教授过叙事医学：肿瘤科、创伤疗护部门、理疗部、长期疗护机构、痴呆和脑部疾病日间护理机构等。我们的工作也被用到退伍军人医院和诊所，来协助他们面对创伤回忆。我们曾为癌症支持组织——吉尔达俱乐部（Gilda's Club）的儿童和成人病人开展过叙事医学工作，为立志于从事医学和健康行业的高中生进行过叙事医学训练，也在许多医院和健康系统开展过专业叙事医学培训。参加者一般来自多个科室，包括老年医学、妇产科、家庭医学、儿科、内科、口腔科、外科以及临终关怀部门。

在所有这些地方，我们都致力于让学员讲故事、听故事，阅读并讨论文学作品和视觉文本，一起进行创意写作并分享自己所写。

除了医疗卫生行业，我们的工作也传播到法学院、文法学校和公司总部，不论是在系列讨论班上还是单独一次课上，参加者都能够开放自我——很多认为自己不会写作的人发现自己能写，一起工作多年的人彼此间有了新发现，所有参加者对自己都有了新发现。

叙事医学在国际上也有了发展，我们和受过我们培训的人在美洲、西欧、东欧、英国、亚洲和非洲广泛地发展了叙事医学的学术和教学实践。例如，一个全国性的意大利协同组织联合了医学及健康相关院校的教师、照护身患慢性病儿童的临床工作者以及大学教师，一起建立了顾问及咨询项目。借助开放社会基金会（Open Society Foundation，是由"金融大鳄"索罗斯建立的慈善基金会——译者注）的合作和资金支持，叙事医学为致力于改善东欧吉普赛人健康的临床工作者和活动家提供了密集的叙事医学培训；布宜诺斯艾利斯一家儿童医院受益于严格的叙事医学训练，通过面向病人和临床工作者的视觉和文本艺术的教学和实践，丰富了儿科照护方法；在东京和京都，有为医生、护士、社会工作者和心理治疗师提供的不间断的强化叙事医学工作坊。

致力于研究叙事医学工作效果的国际性努力已然开始，我们和其他人对接触过叙事医学的学生进行了调查，收集他们对这样的课程和叙事医学在其学习中作用的评价[5]。我们越来越多地了解到，发展医疗照护工作中叙事的能力具有长期意义，包括能够认识情感，提高知觉的敏锐性，容忍不确定性，减少职业倦怠感，提高医疗照护团队的功能，以及深化医务工作者对每个病人情境的认识。这些都被证明是叙事训练的结果[6]。

多年的实践反复告诉我们，只要在教学中运用了叙事医学的方法，总会开拓出新的领地，就像在森林中开辟出的空地一样，为人们提供保护和安全。叙事医学欢迎人们不带等级和地位的差别一起工作，讲故事带来的平等能削减最冷酷的权力不平等，因此，跨专业的医疗卫生团队、教师和学生、医务工作者和病人都能平等地参与，专注反思性的给予和接受、教与学。医疗卫生中的和谐、关心和团结因此可以实现，医疗卫生成为由病人掌控的服务，而不再只是服务于医疗机构并被专业垄断。所有寻求医疗照护和提供医疗照护的人都可以因安全、目的、视野、对病人利益无条件的奉献而团结起来。这就是叙事医学的愿景。

本书的构成

亨利·詹姆斯（Henry James）在《大使》（*The Ambassadors*）一书的序言里区别了他小说中的两个"故事"："一个是关于主人公的故事，另一个是关于故事本身的故事，这是由于事物之间的紧密关联使然[7]"。本书的"主人公"是叙事医学发展过程中出现的思想和实践。本书的故事是这些思想和实践如何指导了本书的构成，讲述书中没有表述、但我们通过写作此书想要达到的目的。

通过撰写此书，我们自然地发现了本书的构成。我们发现，在阐述原则时最好能结合如何具体使用该原则，因此，本书的大部分内容是理论章节配合对这些原则如何在临床实践和教学中使用的详细描述章节。为了忠于参与性学习和叙事医学的具体要求，本书从始至终都提供了独特的学习场景。你会读到在具体的教学场景中讲授的具体文本，也会读到我们学员的创意写作文本（他们都热切地同意发表自己的作品）。你还会听到我们关于如何塑造学习经历的理念。在临床部分，你会陪伴我们用叙事医学的方法照护特定的病人。我们发现，原则和实践的反射和共鸣有双向的影响——原则指导实践，而不断进行的实践反过来又能解释、修改、有时甚至挑战原则。对一个新的研究和实践领域来说这很自然，这种反射性使得教师和学员可以共同探讨，临床工作者和病人共享洞见和权力，并使理想和现实一起指导我们的工作。

　　我们的研究始于两个人——讲者和听者，他们是照护病人的起始。这个二元关系显示了人类愿意认识另一个人的价值，并向其致敬的极度谦卑，同时他的价值也会被对方所认识和致敬。在第一部分"主体间性"中，毛拉·斯皮格和丹妮尔·斯宾塞通过文学作品的研究，描述了关联性（relationality）的文学基础和批评基础。她们在第一章"自我叙述：通过文学作品探索关联性"中，选择了虚构作品中的一些第一人称叙事，以此作为探究文字自我揭示功能的模板。仔细审视她们所选的作品，会发现人物和叙述者的声音，以及他（她）们之间、他们与读者之间形成的关系。她们的教学为学生增加了故事的厚度，显示了文本的世界如何由故事内外的人共同构建。关于自我的叙述不是一个自主的行动，而是关联性的行动，经验性、创造性地与他人的故事接触，才可以实现自我的叙述。

　　在第二章"叙事医学教学：文学、经历、情感以及教室里的关联性"中，毛拉和丹妮尔进一步展示了这些概念是如何在叙事医学教室里落地的。她们用门罗（Alice Munro）的短篇小说《浮桥》（*Floating Bridge*）为例，凸显了叙事医学课堂的授课过程，本章以学生学习了这短篇小说后的写作作品结束。毛拉和丹妮尔细腻地关注了学生读者对这些文本的反应，这使她们发现，个人感知力在人类接受他人关于自我的叙事中起重要作用。她们的概念来自多种渠道：约翰·杜威（John Dewey）的《作为经验的艺术》（*Art as Experience*）、德拉尔德·温·苏（Derald Wing Sue）关于种族的讲话，以及斯蒂芬·米切尔（Stephen Mitchell）关于依恋关系的理论等。这些都是她们解释具体教学经验的理论依据，体现了第一章的原则。

　　下面来看看妨碍医疗卫生中主体间关系形成的强大阻力，其中最主要的是身心二分的概念。在过去的两千多年中，西方哲学通过复杂的论述，否定了个人主体的统一性，将人碎片化为心－身或身－灵。第二部分"二元论、个人特质及具身性"共有三章，详细论述了二元论中的分隔，以及如何通过现象学关注身体／自我的连续体来逆转二元论。克雷格·欧文和丹妮尔·斯宾塞在第三章"二元论及其异议（一）：哲学、文学和医学"中详细描述了身心二元论的历史以及对此的批判。他们特别细读了作为二元论基础的柏拉图和笛卡尔的著作，这些著作影响深远。在过去的几个世纪，它们是将人类主体概念化的主要方法。在第四章"二元论及其异议（二）：哲学的不同要义"中，克雷格和丹妮尔认为，从梅洛-庞蒂（Merleau-Ponty）到当代哲学家如理查德·詹纳（Richard Zaner）和哈维·卡雷尔（Havi Carel），都提供了关于身体的现象学理论，为研究具身性提供了不同的概念方法。这几章渗透着作者持续、慷慨的努力，为读者提供了身/心/灵统一的有力框架，这一框架与构成二元论的框架一样有力。

在关于二元论及其挑战的两章之后，第五章探讨的是当今医疗实践中的现象学具身性。在叙事伦理中，临床工作者及咨询师认识到叙事和身份的统一性（即身体与自我、病人与医生是统一的），并将之付诸实践。在第五章"带我们离开确定性：叙事伦理训练"中，克雷格·欧文和丽塔·卡伦描述了同时兴起于文学研究和临床伦理的叙事伦理。叙事伦理及其他一些力量挑战了在医疗冲突中占统治地位的、基于伦理四原则的"原则主义伦理学"方法。克雷格和丽塔对叙事伦理的研究揭示了阅读伦理与临床实践伦理的共同之处，并认为将两者并置会带来积极的结果。他们认为，对那些想在临床环境实践叙事伦理的人来说，文学作品的细读也许是最佳训练，因为叙事伦理学家的主要工具是由严肃文学作品强化的——想象力的运用、极度谦卑、再现情境，从而完全理解这些情境的能力。

第三部分"教学中的身份认同"讨论的是教学环境中亟待考虑的问题：个人的身份认同。本书的第一部分详述了主体间性和关系的叙事基础，第二部分回顾了具身性面对的二元论哲学洪流，现在要探讨的是关于教学中情景化的自我等一些具体问题。叙事性和身份认同如何改变课堂空间？教师和学生如何保持空间开放、安全，以使每个人都能发声？

达斯古普塔在第六章——"教学中的政治：让健康人文跛脚化、酷儿化和离家化"中讨论了这些问题。这些教学上的问题是教育本身的根本性问题——在一些人受欢迎、而另一些人不受欢迎的教室里学习是不可能发生的。我们必须把文本引入代表边缘化和被压制声音的空间，所有人都要对自己在学习经历中的预设和观点进行自我评估。叙事医学致力于医疗卫生领域的社会公平，其教学也应确保纳入自感在健康体系和学术圈中"不自在"的人，让他们在本领域新的领地中感到自在。

　　讨论过在教室和工作坊进行严肃的叙事工作要掌握的原则之后，第四部分要讨论的是细读的本质。在第七章"细读：叙事医学的标志性方法"中，丽塔·卡伦追溯了自 20 世纪 20 年代起被称为"细读"的阅读形式之起源和概念基础。在这种阅读中，每一个字都是重要的，任何文本特征在理解文本中都有其贡献，不应该被浪费。细读法作为我们的标志性方法，反映并表达了叙事医学的基本原则：①实现社会公正的行动；②学科严谨性；③包容性；④容忍模糊性；⑤参与性和非等级式的方法；⑥关联性及主体间性过程。反思这些基本原则之间的关系以及细读的本质和过程将持续向我们揭示本书的深层次要素。希望读者能跟我们一起认识到，细读法这种精细阅读是关切倾听的实验，而关切倾听是我们想要在临床工作中实现的目标。

　　第八章"细读的教学框架"提供了讲授细读技巧和方法的具体实践指导。丽塔给出了关注叙事或诗歌要素的概念图，关注就会获得回报。她在本章集中讨论了时间、空间、声音和隐喻。当然，也不能排除对其他文本因素的关注。本章讨论并复印的一些文本是我们在教室或医院讨论班上用的，用来详细分析某个叙事特点。这些作品包括讨论时间时用的露西尔·克利夫顿（Lucille Clifton）的诗"弗雷德·克利夫顿之死"（*the death of fred clifton*），以及讨论叙事文本的空间时用的亨利·詹姆斯（Henry James）《贵妇肖像》（*Portrait of a Lady*）中的片段。学员们在各种情境下写作的文本反映了这种教学和阅读的巨大潜力。

第五部分"创造力"讨论了创造力的理论基础，以及鼓励医务工作者释放自己创造潜能的教学方法。小说家耐莉·赫曼激励我们愈来愈多地认识到，创造力在叙事医学工作中占据中心地位。赫曼的第一部小说《治愈悲伤》(*The Cure for Grief*)是她自己痛失亲人的小说性表达。她从此开始致力于探索创意写作如何能够概念性地理解个人生活[8]。在第九章"创造力：定义、原理与目标"中，她把创造力描述为以开放的态度面对不确定性和怀疑，是心灵的扩展，对意外的欢迎，是一种使心灵苏醒的存在方式。借助于叙事医学学员以及著名作家和学者的各种作品，耐莉解释了书写自己经历的内在过程，以及写作之后的结果。她没有在我们和"伟大的"作家之间进行区分，而是清楚并深刻地指出：人类需要将自我内心深处未曾说出来的经历表达出来。

第十章"创造力可教吗？"是一个在不同寻常的地方教授写作的实用指南。耐莉曾在哥伦比亚大学医学院和文理学院讲授过创意写作。在本章她展示了如何鼓励写作，以及如何回应学生的作品。本章的"阅读指南"是给刚刚开始指导写作并评价学员作品的新手准备的。本章还就如何组织写作研讨班、如何选择研读作品以及如何创建写作提示语提供了详细指导。耐莉大量引用了学员作品并对其进行细读，引导读者创造性地洞察了他人的创造力。

第六部分讨论的问题是如何评价叙事医学工作的效果。我们如何知道叙事医学的工作是有成效的？教授医务工作者写作或用不同于医院病历的方式书写自己的病人会有什么结果？我们请医学人类学家埃德加·里韦拉-科隆来回答这些问题。多年以来他一直为叙事医学理学硕士项目讲授质性研究方法课程。他是以民族志学者或参与者/观察者身份研究社会活动作为一种学习方式的理想人选。我们没有请他提供一份"研究指南"，而是请他以民族志学者的方法进行思考。第十一章"从防火梯到质性数据：敦促性教学、具身性研究与叙事医学的心灵之耳"解密了质性研究，鼓励读者通过专注的倾听、观察并试图理解其所处的环境，从而理解自己的经历。埃德加认为，如果要反思性地进行民族志研究，研究者确认自己的位置很重要，如种族、阶层、性别和意识形态等。在存在惊人的财富差距和健康差距的情况下，埃德加毫不留情地批判了美国医疗卫生体系的公司化和专注提高"生产力"的做法。他认为叙事医学倡导的"慢下来"是医疗卫生大工业联合体的有力矫正器。这种医疗卫生大工业联合体最大程度地威胁到医疗卫生可以产生的"善"。

第七部分转向临床实践。我们的工作从始至终都非常重视找到改善常规医疗服务以及建立医患归属关系的方法，并希望能够提供新的方法，使医患双方都认识到对方的关切。埃里克·R.马库斯和丽塔·卡伦共同写作了第十二章"健康与医疗的叙事转变"。埃里克是哥伦比亚大学心理分析培训及研究中心主任、叙事医学创始团队成员，为我们理论性地理解疗愈关系做出了重要贡献。作为心理分析师和心理分析方法学专家，他的工作使叙事医学理解了在照护病人时主体间性的内在过程。在本章中，埃里克和丽塔聚焦了一个临床案例。这个病人是丽塔的内科病人，对她的照护需要很多叙事照护，医生和病人都书写了照护过程，相互阅读了对方所写，因而对病人的情况有了复杂而有益的认识。病人热切地同意发表她对照护过程的想法。埃里克和丽塔通过仔细分析几个月的照护情况，分别从心理分析和叙事医学的角度讨论了临床关系的主要因素。埃里克主要聚焦在照护病人时独特的移情，以及在长期照护中如何开启过渡空间。丽塔则讨论了三个概念——创造性、反思性和互惠性。这三个概念有助于理解病人和照护者的经历。

在第十三章"叙事医学的临床贡献"中，丽塔总结了接受过叙事医学训练的人临床实践的方法，回顾了各大洲叙事医学的几个临床创举。首先介绍的是关于叙事性地改善并加强临床关系中医患互动技巧的创新，之后介绍了能提高医疗卫生团队效率的叙事医学方法，然后提供了在临床叙事医学中使用的一些独特方法。这些方法改变了医生书写病历（包括电子病历记录）的方式。她还介绍了在繁忙的临床工作中为病人承担见证的方法。随着我们工作的推进，希望这样的对话可以持续进行下去。

通过独立或两人共同写作，以及对逐渐成形的每一章一起阅读和评论，我们逐步发现了本书的结构，每个题目以我们没有料想到的方式与其他题目交叉，为我们深化工作提供了新的方法，也为一些费解的问题提供了新的答案。我们比以往更坚信医疗卫生的叙事前景，并坚信对病人的照护可以在尊严和认可的基础上进行。作为回报，为医疗卫生事业奉献生命的人们也会得到事业的滋养。为了这个愿景，我们奉上本书。

丽塔·卡伦，代表本书的全体作者

注释

[1] 对这一革命性理论的经典贡献，请见以下作品：Derrida, Of Grammatology; Barthes, *Rustle of Language*; Lacan, *Écrits*; Lyotard, *Postmodern Condition*; Foucault, *Order of Things*; Cixous, "Laugh of the Medusa"。关于在很多研究学科发生的叙事研究转向，也请见 Krieswirth, "Trusting the Tale"。质疑历史书写是否能展现"客观的"历史事实，请见 Hayden White, *Metahistory*。

[2] 请见 J. Hills Miller, *Ethics of Reading*; Culler, *On Deconstruction*; Iser, *Act of Reading*; W.J.T. Mitchell, *On Narrative*; Peter Brooks, *Reading for the Plot*, and Tompkins, *Reader-Response*。这些只是关于阅读本质研究的几个代表著作。

[3] 关于临床工作中心转向病人的代表之作，请见 Engel, "Need for a New Medical Model"; Kleinman, *Illness Narratives*; Cassell, "Nature of Suffering", Schafer, Retelling a Life。

[4] 2015 年美国人文基金会迎来了 50 周年庆。他们选择了历年来最能代表该基金会使命的 50 个项目，即"改变了人文图景"的项目。叙事医学项目从 50 年中的 63 000 个项目中脱颖而出，获此殊荣。

[5] 请见 Miller *et al*., "Sounding Narrative Medicine"; Arntfield *et al*., "Narrative Medicine"; Winkel *et al*., "No Time to Think"; Hellerstein, "City of the Hospital"; Pearson, McTige, and Tarpley, "Narrative Medicine in Surgical Education"; Garrison *et al*., "Qualitative Analysis"。

[6] Olson, Narrative Medicine: Recovery; Nowaczyk, "Narrative Medicine in Clinical Genetics"; Sarah Chambers and Glickstein, "Making a Case"; Lovtrup, "Here Is the

Patient"; and Sands, Stanley, and Charon, "Narrative Pediatric Oncology".

[7]　James, *Preface to the Ambassador, x*.

[8]　Hermann, *Cure for Grief*.

第一部分

主体间性

第一章

自我叙述：通过文学作品探索关联性

毛拉·斯皮格（Maura Spiegel） 丹妮尔·斯宾塞（Danielle Specer）

引言

> 我们陷在同他人的关系之中，而难以清晰地去辨识这些关系。我们身处关系性的漩涡之中，几乎无法完全认识关系的轮廓和内部机制，就像用眼睛试图去看自己一样。
>
> ——斯蒂芬·A. 米切尔（Stephen A. Mitchell）[1]

我们来关注文学作品如何说明什么是关联性（relationality）这一普通但复杂的人际交往情形。借助文学文本，以及文学、哲学和心理学理论，我们发展出了许多原则和一些实践。在本章我们探索关联性这一主题，使用的一些文学作品来自我们硕士项目中"叙述自我与接受自我叙述"这门课程。该课程着眼于文学、电影和批评文本，与传统学术方法有一定的相似性。但叙事医学教授仔细和关切阅读的技巧，以便更好地理解叙事能力和关联性，并探索其对医疗的意义。

文学作品打开了一个无尽的宝库，可以同时观察、思考和言说人际

16

交往。文学所达到的深度与复杂程度是其他手段（如"职业精神"或交流技能训练）所不能企及的。我们不是要教给医务工作者和照护者一系列正确的态度和情感，而是要探究文学知识的临床应用。《科学》（*Science*）杂志最近发表了一篇文章，发现被试者阅读文学作品后，在解读他人想法和推测他人意图的心智理论（theory of mind）、社会感知力和情商测试上表现得好 [2]。值得注意的是，阅读非虚构作品或流行小说的对照组的表现则不如前者。为了解释上述发现，研究者援引哲学家、文化批评家罗兰·巴特（Roland Barthes）的观点，指出文学作品将读者带入一种创造性的经验中，让我们填补空白，推测角色，关注细微差异和复杂特征。在这类阅读中，我们"必须依赖更为灵活的解读方法来推测角色的情感和想法 [3]"。

　　此处讨论的创意文本都是以第一人称叙述的虚构或非虚构作品。我们的方法是仔细阅读文学文本而非医学笔记或病历。诚然，这类临床材料提供了关键信息，也能窥见或追踪某种经验，但文学作品的主题是角色、情境和环境的细微变化及复杂特征。文学作品把读者带进一种复杂的关系中，以不同于病历的方式将读者录入它的世界。此外，我们所选的文本并非全然关乎医学经验——我们阅读的故事讲述失去、记忆、身份和个人历史建构等主题，也探讨叙事的运行。我们着眼于关联性的不同形式。作为读者和倾听者，我们关注角色之间的关联性、叙述者与角色的关联性、叙述者与读者的关联性以及个体与社会的关联性。通过阅读与医疗并不直接相关的文学作品，健康、疾病、照护与死亡的联系得以建立——如此一来，又出现了一种关系。

　　为了探索不同视角下的叙事与关联性，我们借助了文学理论与批评、精神分析、哲学、记忆及创伤研究，包括米哈伊尔·巴赫金（Mikhail Bakhtin）的对话理论、丽塔·费尔斯基（Rita Felski）论读者"认知"（recognition）与"入迷"（enchantment）的体验、朱迪斯·巴特勒（Judith Butler）对于我们与他者伦理关系的探究、斯蒂芬·A.米切尔对于关系精神分析学的建构以及迈克尔·怀特（Michael White）在叙事疗法（Narrative Therapy）上的突破，还有许多其他研究。我们的做法是就某些文本展开讨论，探索文学叙述和不同的分析性学科（analytical disciplines）的概念以何种方式加深了我们对于关联性的理解。这些并非规范性解读，只是举例说明如何展开类似的讨论，其方式与内容应根据教学情境而决定。本章讨论了文学文本如何提供探究关联性之多面性的方式与策略，尤其是在临床情境中。

自我讲述：科尔姆·托宾（Colm Tóibín）与讲述的需求

> 如果打了电话，我就可以再次经历发生在六年前的所有事情，因为这就是我今晚的想法。时间似乎并未流逝，月光似乎借助了某种强大的魔法，决定在今晚用它的力量将我带回过去，回到发生在我身上那最后一件真实的事情。在打给你的越洋电话里，我可以回顾我母亲葬礼前后的日子，可以回顾所有的细节，仿佛我怕自己忘记了它们一样。
>
> ——科尔姆·托宾《一减一》（One Minus One）[4]

在母亲去世后的第六年，科尔姆·托宾的短篇小说《一减一》的叙述者正在讲述母亲死亡的细节。他独自行走于德克萨斯的月夜，仿佛被"某种强大的魔法"所裹挟，回到了过去。他挣扎着是否要给旧情人拨打电话。后者一直要求他如实相告，"在我讲笑话和客套话时，在我拒绝单刀直入时，他是唯一愤怒摇头的人[5]。"但他并没有给情人打去电话。故事摇身一变，变成了一个打给旧情人的假想电话（"如果我打了……"）。在这个电话中，他说出了很久之前的经历。他或许是第一次注意到这段经历，或许是对这段经历有了更为深入的体会。随着记忆的展开，在母亲的冷漠、自己没有更加努力地同她相处的悔意和自己居无定所的独身生活这三者之间，他发现了一知半解的联系。

可以说，一切故事都存在于某个假想空间之内。但在上述故事中，"假如"被赋予了关联性的强调。在同一个特殊对象的假想谈话中，叙述者找到了言语和自我理解的场域；记忆的展开受对话者所限，即便本人并不在场。这看似是一种独白，实际上却是一个同安静的听话人或谈话者的对话。在叙述的私密与坦诚之中，在叙述者直接使用了"你"的大量评论中（"我要提醒你……你在葬礼上穿了一件白衬衫……我在祭坛上谈起她时能够看见你"——"你是唯一一直想要我说真话的人[6]"——"我希望没有在其他时候给你打过那些电话，那时候我并不像现在这般需要你[7]。"），即便这个"听者"是基于他的想象，读者也能够察觉到这个"听者"的在场以及关于他的种种细节。故事安静的迫切感基于情感迸发的延迟，以及叙述者对于讲述和被聆听的需求。事实上，这个与叙事者在时间和空间相隔甚远的不在场的听者，在故事的过程中变得真实可感。

《一减一》要求读者考虑的其中一点是听者创造或未能创造的空间，以及我们过去的关系如何在我们的日常交往中显现，即便这看似只是偶然。此外，这一优秀的文学作品同读者建立了关系。读者被置于"偷听"故事的位置，同时也在某种程度上是故事讲述的对象。不同的读者当然会有不同的反应，这一多样性丰富了针对这个故事的小组讨论。我们请读者选择作品中一个最能引发共鸣的时刻或片段时，他们在选择之中发现了全新的意义场域。一个读者可能对于机场的一幕有所回应，叙述者在当时发现了一对爱尔兰情侣典型的"踌躇姿态"，于是便在同胞之中找到了安慰和熟悉。而另一位读者却发现故事最伤感的一处就是叙述者乘夜班飞机回家。当时的他开始啜泣："那时候我还身处一个简单的世界……在那个世界里某个人的心跳曾经是我的心跳，她的血成了我的血，我在她的身体里蜷成一团，她痛苦地躺在病床上[8]。"在每一个回应里，故事都将读者置于一个有形的世界。在那里，我们体会到没有说出的事物累积起来会有怎样的重量。我们受到激发，为自己阅读故事的经历和反思寻找语言——我们徜徉于由叙述者声音所创造的主体间性的空间之中。这令我们思考关联和断裂的问题，把给予自我叙述和接受自我叙述作为一种共同建构行为。如果脱离故事的语境，我们或许很难在理论上掌握这些思想。

在医患互动中，倾听病人具有疗愈价值，这已得到了广泛认可，但下面这两点讨论得较少：医患互动在本质上是共同建构的，听者／医务工作者以及对话发生的情境有助于甚至是决定了讲者传递或表达的信息[9]。大部分医疗行为发生在人际交往之间，而叙事医学关注在每一个人际交往之中起作用的关联动态（relational dynamics）。在医疗语境或任何语境中都不存在所谓"中立的"人物在场——医务工作者要力图呈现一种良性的、不带偏见的姿态与关切。同样重要的是，每一位照护者对病人来说都带有一系列的意义。这些意义是可变的、社会的、个人的、人际的。医务工作者和病人都有各自的丰富性。他们以复杂的方式相互回应。诊室与任何房间一样，在两个人之间营造出了某种氛围。

科尔姆·托宾的《一减一》浅显易懂而苦乐参半，强调失去和错过的关系，但故事的惊喜在于我们确实获得了对于人际关系复杂性的全新理解，真切地感知到关注失去的关系有助于培养我们对聆听技巧的全新认知，而这也让我们认识到人际交往之美，以及在交往中所能产生的奇迹。叙事医学课堂和临床工作坊的经验告诉我们，细读能够带给读者全然一新的好奇感与活力，我们会更加细致地关注有血有肉的角色之间的互动，关注病人和医者、家人、照护者之间的互动，关注某个临床环境下的利益相关者之间的互动。我们认为，精神分析学家斯蒂芬·米切尔（Stephen Mitchell）提出的"关联空间"（relational space）是提供有效照护的关键要素。

独白与对话：陀思妥耶夫斯基（Dostoevsky）与巴赫金（Mikhail Bakhtin）

我是一个病人……我是一个充满怨恨的人，我是一个最煞风景的人。我想是我的肝病了，但我对自己的病完全不了解，我连哪里痛都不能确定。我现在没治病，也从没治过病，但我尊重医学和医生。另外，我极其迷信——至少迷信到尊重医学（我受过的良好教育让我不要迷信，但我就是非常迷信）。不，先生们，是怨恨让我不愿意接受治疗。这恐怕是您不能理解的，但是我理解。当然，我不能确切地向您指出在这个情况下谁会因为我的怨恨而受到伤害。我当然知道我不能通过拒绝医生的治疗而跟他们"扯平"。我比所有人都更明白，这样做只会伤害到我一个人，害不了别人。即便如此，如果我拒绝治疗，那就是因为怨恨。我的肝疼吗？太好了，让它疼吧，让它更疼一些吧[10]！

叙述者开篇的讲述"我是一个病人……"充斥着悖论与矛盾，充斥着前后不符又令人生疑的论断。信仰、知识、无知、迷信、尊重、教育、怨恨、理解的缺失、理解、无能和意识——所有这些都被并置。这一并置的风格似乎很奇怪地既相互抵触又漫不经心。叙述者和他的听者/读者之间的关系令人忧虑。他第一次提到读者时是错误地指责他们："这恐怕是您不能明白的"，而同时强调他自己的理解。我们当然会对他的理解存疑。这个"地下室人"是典型的"不可靠叙述者"。他故意撒谎，刻意欺骗，还特意在我们周围兜圈子。他在第一章里称自己充满怨恨，并如此解释："我刚才说自己是一个讨厌的官员，我撒谎了，我出于怨恨而撒谎[11]。"出于对怨恨的怨恨而撒谎，就陷入了"说谎者悖论"（Liar's Paradox），但缘何如此？

《地下室手记》（*Notes from Underground*）是19世纪的经典文学作品，

有许多解读方式。在叙事医学课堂上，我们可以首先关注自己对这个令人不快的叙述者的反应，我们对他的刁难的愤怒和抵制。这个地下室人可以很自然地被归为一个夸夸其谈的唯我论者。《地下室手记》也可以很自然地被视为一个充斥着孤独、苦涩和绝望的长篇独白。但在这一情境下，我们可以牢牢地抓住读者的强烈反应，将这些反应作为考察对象：开篇如何激起读者的强烈反应？我们自己如何在不知不觉之间就被请进文本，写入其中？

随着我们意识到自己与文本的复杂关系，我们也能够通过读者的身份，以及不同设定下的听者身份思考挫折——关于愤怒和抵制的挫折。医务工作者和医学教育者挣扎于"难缠的病人"，挣扎于不合作的声音。这些都是纠缠、抵制和反驳的声音，很难把这种"声音"纳入标准的临床问诊中。它是"非依从性的"或"非接受性的"，或者就是拒绝开口。拒绝治疗带来了巨大的现实和伦理挑战。玛丽·C·诺森（Mary C. Northern）是田纳西州的一名老人，她拒绝接受足部坏疽治疗。该案于 1978 年审理，成为了生命伦理学的经典个案。我们趋向于用能力缺乏来解释案例中的拒绝行为。这一决断至今仍然是医学伦理学最具挑战的领域之一。但我们可以向陀思妥耶夫斯基学习——我们如何带着更为细致的观察来"阅读"临床互动，以探索这些故事如何跟我们对话[12]？同样，我们如何理解"对抗性"病人实际上处于对话的多种方式——他们如何有讲述的需求，就像托宾故事中的叙述者一样，以及他们的讲述为何有如此纷繁的形式？言语是一种行为，行为也是一种言语，我们如何理解这背后的各种方式？以及我们如何适应交流的多重形式？

巴赫金是最伟大的陀思妥耶夫斯基研究者之一。他认为地下室人的独白是孤独与关联之间曲折而精巧的相互作用。如巴赫金所言，事实上地下室人只能通过与他人的关系来界定自我。无论这一他者（在任何特定的时候）是清晰的、缄默的、责备的、期待的、无视的抑或拒斥的。地下室人对着想象的听众说话。

先生们，你们可能会认为我在说笑。诸位又错了，我可完全不是看起来这般或可能是看起来这般快活的人。假使您被我这一番话激起了兴致（我已经能够感觉到您有了点兴致），假使您决定问我究竟是谁 [13]……

　　如巴赫金所言："主人公对待自己的态度同他对待他人的态度与他人对待他的态度密不可分。一直以来他的自我意识都是以他者关于他的意识为背景的 [14]……"巴赫金表示，即便是在更为抽象的哲学片段里，地下室人独白中的每一句话其实都是有关联性的。巴赫金解释说："有关世界的话语同有关自我的话语一样，其根本都是对话性的：主人公厉声指责了世界秩序，甚至指责了自然的机械需求，仿佛他并没有在谈论世界，而是在与世界交谈 [15]。"因此在文本的每个层面"都不存在任何独白 [16]"。

　　哲学家阿拉斯代尔·麦金泰尔（Alisdair MacIntyre）为这一关系提供了一个例子："……我的大部分感受是在回应他人的感受或未感受。您记恨的是我对您的慷慨不知感恩，而我所恼怒的是我因您的多愁善感而忧虑，但您却对此缺乏同情。"文学文本尤其能够清晰地展示这一交互性，这不同于我们通常所遇到的人际关系和日常交往中的关系的纠结。"这种情感链条是情感生活的特征，"麦金泰尔解释说，"小说的情节一般就沿这类链条展开 [17]。"

　　对于关联性的理解和意识是如何作用于临床医患互动的呢？不久前，在参加一场叙事医学课堂讨论时，一名成功的中年医生突然理解了一名"难缠的"病人。他说："过去十四年我一直给这位病人看病。十四年来，我一直很害怕和他一起进入诊室。我到现在才意识到，如果我以不同的方式对待他，他也会以不同的方式来对待我。"他意识到是自己参与了一段互相挫败的关系。他决定不仅要变得更友好或更富有同情心，而是要首先明白病人所需，然后寻找与他建立关系的新方法。类似感悟不同于能够经由课堂直接教授的那些方法，如"倾听技巧"和医学职业精神技巧（这些做法在医学教育中确实行之有效）。借助文学文本，读者所建立的联系是经验性的，因其本人的经历、关系和境遇而不同。这位医生就像陀思妥耶夫斯基《地下室手记》的读者，无法将自己的回应跟阅读或聆听时所发生的分隔开。我们努力地拉开距离，努力地成为中立的观察者，但这些努力一直遭遇阻挠，也成为我们文学经验的一部分，而正是这一意识为细读实践带去了新的方式。

艾莉森·贝克德尔（Alison Bechdel）《欢乐之家》（*Fun Home*）中的认同：增加故事的厚度

我们从陀思妥耶夫斯基的作品中探索了文学的对话特征，意识到了我们自身对于文本的回应。贝克德尔则为我们补充了关联性的其他问题，包括读者认同的作用，以及讲述者增加故事厚度的不同方式。陀思妥耶夫斯基在作者附言中说明故事是虚构的（但同时宣称它反映了社会现实，又增加了故事的复杂性）。与陀思妥耶夫斯基的故事不同，《欢乐之家》是一部图画回忆录（graphic memoir），将作者生活中一些痛苦的经历以叙事呈现出来。当我们知道故事的自传性时，我们会有如何不同的经历——故事与读者的"契约"有何不同？这类叙事互动如何帮助我们理解其他语境下的关联性，譬如临床医患互动中的关联性？

陀思妥耶夫斯基的地下室人是一个既急切地排斥我们、又要紧紧套住我们的角色。与他不同，贝克德尔邀请读者通过层层大门，进入这一多面又多层的、生动的回忆录中。《欢乐之家》第一版书套下面的硬壳封面上画着贝克德尔童年的家。家中是几个僵硬的圆形，每一个圆都代表着一个家庭成员，他们在做着互不相干的事情：父亲在地下室里修补画框，母亲在客厅弹奏钢琴，年轻的贝克德尔用鹅毛笔绘画，其他两个孩子则是一个在弹吉他，另一个正在搭建飞机模型。我们会在屋里发现什么？是什么把这些角色连在一起？又是什么把我们带入了故事？书籍衬页绘制了一幅造型精致的墙纸，封面页的哥特字体被角落两侧的屋檐框住 [18]，章节标题也同样配有家庭快照的素描，如同一部家庭相册。于是我们在进入家庭住宅物理空间的同时也进入了家族相册，我们马上就会遇到日记、小说和书信。这些纸页都精细地呈现在了画面之中。如前所述，《欢乐之家》展开了一段多层次的故事，故事本身还有意识地在"增加厚度"。这是一个同时关于父亲的复杂遗产、出柜和艺术家成长（kunstlerroman）的故事。故事中心是贝克德尔父亲的神秘死亡——或许是自杀，或许是意外，以及围绕此事所揭示的种种事情，还有女儿理解父女二人共同故事的努力。

什么是"增加故事的厚度？"这与贝克德尔有何联系？与医学语境中的关系又有联系？心理学家迈克尔·怀特（Michael White）提出，我们关于自我的许多故事是对自我或他人身份的"单薄"及简化之描述。他认为，单薄的故事往往十分负面，其特征多是这样的论断，如某人"毫无希望""是个废物""没有能力""一无是处""令人生厌""能力不足"，诸如此类 [19]。贝克德尔故事的"单薄"版本或许是父亲布鲁斯留下的羞耻感——他隐藏的性取向和婚外情，还有他可能的自杀。叙述故事和增加故事厚度就是要以全新的方式来向积极回应的听者讲故事。这并非是要改变故事情节，而是要在情节之中发现小说的意义，于是"单薄的"结论不再显得一成不变或显而易见。事实上，《欢乐之家》提供了多重视角和解读，拒绝了对于其所探索谜团的简单解释。

迈克尔·怀特的研究基于人类学家克利福德·格尔茨（Clifford Geertz）的作品。后者认为厚重的叙事能够"让我们触及陌生人的生活 [20]"。格尔茨强调神秘姿态的重要性，比如面部表情。他表示，为了做出确切的分析，民族志研究者必须把握、反思并再现细微变化和具体情境。譬如，如何区分眨眼和眼部抽搐这一含义截然不同的身体表现？对于格尔茨而言，厚重描述需要区分"眼部抽搐、眨眼、假装眨眼，滑稽模仿、滑稽模仿的排演"，以便理解这些行为如何"被产生、被观察和被解析。若非如此，事实上它们便无法存在，无论一个人用他的眼睑做了或没做什么[21]。"换言之，姿态只能在多重关系之中存在——与特定时刻的关系、与特定之人的关系以及与其他表达方式的关系，而厚重描述就是将这类叙事元素呈现出来。从这个意义上来说，优秀的文学作品就是厚重描述。

在临床医患互动中，这一专注力至关重要，因为姿态、面部表情和身体语言可以是关键的信号。比如，病人会记住医生第一次坐着倾听他们时的确切姿势，病人能用生动的细节描述这一情景，而医生也会尝试解读病人的面部表情和姿态，以便建立关系并更好地理解病人的故事。作家阿纳托勒·布罗亚德（Anatole Broyard）在解读医生的表情和行为时，将一个作家批判性的文学敏感融入了自己作为病人的体验之中。在提到一名泌尿外科医生毫无章法地戴着手术帽时，他这样写道："他就像是一个在法国的美国人那样带着贝雷帽，虽然戴了贝雷帽，却不知道怎样让帽子挺拔大方。在我看来，这医生压根就没有佩戴或驾驭这顶帽子的气质，这让我的不满达到顶点[22]。"布罗亚德承认自己的偏见，他利用并揭露了特定关系情景中文字和姿态的重要性，并描述了它们的丰富特性。

在贝克德尔的《欢乐之家》中，每一个场景都包含了"厚重"而丰富的描述，也包含了采用"厚重"而丰富的方法来描写和理解父亲的经历。我们被代入了角色的私密经验，于是我们理解了他们"眼部抽搐、眨眼、假装眨眼，滑稽模仿、滑稽模仿的排演"的意义。也就是说，家庭生活的本质便是：其中的姿态没有一个是"单薄的"或中性的。此处仅举一个例子：全书结尾处有一段贝克德尔和父亲在她大学时的情景。她刚向父母出柜，告诉他们自己是同性恋。父亲和她开车去看电影。在黑暗中，二人并排坐在汽车前座，展开了一段前所未有的对话："我不知道你是否了解你在给我科利特（Collette）那本书时的意义。"贝克德尔对父亲说。这是一种直接问他知不知道她是同性恋的方式。"什么？"他在下一个画框里说，接着又说了一声"哦"，然后他说"我真的不知道"。在接下来的画框里，两人沉默地盯着前面。下一个画框出现的是贝克德尔之后的评价：

"我一动不动，仿佛他是一只高贵的鹿，我不想惊动了他。"终于，父亲有了回应："我想那是某种……认同 [23]。"画框如电影一般以同样的角度重现，这是全书中画框大小一致的两页——时间慢了下来，让我们在这一形式中体验到了间隔与沉默。对话和叙述之间的转换融合了图画的现实时间与成年贝克德尔的记忆和视角。画面中的贝克德尔和父亲都是侧脸，盯着前面的道路，于是他们成为了拥有平行故事的角色，驶向黑暗和不确切的未来。这是她跟父亲最后的对话之一。贝克德尔提供给我们的信息，为其增添了一抹切实的沉痛。因为其丰富、多层面和"厚重"的讲述，这个故事成为了一种致敬，恰如本书也是一种爱的行动。

认同：文本中的读者

这一短暂却深刻的父女交流令不少读者深切地体会到了熟悉的认同感。我们读书观影的部分原因是发现自我，以虚构来度量自身经验，用一种全然不同的崭新方式来思考生活，让我们自己的故事更加厚重。

读者认同在《欢乐之家》中也起到了关键作用。贝克德尔从科利特的小说中看到了自己，从文本中认同了自己的性取向。"我想那是某种……认同"，父亲的这句评价经由虚构文本说出了二人作为同性恋的共有认知。车内的这一幕之后，贝克德尔以类似的方式提到了詹姆斯·乔伊斯的杰作《尤利西斯》（*Ulysses*）结尾处的一幕：斯蒂芬·代达罗斯（Stephen Dedalus）和利奥波德·布卢姆（Leopold Bloom）喝着可可。作品中这一"父子"的巅峰时刻让贝克德尔产生了疑问，二人之中谁——她或布鲁斯——才是父亲/家长。她解释说："我明显地感觉自己像一个家长那样听着他面带羞愧的说明 [24]。"此处的乔伊斯为她提供了一个思考亲子关系的样板，但贝克德尔也注意到了其中的区别，即这些影响深远的文本与自身经验之间的断裂，以及读者认同的潜在危险。例如，布鲁斯在小说中认同自我，尤其是通过菲茨杰拉德或加缪等作者的浪漫观点——但也可以说，正是这一认同令他保有了一个虚假、异化的自我。这个自我让他脱离了生活和家庭的现实。

确实，我们与叙述所形成的认同关系并非一直有益，这类关系也存在风险。医学人文学者早已注意到"英雄医生"（The Heroic Doctor）叙事的负面影响，而英雄医生却是医学文化和流行文化的主要产物。伊恩·威廉姆斯（Ian Williams）令人动容的图画小说《庸医》（The Bad Doctor）探索了消极的自我评价。主人公每天都在经历消极的自我评价，觉得他为病人所提供的服务寥寥可数、微不足道且在本质上就有欠缺，或许是因为理想化的医生形象应该是身边围绕着充满感激与敬佩之情的病人。主人公参照这种形象进行自我检视就会产生消极的自我评价。众所周知，叙述本身并非总是好的——即便是好的叙述，也可能引起意料之外的回应。叙事医学的一大关键便是发现并保持足以运作的批评距离。

我们能从《欢乐之家》等作品中的读者认同经验中学到什么？文学理论家丽塔·费尔斯基在《文学之用》（Uses of Literature）的开篇便发问："从一本书中得到自我认同是什么意思[25]？"这个意义上的认同包括对个体境况和困难、个体生活条件以及主要社会力量的反映。然而，认同是关联性的一种，它开启了一直以来有关主体地位和自我认知能力的辩论。费尔斯基梳理了德里达（Derrida）、拉康（Lacan）、阿尔都塞（Althusser）和福柯（Foucault）等20世纪思想家所发展的"怀疑的诠释学"（hermeneutics of suspicion）。这些批评家认为自我认知经验不过是虚幻的（拉康的镜像阶段便是一个例子），或者只是压制的工具（阿尔都塞的主体便是例子），于是主体受到质疑，落入了社会控制的结构。"虚构作品的主体性陷阱"（如读者或观众在小说或电影里遇到的角色）成为了控制的方式，而小说本身就铭记了这一误解[26]。费尔斯基认为这些批评家的观点有如下特点："……我们通过与角色产生认同这一关键机制去相信角色是本质存在的，文学批评的作用就是要质疑这种对自我的虚构[27]……"

费尔斯基并未陷入她自己所说的认知学泥沼。她表示我们应该接纳不完美的自我知识，同时也指出了认知的建构作用——特别是把认知当作一种认可形式的建构作用。费尔斯基认为，人们不可避免地同时渴望知识和认可，而阅读就是一个动态棱镜，主体间性的相互作用通过这面镜子而聚焦并失焦。她提倡要细致入微地去理解形形色色的认同类型，包括了同一与不同、熟悉与陌生，甚至还包括了现代读者对于文学文本之认同失败的认同。她继续解释说："认同关乎知识，也关乎知识与可知的边界，还关乎自我认知如何受到他人影响，以及自我如何认知他人[28]。"

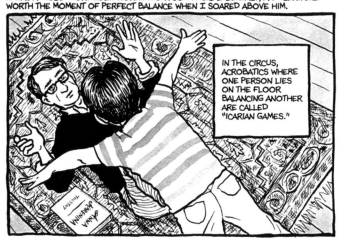

图片来源：贝克德尔，《欢乐之家》，第 3 页

再回到《欢乐之家》。我们经历了认知与误认的多种类型，从特定之事到泛政治，从故事情节到叙述方法。作为成年叙述者，贝克德尔在开篇几页将自己比作希腊神话中得到父亲制作之翅膀的男孩伊卡洛斯（Icarus）：父亲向上举起双脚，搭起一架飞机。她保持平衡，仿佛在"飞行"。这"当然是值得我在他上面翱翔的完美平衡时刻[29]"。但她明白这是一个同时关于认同和误认的经验，她探索着神话与经验之间的割裂。她解释说："在我们对于神话关系的特定再现之中，从天空摔落的不是我，

而是我的父亲[30]。"此外，她也并不是他的儿子，虽然我们在开篇这几个描述伊卡洛斯（儿子）和代达罗斯（父亲）的画面中可能并未意识到这一点。因为她剪着短发，佩戴了男性饰品。这种模糊性引入了性别角色和社会建构的关键问题，两个角色一直在《欢乐之家》中努力地探究这些问题。然而，此处还存在着另一个断裂：当小贝克德尔想再来一遍这个"完美平衡"时，父亲被脏兮兮的地毯吸引了注意力，于是又引出了一个主题，即他无止境地致力于清洁和整修家庭住宅。根据费尔斯基的理解，此处所有关于认知的尝试、缺陷和失败都是认知运作的一部分。贝克德尔在故事安排中不遗余力地呈现了认知的机理。

《欢乐之家》一书中的角色广泛阅读并讨论各类文本，从 A. A. 米尔恩（A. A. Milne）到普鲁斯特（Proust），从菲茨杰拉德（Fitzgerald）的作品到字典。贝克德尔与父亲相互之间的认同与缺乏认同往往是通过阅读进行的——不论是对自己和对方的了解和不了解，对二人的联系和误解，还是渴望他们自身同性恋身份得到更广泛的社会认同。叙述者小时候认为《柳林风声》（*The Wind in the Willows*）里有一幅地图描绘的就是自己的家乡。她在青年时代则通过大量阅读所谓的"同性恋的当代与历史视角"类书籍来寻求自身同性恋身份的认同。在高中英语教师父亲的课上，她在阅读父亲指定的书时因为共同的兴趣而经历了一段"小说式"的亲密关系。她离家去上大学时，他们关于科利特和米利特等作者的交流成为了"对于认同的伦理与政治诉求"，也是费尔斯基所说的——在社会中求得地位与声音的诉求[31]。费尔斯基讨论了这类文本对于缺乏话语权和公民权群体的重要作用：

　　我们都通过各种方式来寻求自我认同，找到我们在周围世界的回声。认同特有的不平衡和不平等结构常常使得书本成为了部分人群的生命线，因为他们被剥夺了其他形式的公共认同。如对女人有渴望的女人就是被剥夺了公共认同的人——这一欲望嵌入身心，却只能成为一种缺陷，在家庭和工作之中无法提及，遭到媒体的遮掩，在公共生活中隐形，只有在私密耳语或淫秽笑话中才被偶尔提及[32]。

贝克德尔和父亲分享和探讨的文本是二人共有的一面镜子，也是两人互相认知的间接方式。但这也是一面哈哈镜，贝克德尔利用这面镜子来折射并探索他们的相互认同与误认，撞进虚假的自我，如同家中"无数散光镜面和一道又一道的门"，令读者迷失方向，撞进围墙[33]。绝对的透明从不存在，无论是在贝克德尔和父亲之间，还是在他们各自的自我之中[34]，但他们之间彼此交换的书籍、写给对方有关的书籍和"在书中看到的自我"的信件，都表达了他们对于了解对方和相互认同的持续向往。

各类有关认同和误认的例子充斥着《欢乐之家》，也充满了我们的生活体验。这些例子在医疗中扮演了关键角色。阿纳托勒·布罗亚德（Anatole Broyard）在描述他对泌尿科医生的不满时，写道："我想我可不能在这人手上死掉，他不会理解我要说的是什么，我死之前可是要说一些精彩的话[35]。"在临床交往等许多关系中，我们渴望费尔斯基所说的认同体验——看到自己的特殊性，并让他人也看到这种特殊性。

认同：拒绝终结

贝克德尔在《欢乐之家》结尾处又回到了代达罗斯/伊卡洛斯的神话。"如果伊卡洛斯没有掉进海里会怎么样？"她问。我们被带入的这个故事让我们关注其中的裂隙，以及其中未经证实的假设。于是，我们被留在了假设之中，悬在了空中。在全书的最后一个画格中，她从跳板起跳，父亲站在泳池中等着接住她。"但是在这一个推动复杂故事微妙反转的叙事中，他在那里等着接住起跳的我[36]。"关系都是厚重的故事，厚重的故事都是关系——它们是故事，故事的线索连接了其他许多故事。它们是不专属于任何一个人的故事。"反转叙事"意味着丰富：记忆追溯过去，叙事面向未来；我们是彼此生命中的角色，我们和作者与读者一起构成了彼此的故事；故事版本数量之丰富就如同反思时刻常在一般。

　　回忆录最后的姿态拒绝了某种关于贝克德尔家庭经验单一、明确的真相。读者必须允许意义继续显现，读者和听者都不免想要去判断，去攫取意义。我们想解开谜团，想回答问题，想获得结论。我们不想无休无止地游荡在迷宫之中。诚然，回答和诊断至关重要，但对于贝克德尔和读者来说，结尾的悬而未决反而是激起共鸣的真相。

石黑一雄（Kazuo Ishiguro）《别让我走》（*Never Let Me Go*）中的身份认同与拒绝

　　本章的标题来自于朱迪斯·巴特勒（Judith Butler）2003 年出版的《个人自述》（*Giving an Account of Oneself*）。她在本书中极富洞见地探讨了道德哲学。她提出了这样一个基本的问题：谁才是这个说话的"我"？我能拥有哪种程度的自我知识？如何才能叙述作为伦理关系起点和结构的自我？石黑一雄 2005 年的小说《别让我走》便提供了这样一种自我。通过叙述者凯茜·H 的声音，这一自我恰恰探索了有关自我知识、关联性和伦理行动的问题。

　　对于巴特勒和许多当代理论家而言，并不存在着某种完全自主的自我。这一论断可能冒犯了不少人，包括接受过临床医学和生命伦理原则训练的人。他们所受的教导是对于"自主性"的尊重至高无上 [37]（见第五章"带我们离开确定性：叙事伦理训练"）。这一"自主性"强调一定程度的自我知识以及独立自主。然而，正如巴特勒所问，我们如何才能认定完全了解了自我——我们所有的心愿和欲望？她的探究基于当代对于"主体"（即人类自我）的广泛评论，包括米歇尔·福柯（Michel Foucault）、雅克·拉康（Jacques Lacan）、雅克·德里达（Jacques Derrida）和茱莉亚·克里斯蒂娃（Julia Kristeva）在内的理论家都全方位地质疑了启蒙主义的主体模式，即理性、客观、自主而又与所观察的世界保持一定距离的个体。宽泛而言，这类论述留给我们的是一个必然在与他人的关系中所形成的自我，一个必然由语言和社会结构所形成的自我。

带着这样一种自我观念，我们把道德责任定位在何处？正如巴特勒所问：我怎样才能以伦理的方式进行自我叙述？这样做可能吗？如果从某种程度上来说，我是由我的社会存在所构成，由我存在的情境和条件所构成，或者由我所接受的来建立自身叙述的那种语言所构成，那么我还可以提供一种关于自我的恰当叙述吗？"了解你自己"的古训被推翻，取而代之的是巴特勒参考哲学家伊曼努尔·列维纳斯（Emmanuel Levinas）和阿德里安娜·卡瓦拉罗（Adriana Cavarero）的作品所提供的一种伦理学。其基础是对于自我模糊性的认知，以及自我与他者之间根本差异性的认知。这一谦卑与脆弱性的基础促成了一种脆弱伦理。

我们的叙事医学工作同样承认巴特勒"言说的我"的暂时性、关联性和相互建构性。我们从这些纷乱的变化无常中看到了价值，因为哪里还有比充满不平等权力和僵化等级的医学情境更需要唤起我们对社会地位和偶然身份的关注呢？除了病人那些未及启齿的问题、未能表达的焦虑和未获答复的电话以外，哪里还能更好地意识到临床医患互动中交流的脆弱性呢？哪里有比我们这个以技术为中心的时代更需要探讨理智和实证主义的不足呢？最后，对于排斥用主观语气言语的现在和未来的医务工作者而言，"谁才是这个说话的'我'？"是一个迫在眉睫的问题。于是我们求助于哲学、心理学和文学文本。它们往往为这些问题提供了生机勃勃的形式，为读者提供了全新的方式来思考我们是谁，以及我们所处的关系与偶然性。

在石黑一雄的《别让我走》中，我们发现了（后有剧透）一个引人入胜的反乌托邦故事。克隆人住在后撒切尔时代的英格兰。创造他们的目的只是要他们为非克隆人提供器官并放弃生命。这部小说常常在生命伦理学的课堂上被阅读，它有益于对于公共政策的讨论，包括器官移植、克隆、基因工程、医疗不均和社会公正。读者往往惊叹于虚构作品如何能够以意想不到的精确度来映照我们的困境，提供寓言式的叙述、别样的现实和可能的未来，令我们检视世界，发现它并不如我们所希望的那般与这类反乌托邦图景迥然不同。在叙事医学的情景中，我们也同样在意这些迫切的问题，我们的注意力也放在了叙事决策与伦理决策的关系之上：故事从何开始？谁在讲述故事？谁在倾听故事？为了什么原因？"故事"里包含了什么，又隐去了什么？从故事的讲述方法中我们可以学到了什么？

讲述的情景

石黑一雄的小说以一种平常的姿态在读者面前展开："我叫凯茜。"我们自然不知道是谁在讲述，也不知道进入了哪种世界。于是我们会想这样一个平淡无奇的开篇意味着什么。随着我们继续往下阅读，我们意识到这一形式所包含的信息大大地超过了叙述者所提及的信息。叙述者往往会提供某些个人背景，某些让我们与之关联的东西，但凯茜（我们之后会发现）没有家庭史或身份，支撑她故事的只有一个名字、一所叫黑尔舍姆（Hailsham）的"学校"，还有她对同学和"看护员"的记忆。刚开始时，我们会想，H代表了什么？这是她姓氏的首字母吗？她是不是用这个字母来区分自己和别的凯茜？后来，一旦我们明白她没有"姓氏"以后，我们就会怀疑这个H的功能是否类似于数字，比如"凯茜8型"。

凯茜的介绍因为单刀直入而令我们措手不及。然而，当我们咀嚼这一开篇句子时，我们发现自己不再认识这个最为熟悉的姿态，即某人向我们介绍她的名字。于是从这一个开篇句子中，我们与叙事的关系开始成形。我们思考着凯茜.H是不是在向我们这样"有血有肉"的读者来介绍自己，或者我们是否应该为她的故事设置一个虚构的接受者——某个叙述对象。的确，我们很快便发现凯茜.H是在对她的克隆人伙伴讲述。他们不像她那般"幸运"，能在黑尔舍姆长大。她在好几段话之前都加入了这样一个句子："我不知道你那边是什么情况……"然后她便解释了黑尔舍姆的一些情况：医学检查、"（器官）获取"、监护人行为和性的观念。作为本书的读者，我们就像是在偷听，但相比于她直接向我们讲述而言，我们更加深入了她的命运。小说读者往往会经历不安的感觉，但又不总能指出其源头。通过梳理这一讲述场景，我们能够发现自己与角色和文本的牵涉有着出乎意料又让人不安的本质。这可以是一个极富启发的过程，为我们之前的反应找准名称，为更好地理解我们的情感反应而培养分析工具。

此外，如巴特勒所言，这类"讲述情景"对于自我叙述而言至关重要。"我是这样成为了反思的主体，在建立自我叙述的语境之中，在我被某人言说之时，在我被促使要去回应那个向我说话的人时[38]。"基于列维纳斯、福柯、阿德里安娜·卡瓦拉罗（Andriana Cavarero）等人的研究，巴特勒提出以下的问题："讲述情景"的本质是什么？这种互动如何能为伦理学奠基？凯茜以这种出人意料的讲述情景让我们以全新的、令人不安的方式质问自己对于说话者的伦理责任。通过比较文学作品中类似的讲述情景，我们与其形式和意义保持一致。

认同与拒绝

假如在某种程度上我们是这些开篇的窥探者，那么我们也逐渐分享了克隆人的经历和他们骇人的苦难。一开始，凯茜照顾了一个濒死的"捐献者"。他让凯西分享黑尔舍姆的记忆："他想要的不仅是听听黑尔舍姆的故事，而是要记住黑尔舍姆，仿佛那就是他自己的童年。他知道自己将要"'完成了'"（这是用来描述克隆人最后一次捐献后死亡的术语），"这就是他正在做的事情：他让我给他讲这些事情，以便他真正地理解它们。在那些无眠的夜里，在药物、痛苦和疲惫之中，我的记忆和他的记忆之间的那条线或许会变得模糊不清[39]。"虽然我们不是这位听众，但我们作为读者也分享了类似的经验——我们进入了凯茜的回忆。这些回忆就像我们自己生活所能识别和珍视的那般栩栩如生：丰富的缺憾、偶然性和变化。友情与嫌隙，满足、疑惑、欲望、性和关系，诗歌、绘画和想象，渴望和失去。随着凯茜故事的继续，我们对于这一世界的理解随着学生的成长而增进，我们的知识（也许还有拒斥）和他们的知识一并增加。

　　然而，事关他们童年的关键问题仍旧悬而未决。在黑尔舍姆，他们最好的艺术品要被拿走，送入"夫人"的"画廊"。这是为什么？对于凯茜而言，这些过去的谜团似乎是理解自我和她所爱之人的钥匙。在小说末尾，她与童年的挚友汤米一起找寻问题的答案。汤米违规拜访了黑尔舍姆的权威人物——"夫人"和埃米莉小姐，并询问一个传言。这个传言是如果一对恋人能证明他们真正相爱，就能延缓三年再进行"捐献"。汤米拿出了自己的画作，希望证明他与凯茜的内在自我和两人之间真诚的爱意。他们其实是在寻找自己诞生的故事，因为他们相信这将会决定两人的命运。他们觉得，理解自我能够让他们提供一个"完整的"自我叙事，赢得某种形式的暂时自由。他们最终确实在某种程度上见证了自己诞生的故事——但其代价却是他们的人性。埃米莉小姐告诉他们，这个三年延缓不过是"一个小小的幻想"。他们察觉到了更多的内容，于是问出了事关童年的那个主要问题：夫人为什么要带走他们最好的艺术作品？"我们拿走你们的艺术品，是因为我们觉得它们可以反映你们的灵魂。或者更准确地说，我们这么做是为了证明你们也有灵魂。"埃米莉小姐解释道 [40]。当他们听到自己被认为没有灵魂时感到震惊，而后面每一层信息都更加削减了他们自认为具有的人性。埃米莉小姐继续解释说，曾经"克隆人的存在——我们更愿意叫你们学生，仅仅是为了满足医疗科学的需求。在战后更早一些时间，大多数人基本上就是这样看待你们的：试管里面模糊的存在 [41]。"事实上，这仅仅是"克隆人"一词在书中的第二次出现，而全书只有两处提到了"克隆人"。埃米莉小姐揭示了克隆人才是他们的主要称谓，"学生"只是改革者所青睐的叫法。于是凯茜无法完成她的自我叙事。因为在她的故事里，她是一个没有灵魂的克隆人。如巴特勒所言，"'我'既不能讲述自身开始的故事，也不能讲述自身可能的条件，'我'只能见证某种事态，在这种事态下个体无法在场，这一事态先于作为认知主体之个体的诞生，于是便构成了一系列源头，个体只能通过牺牲权威知识才能进行叙述。"凯茜在揭开自身的根本叙事之后，既不能把握过去，也不能把握将来。她要完成自我叙事，就要牺牲她最珍爱的那个自我，但她确实提供了一种叙事。在某种程度上，通过意识到这种必然性，我们在其中所有的悲剧维度上发现了人性。

那么，此处的"讲述情景"是什么？夫人和埃米莉小姐再次确认了凯茜和汤米的可怕命运，但其中也有柔软之处。凯茜和夫人似乎拥有了一瞬间的认同：她们都记起了这样一幕，当时小凯茜在《别让我走》这首歌的旋律中翩然起舞，在门口观看的夫人潸然泪下。当凯茜谈起很久之前的这一幕并提到夫人的伤感时，夫人告诉她："你是一名读心者。"但她却不能看透凯茜的心："我看见了一个小女孩，她紧闭双眼，胸前拥抱着美好的旧世界，一个她打心眼里明白不能留下来的世界，但她却抱紧了，哀求着，别让她走。这就是我当时看到的。我知道，那并不是真正的你，并不是你正在做的事情。但是我看见了你，我心痛欲绝。于是我再也没有忘记[42]。"此处有一个误认，因为凯茜实际上幻想着自己抱着一个婴儿，某种程度上来说这一误认之中也包含了真相——对于凯茜而言，她渴望着某个自己永远无法获得的存在，与此同时，她也在哀悼自己即将失去的天真。尽管厌恶这些怪异的克隆人，夫人仍然感动落泪，并且栩栩如生地回顾了这一情节——费尔斯基或许会说，误认乃是认同的重要形式。类似地，读者也可能挣扎在对于凯茜及其伙伴的认同感之中，既因为他们的命运感到毛骨悚然，又从他们的恐惧和爱情之中看到了自身。

读者对于《别让我走》的反应非常热烈，他们往往惊讶地发现他人的反应截然不同。在被问到凯茜及其伙伴是否经历了人类的情感时，有人回答"当然有"，有人则答道"当然没有——他们不是人类！"在回应凯茜语气的情绪和质地时，部分读者认为她的平静、内省和克制，值得嘉奖，代表了她的力量、共情与适应力。另一些读者则从她的毫不动情之中察觉到了严重的分裂。他们视其为一种失败，她无法在情感上应对生命中的恐怖；或者他们视其为一种刻意的拒绝，她拒绝与现实建立联系。还有一些读者则从凯茜的语调之中听出了不假思考的服从——抑或更为甚者，听出了她在这一压迫性控制系统中的共谋，使得克隆人保持温驯。适应了死亡机器的凯茜是否有罪？抑或她只是一个孤独地寻找同伴和理解的声音？还是两者都有？为什么克隆人不反抗或者出逃？这是一个时常困扰读者的问题。这个话题无一例外地引出以下讨论：具有众多令人恐惧的不平等的社会规约如何让我们不去反抗我们所认为的丑恶世界？我们可能会指责克隆人的温驯，但我们也置身于这一惩戒体系之中。社会控制的方式如此宽广，以至于我们也许从未意识到。我们是温驯的身体，相互监督，正如小说中的"学生们"互相监视一样。这一话题能让学生，尤其是医学生，思考他们在思想与行动上受到规约和限制的方式。他们会一同思考，哪种做法更符合伦理，是如监护人露西小姐那样直截了当地向黑尔舍姆的学生展示他们的命运，还是如埃米莉小姐那样把他们蒙在鼓里，为他们保留某种形式的童年？知识带来了什么样的责任？此外，在医学情景中，知识如何稳定或扰乱关系？

结语

　　你的不解并非来自我的不答；我的不答则来自你的不解。

——埃利·维瑟尔（Elie Wiesel）[43]

　　前面提供了一门叙事医学课程的概要。我们不断改良的课表里还包含了许多理论家的其他文本，在此无法一一详述。这些理论家包括贝尔·胡克斯（Bell Hooks）、杰罗姆·布鲁纳（Jerome Bruner）、伊莱恩·斯卡里（Elaine Scarry）、亚瑟·弗兰克（Arthur Frank）、劳德瑞（Dori Laub）、保罗·利科（Paul Ricoeur）、乔纳森·谢伊（Jonathan Shay）和丹尼尔·斯特恩（Donnel Stern）。他们都拓展了我们对于人与人之间和人与叙事之间动态关系的思考。从哲学家和精神分析家的作品之中，我们意识到了从自主模式到关联性模式的观念转换。在医患临床互动中，这相当于从观察者与被观察者的模式转换为双向互动模式，医务工作者把自己和病人都视作主体。斯蒂芬·米切尔是这样解释这一转换的："在历史上精神分析技巧大都基于这样一个前提，即可以不计入病人与分析者情感和行为的互动而'分析'病人的心智过程。分析者的情感和行为被认为是可以忽略的，或通过适当技术而保持恒定……传统分析技巧则因为努力避免交流而保持着严谨[44]……"关系理论是这一模式的根本转换，关系性精神分析学已经基本摈弃了分析师作为中立接收者的概念，并以分析师作为医患关系共创者的模式取而代之，医学实践也可以如此。

我们发现，在阅读文学文本时关注关系的动态，能让我们意识到生活中的社会关系、结构关系、职业关系和私人关系。像文学文本所展示的那样思考并书写人际交往的共建性和对话性，能让读者更加鲜明地意识到自己对别人的影响。在临床情景中，这类反思的结果清晰而直接，无须额外花费任何时间，医务工作者就可以与病人建立更加深层的联系，尽管存在着（或者说是由于存在着）语言的局限，医务工作者也可以将自己代入他人的经验。正如文学丰富和深化了故事，医生、病人、护士、家属——所有共同照护病人的人们——都可以增加讲述和倾听的厚度，都可以学会同模糊性和多重视角和谐相处。

注释

[1] Mitchell, "Attachment Theory", 180.

[2] 参见 Kidd and Castano, "Reading Literary Fiction"。也参见 Zunshine, *Why We Read Fiction*。

[3] Kidd and Castano, "Reading Literary Fiction", 377.

[4] Tóibín, "One Minus One", 273-74.

[5] Tóibín, "One Minus One", 274.

[6] Tóibín, "One Minus One", 274.

[7] Tóibín, "One Minus One", 281.

[8] Tóibín, "One Minus One", 278, 282.

[9] 有关现象学和医疗的讨论，见第四章"二元论及其异议（二）：哲学的不同要义"，包括 Edmund Pellegrino、Richard Zaner 和 Fredrik Svenaeus 等关于临床医患互动中互惠性的作品。

[10] Dostoevksy, *Notes from Underground*, 3.

[11] Dostoevksy, *Notes from Underground*, 4.

[12] 参见 Alvan Ikoku 对于梅尔维尔（Melville）小说《代笔者巴特贝》（*Bartleby, The Scrivener*）中拒绝主题的讨论。他以文学研究和生命伦理学为工具，探讨了临床语境中的对话概念。如他所言，细读梅尔维尔的小说拓展了我们对于他所谓的"拒绝之伦理结构"的理解，即拒绝的颠覆性力量，促进其他角色和读者的多种反思和理解（"Refusal in 'Bartleby, the Scrivener'," 252）。

[13] Dostoevksy, *Notes from Underground*, 5.

[14] Bakhtin, *Problems of Dostoevsky's Poetics*, 207.

[15] Bakhtin, *Problems of Dostoevsky's Poetics,* 236.

[16] Bakhtin, *Problems of Dostoevsky's Poetics*, 229.

[17] MacIntyre, *Against the Self-Images*, 242.

[18] 贝克德尔在一次采访中回忆了绘制壁纸的过程，援引了逼真（verisimilitude）这一主题，而逼真对于《欢乐之家》而言至关重要："上帝，再现那个壁纸简直疯狂。我感觉我好像是在进行某种赎罪。壁纸上是威廉·莫里斯（William Morris）的'菊花'（Chrysanthemums）。这一图案非常有名，所以我可以上网找到它，打印出来，贴在我的灯箱上面，然后临摹。这花了整整一个周末。我妈妈谈起这本书时提到过一件事情，就是我没能把壁纸图案画好。她说得没错，我没有加入足够的对比度。我后来了解到，原版中有十一种绿色色调——而我只用了五种不同的色调"（Chute and Bechdel, "An Interview," 1008）。

[19] Michael White, "Narrative Practice and Exotic Lives", 121.

[20] Geertz, "Thick Description", 8.

[21] Geertz, "Thick Description", 7.

[22] Broyard, "The Patient Examines", 39.

[23] Bechdel, *Fun Home*, 220-221.

[24] Bechdel, *Fun Home*, 219.

[25] Felski, *Uses of Literature*, 23.

[26] Felski, *Uses of Literature*, 27.

[27] Felski, *Uses of Literature*, 28。费尔斯基在这些辩论中巧妙地回避了一个棘手的问题，因为批判主体实际上并不等同于虚无地否定"个人的现实"（reality of persons）。如此处援引的费尔斯基的"个人之本质现实"(essential reality of persons) 的概念，

指向的是自主本质主义（autonomous essentialism）的概念。这是一种浪漫主义的主体概念，不受语言、文化或社会的束缚。然而，社会建构论将个体置于更广泛的背景之中，并不否定其存在。费尔斯基认为，误认（misrecognition）和他异性（alterity）不能作为批判性洞察力的基础："如果我们被挡在洞察力或自我理解之外，我们如何知道误认已经发生？"（28）这可能回避了 20 世纪批评理论体系的复杂性。事实上，米歇尔·福柯对于"知识考古学"的探索揭示了主体确实嵌入了知识与权力的结构之中，然而，主体仍旧保留了个体能动性，并可以经由对于这类能力的意识而获得力量［参见福柯，《知识考古学》（Archaeology of Knowledge）］。

[28] Felski, *Uses of Literature*, 49.

[29] Bechdel, *Fun Home*, 3.

[30] Bechdel, *Fun Home*, 4.

[31] Felski, *Uses of Literature*, 36.

[32] Felski, *Uses of Literature*, 43.

[33] Bechdel, *Fun Home*, 20.

[34] 年轻叙事者的自我怀疑反映在她书写日记时的降格之中，在主体性的压力之下她的证言摇摇欲坠。因为她在每一句话前面都写下了"我认为"——这是一个德里达式的怀疑主义，有效地将每一行字置于"涂改"（sous rature）之下。

[35] Broyard, "The Patient Examines," 38.

[36] Bechdel, *Fun Home*, 232.

[37] "关系性自主"（relational autonomy）这一概念的基础是女性主义批评。这一概念提供了一系列视角，其前提都是"人是社会性的，个体的身份在社会关系之中形成，并由种族、阶级、性别及族裔等交叉的社会决定因素所塑造。因此，关系法聚焦于分析自我和身份之主体间与社会维度的意义，以理解个体自主和道德与政治能动的概念（Mackenzie and Stoljar, "Introduction", 4）。然而，"自主"（autonomy）这一概念——通常在使用时并未强调关系性——仍旧在生命伦理学中普遍使用。

[38] Butler, *Giving an Account*, 15.

[39] Ishiguro, *Never Let Me Go*, 3-4.

[40] Ishiguro, *Never Let Me Go*, 260.

[41] Ishiguro, *Never Let Me Go*, 239.

[42] Ishiguro, *Never Let Me Go*, 249.

[43] Academy of Achievement, "Elie Wiesel—Interview."

[44] Mitchell, *From Attachment to Intersubjectivity*, 69-70.

第二章

叙事医学教学：
文学、经历、情感以及教室里的关联性

毛拉·斯皮格（Maura Spiegel）　丹妮尔·斯宾塞（Danielle Spencer）

……我们对自己情感经历的控制不尽如人意。在某种程度上说，我们的感情和行为似乎有自己的混乱生活，存在于差距中、空间中以及与他人的关系中。

——斯蒂芬·A. 米切尔（Stephen A. Mitchell）《交互层次》
（*An Interactional Hierarchy*）

如何描述旅行？如何描述旅行的任何一部分？旅行和关于旅行的故事总是两回事。叙事者待在家里，用她的嘴巴代替了旅行者的嘴巴，然后用这个嘴巴说、说、说。人不可能去一个地方并对此言说，不可能既看又说。不能。一个人去了，回来之后手舞足蹈地说。而嘴巴本身，以光速行动，接受眼睛的指令，平静地

述说——这么快，有这么多要汇报。它只好像一只干瘪的球一样张开、木然。这不可言语的生活啊！这时叙事者上场了，叙事者带着亲吻和模仿来收拾残局。叙事者上场，慢慢地唱着嘴巴关于毁灭的、虚假的歌。

——洛里·穆尔（Lorrie Moore）《那样的人是这里仅有的人》

（ *People like that are the only people here* ）

7月1日早上6:30，我被圣殿吞没。我走在6楼没有尽头的、胆汁色的走廊里。这是6病区南侧，是我即将开始实习的地方。一个前臂毛发茂密的护士为我指了实习生值班室，查房正在进行。我开了门走进去，感到的是纯粹的恐惧，就像弗洛伊德（Freud）借贝瑞（Berry）的口说的那样，我的恐惧"从本我直射而出"。

——塞缪尔·谢姆（ Samuel Shem ）《圣殿》（ *The House of God* ）

社会性 - 关联性机制和医学教育

一年级的医学生总是在想是否应该对即将在临床环境中见到的病人感到同情。在哥伦比亚大学叙事医学选修课上，这个问题总是以这种或那种形式被提出——我们应该同情病人吗？还是表示出适当的关心或姿态就可以？如果学生在面对医学教育巨大的压力和挑战时，对病人不能感到"如果这是我自己的爷爷"那样的深刻感觉，他们会感到自己不称职。

大部分医务工作者认为调整情感的表达是职业精神必要和重要的一部分。一个同事回忆到，她生完儿子后，产科医生在告知她婴儿患有唐氏综合征时哭了。她说："医生哭的时候我气疯了——医生应该让你感觉一切都不会有问题才对。"另一个人说医生在告诉他癌症诊断时眼角含泪，他由此感觉得到了安慰。因此，医学生不确定到底该怎么感觉、如何表达也就毫不奇怪了。这种矛盾也说明了在医学教育中缺乏对情感的关注。正如教育家乔安娜·夏皮罗（Joanna Shapiro）所写的那样："在医学院正式的培养方案中很少直接考虑学生情感的，当然，偶尔也会正式列举期待学生具有的态度和价值观，如尊重、利他和关心[4]。"她继续指出，但是私下里学生得到的信息是"保持情感距离"才是恰当的职业姿态。医生中主流的态度是"情感是不可靠的，在医学实践中基本没有什么意义"，因为这相当于自我放纵，会导致"情感疲劳"。夏皮罗认为医学生接收到的强势信息就是：情感控制不足，或曰"太关心"会导致"情感枯竭"和"专业失败[5]"。这种对情感的怀疑既包括负性情感，也包括正向情感。

教育家很早以前就知道情感在学习中不是一个中立因素，正如心理学家丹尼尔·戈尔曼（Daniel Goleman）所言："焦虑、愤怒、抑郁的学生无法学习，处于这些状态中的人无法有效地得到信息[6]……"女性主义和种族理论认识到，学生在教室里说出自己的感觉具有教育价值和政治价值。德拉尔德·温·苏（Derald Wing Sue）在《种族言论和沉默的阴谋》（*Race Talk and the Consipiracy of Silence*）中写到，学生感激那些无惧指出教室讨论中会出现种族张力的老师。这些老师还会指出学生应对这种张力所需要的情感："有经验的教师会帮助他人理解这些情感，并帮助他们从这些情感的控制下解脱出来。只要情感没有被认识到、说出来，那它们就是成功对话的绊脚石[7]。"此外，教育家伊丽莎白·沃格尔（Elizabeth Vogel）指出：

　　　　哪些人表露情感，哪些人不表露情感，并非政治上中立的。
　　那些被噤声的人多为边缘人——有色人种和女性，等等。这种沉
　　默往往是对真正痛苦的反应，因而不是不恰当的反应。情感就这
　　样编织了一张富有影响的网，不能解开，不能分析[8]。

这样复杂的机制在各种层次的交流上都会出现，从医学院的教室到医院诊室。修辞学家琳·沃舍姆（Lynn Worsham）建议在教室里应该有情感的一席之地。她对情感的定义在这种情境也非常有益：

> 情感是由感情和判断紧密编织起来的，社会性、历史性建构的、由身体经受的，借由情感，个人以复杂、相互矛盾的方式被社会秩序及其意义结构象征性地掌控并绑定[9]。

医学教育者和医务工作者越来越认识到，在教室里和医学训练中极度缺失对学生的情感自我意识的关注，这一缺失导致的后果越来越明显。正如许多人已经指出的那样，医学教育不鼓励医学生和年轻医生去熟悉自己和他人的情感反应，最主要的原因是出于维护他们对主导医学文化价值观的感情投入，这也是可以理解的。此外，正如夏皮罗所说，"我们没有下力气发展医学生和住院医师的情感诚实"，其结果就是当他们经历"令人困惑的、不安全的、困难的情感"时，"有时就采取了情感疏离和保持距离的态度[10]"。

在《医生感受到什么：情感如何影响医学实践》（*What Doctors Feel: How Emotions Affect the Practice of Medicine*）一书中，丹妮尔·奥弗里（Danielle Ofri）发现，医生在职业生涯的全程都会被恐惧、羞愧、悲伤和愤怒等负面情绪所折磨，而这些负面情绪会导致职业倦怠。这些"原始的情感"来自年轻的医生在医院成长过程中目睹疾病和死亡带来的打击，来自医疗错误导致的痛苦，也来自当梦想与现实发生冲突时对医学本身梦想的幻灭[11]。其他教育家也发现，特别脆弱的病人尤其容易"在医学生中引发恐惧、厌恶和可怜等情感"，医学生选择学医是为了"帮助病人解决问题"，但"这些特别脆弱的病人，其问题的数量和深度都让医学生感到不知所措[12]"。医生如何面对这一职业中的难题？当医学生面对苦难、恐惧、贫穷和健康不平等这样的情感不和谐场景时，却没有人为他们提供任何策略，使他们可以把这些经历融入到关于世界和自己的经验当中，这为医学生传递了什么信息？

萨拉·德·莱乌（Sarah de Leeuw）等表示："一些医学生认为，太多的情感、复杂性或关于自我的批判性反思会让他们从医学学习中分心，特别是从那些'实用的、应用性的临床领域'分心[13]。"这是矫正医学教育中情感缺失要面对的另一个挑战——事实上，请学生"谈谈他们的情感"得到的回应往往是尴尬的沉默，或是对用心良苦的医学教育者的憎恶。社会学家亚瑟·弗兰克（Arthur Frank）说："医学文化没有为个人成长留什么空间，年轻的医生所受的训练没有教会他们把未来的职业作为自己道德发展的轨道[14]。"文学学者兼文学教师苏珊·普耶艾（Suzanne Poirier）认为，医学文化训练情感压制，但她鼓励医学生要诚实地面对情感。最终目的是能够认识并承认自我和他们的情感，以及这些情感的含义[15]。

这些目标堪称典范，但问题依然存在：我们具体怎么教"情感诚实"？虽然我们提出了正确的问题，但解决方案仍旧很少。有些学者提出"情商"（Shapiro），或"情感技巧""努力"（McNaughton）等概念，或是培养情感调节模型，但如何实现这些目标的策略并不清晰[16]。在叙事医学当中，我们发现细读创意写作作品为学生提供了讨论情感所需要的距离，并可使学生进入对他们有益的体验。读一个引人入胜的故事或看电影都可以引出感情，通过思考以及建立关联这样愉悦的活动，学生被吸引着探讨自己的故事和正在讨论的故事之间的关系。下面我们会描述"我们所做的和随后发生的"，我们也会努力去探讨这些工作的哲学和心理学基础。

我们主张，最好要理解自己的情感反应，并成熟地对其进行探索，而不是：

1. 努力使自己的情感顺应一个理想的、无尽的同情模式。

2. 与病人相见时带着困惑的情感，或维护自己的情感状态。

3.压抑自己令人失望的情感，不管是"太多情感"还是缺乏情感。

我们的前提为：

1.叙事医学不寻求判断、纠正，或教育情感回应，而是致力于消减对情感的恐惧，找到词汇为其命名，或其他的情感表达方式，目的是具有更大的能力做到为自我和他人"在场"。

2.人们总是不可思议地、敏感地察觉到他人对自己的感觉，情感是无法隐藏的。

3.你无法隔绝他人的痛苦，它总会进入你的脑海。压制痛苦会使你付出心理上的代价，并会导致职业倦怠。

4.我们一直在探讨叙事医学如何为社会公正、公平服务，同时也在关注情感在种族主义和偏见本质上和结构中的作用。

5.叙事医学希望创造一个环境，使得审美经验能够释放情感回忆，信任及合作可以替代竞争，积极参与可以使自己认识到自我和他人。

近些年在医学界，有一个关于情感的词汇占据了主导地位，并产生了大量研究文献，这个词就是"共情"（empathy）。它被一致推举为医学情境中与情感相关的、最重要的词汇，即使这并不是唯一的词汇。囿于篇幅，在此我们无法展示围绕这个词仍在进行的讨论和争论，只能说有些学者对这个词持批评态度，因为它内含的预设是一个人可以进入或理解另一个人的经历，我们认为这是误导。也有学者质疑共情是否可教，医生和医学生需要别人去教他们如何去感受，这种说法冒犯了某些人。由于以上这些原因，我们认为共情这个词在我们的工作中不是特别有用。同时，因为任何人际交往都有多个维度，只聚焦于一种理想的关系或机制是远远不够的。下面我们将首先描述教室里"发生了什么"，然后借助哲学家、教育家约翰·杜威（John Dewey）的理论来帮助我们理解并阐述学习经历、审美和情感之间的相互作用。这些理论与我们的教学和工作坊的方法都是相关的。杜威认为，艺术和审美体验绝对不能跟日常生活隔离，"绝没有视觉或听觉再加上情感这种事，被感受的物体或景色从始至终都充满着情感[17]。"

　　教室是一个复杂的、丰富的信息加工和情感回应场所。在叙事医学当中，我们寻求建立一种信念：情感是智识工作的重要组成部分，要欢迎情感进入教室，认识到情感在各种关系和关联性当中的作用。本章展示的是我们在叙事医学工作坊和课堂使用的方法中的情感维度和经验维度。我们用这些方法来探讨医疗卫生中的关联性，我们称之为"社会性 - 关联性机制"。上一章我们讨论了文学中的关联性，在此，我们要通过小组讨论文学作品以及按照提示语写作来研究情感和关联性的作用。

叙事医学课堂 / 工作坊

　　这项工作有一系列不同的情境，大学里的叙事医学讨论课（不论是本科生还是研究生课程、医学和健康相关专业院校或是其他院校）具有典型的、可见的"学术性"，包括课前的阅读作业、分析性论文以及对学生学习成果的正式评价。学术性叙事医学课堂的目标是多样的：训练学生实践并在以后讲授叙事医学，无论是在自己的临床工作中，还是跟其他临床工作者、病人、家属或其他与医疗卫生相关专业人士，以及社会工作者、律师或医院教牧人员的互动中。工作坊是一种比较灵活的形式，可以是一次课、多次课或密集型浸入式课程；可以发生在桌子上摆着医生传呼机的医院会议室，可以在老人院，由照护者、病人和家属参加，可以在教牧人员和社会工作者参与的国际会议上，可以是一群公立学校教师一起学习，或是一个高度焦虑环境中的一群同事一起学习。工作坊的参加者也许会得到辅助阅读材料，但重点往往是一起讨论散文、小说和口头表述，或者是可读、可看、可听的其他形式的创意媒介。

　　在这些不同的空间里，我们使用的方法也不尽相同，但具有共同的主题和实践。对文学文本、电影、视觉艺术作品、舞蹈及音乐的细读是不可或缺的组成部分。除此之外，还有按提示语写作和讨论。在所有的情境中我们都会使用分析技巧，但一直关注对文本和相互间的情感回应。我们鼓励学员倾听自己的想法，发掘自身丰富有用的信息。在工作坊的环境中，我们更多地把自己当作协助者／主持人。在课堂上我们的角色在教师和主持人之间变换，目的是创造一个合作学习的环境，以便所有学生都能主动参与。下面将展示我们在不同情境中的工作，包括就文本所做的具体工作以及我们使用的练习。

我们发现，艾丽丝·门罗（Alice Munro）的作品《浮桥》（*Floating Bridge*）在学术性课堂、工作坊或其他情境中都是一篇引人入胜并令人深思的作品。学员在讨论前可以阅读。这是一个名为吉妮的女性经受晚期癌症治疗的故事。在上一章和本书的其他部分我们都说过，我们选择的文本并不总是直接讨论医疗卫生主题。在本文中我们主要关注的焦点并不是主人公的疾病经历，而是故事本身的复杂性和丰富的关联性机制。吉妮的癌症、治疗以及即将来临的死亡都是叙事的要素，但门罗这篇故事最大的长处在于，其故事主线挑战了疾病的还原论、病理性观点。一般的课堂或工作坊多从作品产生的具体细节开始——作品的历史时代、种族、文化和社会经济状况等，而我们此处呈现的工作坊则较少关注这些细节。特别是在工作坊的环境中，学员往往把作者的生平细节理解为权威性要素——啊，他的太太死于癌症呀，那这个作品就是"关于"这件事的了。这样的理解当然不错，但是往往会排除我们想鼓励的开放性、生发性的讨论。我们当然清楚地知道没有中立的教育立场，也并不鼓励为了教学简便而不去关注文本的社会和文化情境，恰恰相反——我们这个方法只是一种选择，是叙事医学众多的策略之一。这种方法总是能够鼓励参与者对文本从意识形态、种族、性别、民族以及其他个人和文化身份采取多种视角讨论，并做出多种解释。

《浮桥》的故事发生在一个炎热的夏日午后。吉妮去看肿瘤科医生，得到了关于预后的消息，她的丈夫尼尔去医院接她。在他们的车上还坐了一个年轻的女子海伦。她是尼尔雇来照顾她的，因为感觉她已来日不多。尼尔因为海伦的出现显得特别兴奋、高兴，因此吉妮决定不告诉他（以及读者）医生刚才告诉她的消息。虽然吉妮因为天热而感到筋疲力尽，但尼尔执意要绕道去帮海伦拿鞋。三人开车出了城，到了海伦养父母琼和马特住的活动房屋。尼尔接受了他们的邀请，停下来一起喝个啤酒。虽然他们一再邀请吉妮加入，但她还是选择待在外边。这让尼尔很生气，他认为吉妮这样做对主人太冷淡了。吉妮到附近的玉米地小便，往回走的时候迷了路。这时琼和马特17岁的儿子里奇骑着自行车过来，一眼就看出吉妮筋疲力尽的状态，他提出开车送吉妮回家，她同意了，没有告诉其他人就离开了，她自己对这个决定也感到吃惊。天色渐晚，里奇出其不意地绕了道，兴奋地说保证带她看到她从未看过的景色。"如果这是以前的我，过着正常的生活，那这时我一定开始害怕 [18]。"他们走到车外，里奇催促她踏上一个木板做的浮桥。看着群星倒映在水中，吉妮的思绪飘荡。年轻人出乎意料地亲吻了她一下，她带着惊奇甚至感激接受了，她的思绪又回到了尼尔。故事就这样结束了。

　　在学术性课堂讨论这个故事之前，我们会给学生几个讨论题目，让他们从中选择一个，写出自己的回答并在网上提交。在写回答的过程中，作为读者，学生必须要集中思想并将其表达出来，从被动变为主动，要与文本互动。这些回答对教师了解学生对故事的最初回应很有价值，有助于设计后面的课堂讨论。这些回答之间也有可能互相构成对话，课堂上需要讨论的要点，包括对文本不同的看法，都有可能来自于这些回答。这些讨论题目和课堂讨论既有分析性的，也有创意性的，经常会凸显与医疗卫生特别相关的主题，如关联性、记忆和评判等。我们一般会结合课程大纲给出的某个理论来讨论文本。我们总是有意去把这些模式结合起来，因为分析性思维也可以是创意性的，而创意性当然也可以具有高度的分析性。例如，关于《浮桥》的一个课前讨论题目引用了一个批评文本，题目如下："伊莱恩·斯卡里（Elaine Scarry）在《疼痛中的身体》(*The Body in Pain*)一书的前言中说，她的书是关于'别人对我们而言变得可见或不可见'的 [19]。请讨论本故事当中人物可见或不可见的概念。"另一个强调关联性的题目是："请给出故事中人物之间互动的一个例子，并进行细读分析。"

对这些问题五花八门的回应显示了与文本互动有多种方式。让学生指出他们认为本故事中最引人入胜的一段，或是他们最喜欢的文学作品是学生个人表达的一种形式。有的学生聚焦在尼尔的行为上，严厉批评他对妻子显而易见的麻木无情，表达了对他强烈的厌恶和谴责。一个学生的写作讨论了"尼尔和吉妮单调的、难以忍受的婚姻"，描述了吉妮是如何讨厌坐在"她游手好闲的丈夫嬉皮士般的车上，为那个妙龄性感女郎去找一只鞋，而这个女郎就是雇来取而代之的，因为吉妮即将离开这个世界。"另一个学生批评尼尔与海伦调情，断定他只是出于义务才关心妻子的安康，因为她对他"已经不可见了"（引用了斯卡里的观点）。在其他学生不认同他们的看法时，有些学生感到非常吃惊、沮丧和好奇。尼尔的品格让他们想起令人憎恶的前男友、前女友、失败的关系，或是疾病体验以及照顾病人的经历。当其他读者有不同的反应时，他们会重新思考自己过去经历的这些人和试炼。

在任何环境中，我们对保护隐私都非常警惕，不会探究学员的个人经历，也不希望他们自我披露。有了这样的保护，课堂或工作坊的关系空间就充满了强大的情感。学员强有力的生活经验飘浮在空中，通过手头阅读和讨论的文本表达出来。文本创造了一个富有成效的映射，使读者能够定位自己的情感，并讨论及审视自己对此的评判和反应。通过这样一起细读作品，我们需要接受挑战，开放自己，看到不一样的解释，而不是停留在对某个人物最初的、条件反射性的厌恶上。例如，有学员指出《浮桥》中的一些段落表现出的复杂性，使简单利落、审判式的解读不太合宜。例如，尼尔对吉妮表现出的温柔，以及对他来说吉妮的死在某种程度上还是无法想象的。当吉妮开玩笑地谈论到自己的死时，警告尼尔"不要让丧亲辅导师进家门"时，他表现出少见的愤怒，说："不要折磨我 [20]。"如果我们能注意到文中这样细微的时刻，就可以讨论从哪些方面看出在长期关系中不过分关心实际上是相互的，尼尔看似粗心的举动就是证据。他对生病的妻子没有过分热切的呵护，也显示了他不愿意把她归类为"病妻"的身份。开车经过墓地的时候，他们开着关于墓地的玩笑。他坚持着他们一贯的幽默，维护着他们的人性。有的读者注意到他专注地照顾吉妮，看完医生后接她，事无巨细地准备家里的一切。

我们也可以贴近文本，根据吉妮的内在反思来重新思考尼尔对海伦表现出来的"调情"行为："尼尔在跟除了吉妮之外的其他人在一起的时候，他的行为就会改变。他会变得更活泼、充满热情甚至有点儿奉承。对此吉妮已经不再感到困扰——他们已经一起生活了 21 年。相应地，她曾经想过，作为对此的反应，她自己也改变了，变得更内敛，甚至还有点儿讽刺 [21]。"也许这些行为上的"过失"恰好证明了尼尔和吉妮对彼此的存在都是必需的，对他们之间的"协约"是必需的。不论境况如何，尼尔永远不会离开她，并会不断地给他们共同的生活带来乱糟糟的活力。我们可以看到尼尔是一个不完美的角色，有时他的表达欠妥，在吉妮一如既往地保持内敛被动的时候，是他把吉妮与她自己和外部世界联系起来。例如，故事是这样开始的："有一次，她离开了他"，随后就是吉妮回想某次被他明显冷落后的愤怒，在思考自己的出走和她未来的孤独时，她看着公共汽车站墙壁上的涂鸦：

　　她感到自己与那些觉得必须写下些什么的人是相通的——因为愤怒、无足轻重的愤怒（也许是无足轻重的？），以及她对离开尼尔感到的刺激，她要报复他。但是她将要进入的生活里没有人可以让她发火，没有人欠她什么，没有人会因为她所做的得到奖赏，或受到惩罚，或真正受到任何影响。她的情绪除了对自己之外，对任何人都不重要。但这些情绪仍然在胸中膨胀起来，压迫着她的心脏和呼吸[22]。

　　因为愤怒而与他人相互理解，这个观点似乎是违反直觉的。但随着我们仔细的阅读，我们开始尊重门罗笔下这个复杂、微妙的描写中这两个主人公亲密关系的具体形式。我们也开始瞥见，对吉妮来说，孤独是一个幽灵——有趣的是，孤独带来的窒息感又使癌症的影子"在胸中膨胀起来，压迫着她的心脏和呼吸。"这些人物都是关联性的自我，我们每个人都是。我们对这些人物的理解嵌于他们之间复杂的联系中。门罗以丰富细微、错综复杂的方式对此进行了刻画。

　　在充满活力的讨论当中关注人物与他们之间关系的具体细节，学生开始迈出自己的身份和投射。大家一起倾听一个与我们不同的声音。我们可以更好地看到我们自己止步在哪里，其他人和声音从哪里开始。此外，细观自己对故事的最初反应，我们也许会感叹自己的经历怎么总是能进入我们与他人的关系中——甚至包括我们与一个故事中人物的关系中。在传统的文学课堂上，这样情感性的读者反应几乎没有什么意义，但在医学实践当中，却成为我们认识自己审判性眼光的工具，而我们并没有意识到自己对人、对物的审判态度。

　　警觉我们把自己的情感和价值观投射到别人身上，这在医疗卫生当中至关重要，讨论虚构文本对此非常有益。例如，很多年前，我们有一个写作提示语是："某个人的痛苦触动了你，请写出来。"一个医学生是这样写的："我为T夫人感到难过，因为当晚整个急诊室里，唯一没自找痛苦的人就是她。"这是一个富有挑战的时刻——如何开启关于这种情绪的讨论而不让这个学生感到羞愧，不对这个学生对病人的道德审判进行道德审判？在另一个场合另一个医学生也表达了类似的观点，但这次指责的是一个虚构人物。事实上是一个很令人同情的人物，即阿莫多瓦（Pedro Almodovar，西班牙导演、编剧——译者注）的电影《关于我母亲的一切》

（*All About My Mother*）中由佩内洛普·克鲁兹（Penelope Cruz）扮演的染上艾滋病的罗莎修女。学生写道："我对她没有同情，因为她是自找疾病。"与上一个例子不同，这次让全班讨论就比较容易，只需要问他们对这个人物有什么看法，因为他们都会遇到这种复杂的情形，需要他们来判断同情与否。学生随后对此进行了讨论，我们就此给出的写作提示语是："写下一次你想对某人表示同情却无法做到的经历"。学生在写作中敞开心扉，探究了自己对病人的道德审判，包括对一些审判的悔意。如何有效地讨论自己对他人的评判和感觉是一件很困难的事情，因此，写作等创意性工作的中介效应特别显著。

　　在讨论《浮桥》的时候，我们感兴趣的是什么触发了我们自己的反应，以及故事本身是如何探讨道德审判的。严厉批评某个文学作品中人物的吸引力在于，这种批评可以"解决"这个故事，为故事找到结局。批评尼尔，就可以把吉妮的困境归罪于他的不足——相比起疾病和即将来临的死亡，这个"恶魔"更触手可及，但一成不变的结局恰是我们想挑战的。对尼尔行为的评判一点儿都没错，但只有这样是不够的。细读显示，还原论无法剖析非常复杂的关联性和人类经历，正如只通过疾病来理解吉妮的经历和性格是远远不够的。讨论也许不能消除读者对尼尔的评判和敌对态度，也不需要消除，但重要的是，讨论使我们意识到即使在一个短暂的交流中，都会有多种可能的解读，倾听同学的观点可以扩充或改变我们自己的观点，并有利于塑造我们自己对此的反应。

　　回到故事本身，我们不仅关注故事中的事件，也关注故事的结构。文本中包含着文学批评家热拉尔·热奈特（Gerard Genette）所谓的"*histoire*"，即故事，当然也包含着事件展开的方法，即热奈特所谓的"*récit*"，即叙事方法 [23]。这样看来，上述关于《浮桥》的总结基本上就是按时间顺序展开的事件，即"故事"，但只关注情节是一种非常还原性的方法。在课堂讨论中，我们会关注时间性、观点、叙事结构和修辞语言等，也会讨论故事的多个层次和细微之处。例如，《浮桥》的开篇不是吉妮看完病后尼尔去医院接她，而是吉妮回想她"离家出走"那次，然后是她回想看病时肿瘤科医生"如牧师般的举止"。直到第三页，我们才进入有尼尔和海伦的压抑、闷热的汽车当中 [24]。吉妮的回忆贯彻故事叙事的始终，例如，多年前一位女士称她为"娇弱、好脾气的姑娘"，她一直记忆犹新，还有"坐在那儿听别人对她的议论"时感到的愤慨 [25]。她重温了过去这些记忆片段，而我们对故事的理解也进一步被这些叙事选择所塑造。除了讨论情景的顺序和故事的时间性外，我们还要讨论叙事者。事实上，这个故事主要是从吉妮的视角，采用"有限第三人称叙事者"的方式叙述。我们听到很多吉妮内心的想法和回忆，但任何其他人物的想法和回忆我们并没有听到。我们对故事的理解（甚至对吉妮的同情）必然被这样的叙事所影响。在讨论叙事视角的作用时，我们会逐渐认识到自己和其他读者的特定视角。

最后，我们讨论了《浮桥》的文学功能及其象征意义，对吉妮这个未来不太确定的人来说，"浮桥"意味着什么？因为在故事的后半部分，即他们到达浮桥之前，我们得知，她一直秘而不宣的肿瘤科医生的预后消息实际上是"谨慎的乐观"。表面上，她在听海伦的养父马特讲笑话，但脑海里回想的却是肿瘤科医生的声音："我不想给你错误的印象，我们也不应该被乐观主义所支配，但我们似乎确实有一些意想不到的结果 [26]。"迟迟不说这个消息，却又在马特说话的时候插进来，这种尴尬实际上反映了吉妮害怕承认这个消息。"希望"是一个危险的词，在某种程度上来说，她有了新的恐惧："一种甚至她都不知道存在的、淡淡的保护膜被撕开，她陷于裸露之中 [27]。"因此，浮桥对吉妮来说，也是通向不确定的未来之桥，对尼尔也是这样，虽然他并没有在场。这座桥通向不可见、只可感觉的深色水域。"浮桥"也映照了故事结构本身，因为我们并不知道故事会把我们引向何处，也不知道其开头和结尾究竟是什么。到达浮桥前的这个消息是一个出乎意料、令人困惑的情景突变。但既然已经坐在浮桥上，那就只能安静地坐在这个环境中，被人类经历的不确定性和疑惑所包围。叙事的语气也变了，我们沐浴在丰富的修辞语言中，一种全新的、出乎意料的抒情和诗性氛围中：

> 浮桥轻轻晃动。她想象树木和芦苇都根植于泥土的垫盘中，道路是地球飘荡的丝带，底下都是水，水看上去又是如此平静，但不可能是真正的平静。因为如果你盯着反射在水里的星星看，你会看到它对你眨眼，改变形状，并从视线中消失，然后又回来——但也许不是同一颗星了 [28]。

　　在课堂上，我们会朗读这些具有启发性、描述性的段落并讨论这些场景，然后教师给出写作提示语。学生对写作练习的原则已经了然于胸：他们只有很短的时间写作，一般是五分钟左右；可以跟同伴分享自己写的内容，有时是跟同桌，但更多的时候是跟全班分享；教师或课堂引导者也要写，一般也跟全班分享自己所写。不要求学生必须读，学生是否愿意分享不是打分的基础，教师也不会去评价学生写作的创新性。每一个情境都是独特的，需要谨慎面对。例如，有些写作提示语可能会引出更多的个人故事。这些提示语只能在学生见过几次面、教师或引导者评估了学生之间的信任水平和分享意愿之后才能进行。不论是什么环境，写作的目的都不是直接诱发痛苦经历。写作提示语要足够开放，以便写的人可以决定如何回应。在一些情境中，特别是机构等级明显的情境中（如学员中包括了临床研究员、住院医师、医学生以及主管他们的医生），我们可以规定，学员可以选择从自己的身份写，也可以从一个想象的、他人的视角写；带领讨论的人必须要关注这个情境中的权力关系和每个学员的需求。在课堂和工作坊中，情感的作用都是非常宝贵的，这一点我们在本章的后面讨论。

　　写作提示语要跟刚才对故事的讨论相关，并能激发读者表达自己跟文本的关系，包括通过写作练习才浮现到意识中的联想等。创作叙事医学的写作提示语需要微妙的平衡，既不能太具体，如"写一次你坐在闷热的车里去给某人找鞋，然后在浮桥上被一个青少年亲吻的故事"；又不能刻意地针对个人经历，如"写一次你照顾身患终末期疾病的人的经历"；也不能泛泛而论，如"写一次意想不到发生的事情"。就《浮桥》这个故事，我们经常让学员写的提示语是"写一次你在'浮桥'上的故事"。这个题目可以是真正站在一个浮桥上，也可以是学员联想自己的经历而写的隐喻式"浮桥"。虽然对写作的长短没有要求，但学员都知道有写作时间限制，因此会立即开始写作，在五分钟的时间内可以写不少，一般是一段到好几段。

在这么短的时间内写出的东西往往令人耳目一新，充满惊喜。这种形式可以让人们去发现和表达故事带给他们的东西，并为他们提供机会，详细阐述自己认为什么是最有意义的。有时候他们发现，刚开始时不知道要写什么，但这个练习让他们找到了看待自己经历的全新视角。写作中出现的声音和复杂性让他们感到惊奇，把这些反馈给他们是讨论中重要的环节。下面是叙事医学硕士项目的学生在"写一次你在'浮桥'上的故事"中的例子：

> 我从来没有上过浮桥，但是我从一个平转桥上开车经过。这座桥号称是世界上最大的吊桥，即连接上下密歇根半岛的麦金诺桥。但想到浮桥的时候，我被其隐喻性所吸引。我想到了我的关系就好像浮桥一般，有时候断了，有时候又以一种不稳定的方式连接起来。就说我哥哥吧，我们曾经有一座稳固的桥——至少我是这样认为的。那时他是我的哥哥，是英雄，也是我的榜样，而我是小弟。我过去还想过，如果我死前只能打一个电话，我会打给他。那时，我们的关系如岩石一般坚固，但后来事情发生了变化。我有时在想，我们曾经的那种关系是否还在那里，在沼泽中，等着连接我们，而我们却不能彼此连接，因为我们忘不了那个古

老的固定桥。

***

　　为了完成口述史课程的作业，我访谈了一个朋友，因为她在政策倡议行业工作，至少我认为这是我访谈她的原因。但昨天在写期末论文的时候，我又听了一遍我们的访谈，才意识到我访谈她，是因为我们有共同的故事。我俩的父亲都是在我们很小的时候突然去世了，我俩一直都在照顾各自的母亲。听这个访谈的时候，我听到的是我的朋友在讲述我自己讲述的关于坚韧的精神和责任的故事。这个故事让我感到难过，但同时也让我骄傲。我和我朋友所在的桥是由我们母亲变化的需求和我们为保持平衡所做的工作铸就的——我们所做的让我们不至于沉于水中。

***

　　我的老家有一个空间，是在斜屋顶最高处一块 4 英尺 ×4 英尺的水平空间，屋顶的其他板子都以 30° 的锐角指向天和地。

　　这个小阁楼的外表是黑色的，因冬雨的洗刷和夏季热风的吹拂变脏的。

　　但这是我的地盘，在夏日的晚霞中，我会蜷缩在这 4 英尺 ×4 英尺的空间里，感受着木板饱吸的太阳的温暖。

　　我看着西柚色的落日变成靛蓝色，然后宇宙的光芒向我展现出来。在这里……在乡下，星星明亮无穷。在这里，我开始思考，停止思考——我在夏日的天空下成为无穷。

***

　　旅程

　　还剩六个月

盘旋在头顶

一月初

南加州华氏 75 度的冬天

透过街上怒放的玫瑰炫耀自己

人们想着橄榄球比赛

而我们位于马维斯塔街上的小房子

却与这些都无关

盛着吗啡的试管、蘸着盐水的棉签

血迹、大便、一团团掉发

窗外，是生命的迹象

棕色的松鼠为冬天储存

蓝鸟为求偶打斗

常春藤爬上亭子

但她再也不能坐在里边了

***

　　昨天我回到家，13 岁的妹妹没经我的允许就穿了我的靴子。这简直就是最后一根稻草了。我爸说："你没在家，她没法问你啊！"我也没法再说啥了，因为我知道我必须遵守家里不成文的规定。天知道我以前也"借过"别人的靴子，但她问一声又怎么了？我会说可以，就让我说可以啊！

　　做 MRI 时我迟到了，因为靴子的事耽误了我爸去超市买东西，我只好等着坐一个车里有七个人的拼车。我爸说等等他跟我一起去，但我知道萨拉（13 岁那个）还要上篮球课。要是再等，我就没法坐那七个人的拼车了，所以我就自己去了。

　　我脱掉衣服，摘掉一切金属饰品，被捆在那个担架床上。我想没准儿这个疼痛只是心理性的呢，也许我就是浪费了一个小时和 20 美元的拼车费呢！他们开了机器，我被吸进了那个巨大的、轰鸣的、转动的东西里。他们告诉我不要动，虽然会感觉不舒服。我被推到机器深处，比我想得要深。我不能呼吸，不能动，因为我要得到受伤髋部的图像。我坐起来，祈祷，听着室内播放的坏品味流行音乐，感觉到肌肉因我的控制而痉挛，然后听到有人对我说："干得不错，你没乱动。"

我让父母优先照顾我妹妹，不再说靴子的事了，都过去了。

正如上面这些写作所显示的那样，好的叙事医学写作题目不是要答案，也不是为了分析，而是要读者向内看，发现文本跟自己的共鸣，使他们可以与自己的记忆和经历进行交流。学员的写作口吻和主题会模仿刚才讨论过的文本的文学形式和修辞形式。这一点表现得特别突出，令人惊叹，学员对此也感到惊奇。这样的中介是有益的，因为它把学员感到重要的时刻重新构造、解释、判断，让他们明白自己的经历。譬如，那个屋顶上的短文反映了与吉妮相似的愉悦的独处，展现了一种永恒、神秘而又与宇宙融为一体的感觉，这也是坐在浮桥上的感觉。正如短文的结尾那样，"星星明亮无穷，在这里，我开始思考，停止思考——我在夏日的天空下成为无穷。"相比而言，另一篇短文的开头写到自己跟题目没有什么直接关联："我从来没有上过浮桥……"但一般而言，这种开头往往会激发一连串的联想。以否定即缺乏关联开头，也反映了文中不确定性这一主题。我们可以问问写这篇短文的学生，开始写作时他是否知道他会写到哪点。事实上，这个回答可以被当作通向不确定性的浮桥。他痛苦地认识到，"我们曾经的那种关系是否还在那里，在沼泽中，等着连接我们，而我们却不能彼此连接，因为我们忘不掉那个古老的固定桥"。这个短篇也反映了关联的重要性。这是我们一再看到的主题。口述史访谈那篇里面也有：我们如何通过对方来讲述自己的故事？这是作者提出的问题，也是我们工作的目标——通过文本和他人表达我们自己，通过对故事的回应，讨论问题，按提示语写作，彼此回应大家所写的短文。学员短文的丰富性直接来自课堂的关系空间，以及上述这些因素的合力作用。

上述只是按提示语写作的几个例子。这些写作题目来自学员积极、充满活力的讨论，当然在不同的教学讨论情境中有所不同。此外，由于学员构成不同，写作风格往往会反映出他们的教育背景，以及在工作中思考和写作的方式。例如，医务工作者一般会把叙事分成不连续的步骤顺序并采用短句写作：首先发生了这个，然后发生了这个——这个结构与临床笔记或病历的书写格式相仿。此外，注意学员是否直接用第一人称书写也很有趣，看看他们是否把自己写进去，是否能在自己的经历中发现自己。医务工作者和科学家所受的教育不鼓励他们这样做，在其他鼓励和使用被动语态的行业也是这样。当我们指出这个写作特点的时候，往往会引发学员讨论自己的专业训练以及专业思维和写作规则会如何影响他们的写作。在这样的讨论当中，医务工作者一般会回想上一次这样"开放性"的写作是什么时候。遗憾的是，这往往是很久以前的事了。

作为写作引导者，我们一般都会跟学员分享我们自己写的短文，目的是建立相互信任。我们要求分享的人在朗读前不要介绍，不要评论，重点是朗读自己写的东西。学员的写作能力各不相同，他们也知道不会因写作能力被评估。我们的中心想法是基于这样的事实：人在写作的时候所表达的跟说话的时候所表达的不尽相同。朗读自己所写表达了某种承诺，在教室里建立起一种友好的关系。朗读者有时会评价自己所写，或轻度贬抑自己所写（写得不太好，我没写完……），但经常会因大家对他们所写表达出的积极评价感到吃惊和高兴。这些短文就其本身来讲，也的确是完整的，并没有强行结束。有的时候，学员在朗读时试图口头修改自己刚才写的故事，但我们一般会制止这种仓促的行为。有时，学员会倾向于关心地回应朗读者刚才所写的个人窘境并就此发问。这样善良

地表达同情当然很自然，但在这种情形下，这样做使讨论的重心脱落了
我们要强调的"表现的形式"。因为实际上正是因为写作的中介功能才使
得这个人跟大家分享某个经历，以及与此相伴的感情。此外，在写作练
习之前我们就提醒学员尊重隐私。如有需要，我们会不断提醒——即使
某人选择在课堂上或工作坊分享个人经历，其他人也必须尊重他的隐私
并为此保密。就某个题目进行写作并不是邀请其他人超越作者所愿意分
享的信息，就此经历提出意见，或对此进行深入讨论。我们叙事医学硕
士项目的两个研究生作为一个工作坊的共同辅导员，就此问题进行了如
下描述：

> 　　一个学员写的是关于癌症的记忆，以及想改变这些不愉快记
> 忆的希望。他的写作清晰有力，充满想象力。但是另外的学员，
> 特别是有两个人，开始问跟写作练习无关的个人经历问题。这些
> 问题让人感觉在窥探隐私，富有侵略性："你得癌症多长时间了？
> 影响你的学业了吗？"这个学员很勇敢，也愿意回答这些问题，但
> 这样的讨论对我们的工作坊是太过了。我们两个辅导员把讨论话
> 题拉回到写作上面，并感谢他愿意与我们分享。然后，我的同伴
> （另一个辅导员）把手伸到桌子中间，说："我要打断了，需要指出
> 的是……"他讨论了在工作坊中只评价他人所写短文的重要性，并
> 强调写作是一种尊重他人故事和他们所分享故事的方式。

　　上面这件事展示了这项工作的潜在风险以及培训辅导员的重要性。
辅导员必须要格外认真地设计写作练习，引导学员只对其他人所写的进
行回应，要强调写作文本的结构和风格，要专注严谨地细读文本，就像
上面我们对待《浮桥》的故事那样。

结语

　　有意义的学习是建设性地统合思考、感觉和行动的基础，这
会带来赋权和承诺……

　　　　　　　　　　　　　　　—约瑟夫·D.诺瓦克（Joseph D. Novak）[29]

　　在医学训练和实践当中，几乎没有机会去关注困难经历或医患交流
中的情感内容，也没有有效的策略去帮助病人或同事应对由这些情感带
来的困难或困惑。有时虽有一些策略，但不是不中用就是不恰当。最近
哥伦比亚大学的两个医学生在她俩写的一个关于三年级轮转的短剧中恶
搞了一个无效策略。这个剧是她们四年级叙事医学课的一个作业，在剧
中，她们描述了一个非叙事医学课程的活动，这项活动（借助一个小丑帮
忙）旨在帮助三年级医学生敏锐地观察并关注病人没有说出的情感。学生
伊丽莎白在教室外的走廊上等着被叫到教室，来猜测她的同学通过手势
和面部表情所传达的是什么样的情感：

　　通用教室外的走廊 ——白天
　　伊丽莎白在走廊里等待，漫无目地走了一会儿，然后对着走
廊里一幅肖像画半反光的玻璃拢了拢头发。她看了一眼手表，然后
敲了敲教室的门。小丑把门打开，伊丽莎白走进静悄悄的教室。一
些学生坐着，一些站着，他们表现出共情的姿态和面部表情。
　　一个学生走到伊丽莎白面前，短暂地把手放在她的肩膀上一
下。伊丽莎白把一个个学生看过去，她看上去很困惑，并努力思
考。
　　　　　　　　　　　　伊丽莎白
　　　　　　　　　　　　怜悯?
　　那个学生继续看着她。

小丑

差不多……是共情。所以你看，仅仅通过肢体语言我们就可以表达很多。幽默也同样重要。所以要记住：口袋里一定要放个红鼻子！

婕米从口袋里掏出一个泡沫做的红鼻子戴上，然后严厉地对伊丽莎白耳语。

婕米

你得了癌症。

伊丽莎白困惑、厌恶地看着她。

在这一幕当中，这种练习并没有达到期许的效果（描写虽有夸张，但并不多），反而把这两个学生——伊丽莎白和婕米带向相反的方向，引起了她们的厌恶。伊丽莎白在她的同学想要表达"共情"的脸上看出的是"怜悯"，而怜悯是不可取的情感。这一幕也机智地削弱了医学院关于（可取的）共情和（不可取的）的怜悯在语言上的区分。对伊丽莎白来说，这两个看上去都是一样的。我们这是在假装什么？小丑提醒她幽默是额外的情感资源，但也是事与愿违，强行幽默（以红鼻子表现）跟婕米的心境完全不吻合。这两个学生在此也上演了一幕黑色幽默——这也是医学生可靠、自卫性的退路。通过写剧本，这些医学生运用幽默探讨了医学训练中紧张的情感维度，完美地阐释了各种情感，如渴望和恐惧；觉得自己不称职，觉得自己很重要；竞争，为竞争感到后悔；失去自我；失去自己的时间（最近一个医学生读到自己写的短文时哭了起来——这半天她没有学习，而是到森林中散步去了）。除了这些压抑的情绪，学生的短剧还描写了因成就带来的满足和骄傲、学习的乐趣、对同事和老师的敬佩以及温暖的兄弟情等。

学生的剧本写作为他们开启了探讨情感的多种可能。我们的细读和写作练习也为学员带来了意想不到的效果。他们都感觉自己不再害怕探讨困难的题目、经历和情感了。他们感觉更有自信去检视和消化过去会避开的一些事情，包括问诊中与病人交谈。我们不知道如何去解释这个现象：我们看到的是对情感的敏感性吗？还是更高的创造性、批判性地评估情景的能力？更相信他们可以探讨困难的情境和情绪，而不会引起灾难性的后果？更相信别人可以领会他们想说的？更相信人们可以更细致地交流？与上面描述的小丑练习不同的是，我们的工作旨在鼓励医务工作者在某个具体的时间和情境中真诚地与他人建立联系。审视自己及提升自己是医务工作者的重要工作，如果你把自己当作一个疗愈者更要如此。职业化举止就像口袋里的红鼻子——有用，但用处有限。

　　本章中我们描述了叙事医学课堂或工作坊的上课情况。这些过程需要学员参与到严格的审美体验中，大家共同创造性地"拆解"文本或艺术作品，有机会表达或写下他们认为重要的东西，并感受到以全新的方式使用语言带来的惊喜。一起运用这些方法，就会发挥1+1大于2的功效。当学员坦诚地彼此分享各自的经验和洞见时，教室里的信任程度急剧提升。学员发现，理解自己的内在经历能够带来极大的满足感并很有趣。这种理解一般通过大家讨论文本、艺术作品或最近自己工作中的经历获得。正如杜威所说，学员所做的是整合性的行动。他们把自己的职业、智识和存在性的自我整合到了一起。竞争和猜疑是和睦相处的两大敌人，在这样的活动中，它们被消解了，每个人都积极提问，并探索自己确定性的边界在哪里。

　　前面已经说过，我们不要求学员分享他们的情感，也不把情感分享作为课程的教学目标。在引导良好的关于故事、诗歌或任何创意作品的讨论中，关于情感的全部概念性和社会性的复杂层面都会有机地浮现出来，而不是依靠制订好的议程出现。在前面引用的按提示语写作的习作中，我们发现多种不同情感的存在。例如，"这个故事让我觉得对妹妹有愧疚感"，或"这首诗引发了我渴望的平静的无我之境"。但总体来说，写者和听者都觉得这种直白的情感分类没有用意象或故事性记忆表达的委婉、间接的表述更令人愉悦，因为后者可以使情感状态找到更真实的表现方式[30]。给某种情感贴标签并不能让我们感触到这种情感，使之更生动，也无法表达我们内心生活的复杂性。

所有这些教学因素共同创造了一种不同寻常的气氛，这是一种独特的、经验性的、在某种程度上来说只属于那个课堂或工作坊之人的气氛。杜威关于经验的理论至少在某种程度上解释了这种少有的神秘变化。杜威在《艺术与经验》（*Art and Experience*）一书中强调，审美感知是一种平常经历，在日常生活中无处不在，不只属于少数训练有素的人或特权阶层。广义来说，艺术家的创意性工作是所有人类的智力性活动。想象性地运用智力需要情感介入，正如艺术创作一样，审美经历也是如此，创意性思想需要我们调动身体的各种功能。当我们专注地欣赏艺术作品时，我们的行为与创作者相似，我们关注其中的细节以及各部分是如何连接的，我们会选择其中的一些部分并把它们连成一个整体。这种审美性关注与我们关注生活中的细节类似。杜威认为，我们可以审美性地感知（我们称之为细读）我们日常生活中的事件，这样的活动可以将我们从日常的"无感受"中提升出来。当我们不专注、逃避或妥协时，我们是"无感受"的。杜威写道："在我们跟环境的交流当中，在大部分时间我们是退却的，有时是因为不愿意花费自己的精力储备，有时是因为忙于其他事情[31]……"如果我们像欣赏艺术作品一样愉悦地关注我们自己的经历，我们就会真正经历这些经历。在叙事医学中，这种"经历"使得人与人以不同的方式相见。这时，审美经历不是单独的，而是一种集体行动。杜威认为，这样的经历会为我们的生活带来更多的生机。

杜威写道："感知包含着顺从，但足够的自我让步只有通过安排得极度严密的活动才能实现"——如细读和按提示语写作（我们这样认为）[32]。不成熟的思想和事件，通过审美性连接可以成形，并找到其意义。在谈到我们内心中的审美形式时，杜威写道："审美不是以闲情逸致或是超验理想的形式从外部侵入经验，而是每一个正常、完整的经历变得明晰和

强化的过程 [33]。"

杜威是 20 世纪早期教育学的缔造者之一，他关注学生的主观经验和体验，既关注过程，也关注内容；既关注学生们学什么，也关注他们怎么学。他提倡建立的课堂文化是要磨炼学生的合作技能，以便他们创造性地找到解决方法。他认为学习是一种可以激发情感、想象力和思想的创造性活动。他想要建立的课堂是学生的自我和教师的自我可以整合在一起的场所。把自己完整的自我带入教学或学习中是一种创造性活动，也应该是创造性活动，这也是负责任的、积极的民主公民赖以存在的基础。杜威这些以及其他的教育学理念也为叙事医学提供了教育学基础，教学也是一种照护性关系。

叙事医学对人物、细微之处、故事的叙事方式、视角、时间性、语气、意象以及其他一切的关注就是为杜威所说的经历服务的，也是为他所提到的培养大脑使其可以（通过审美活动）更能关注细节而服务的。这些细节蕴含在我们自己经历的各种关系当中——与病人、同事和机构的关系。这需要我们关注一些重要的情感反应，如偏见、评判别人、不确定性和不耐烦等。我们需要认识到，我们的经历和心情决定了我们在别人的故事里能听到什么。这种认识可以改变一切，甚至可能会是一种文化上的改变。"我在别人的故事中处于什么位置？""我在当今医疗卫生的故事中处于什么位置？"如果诚实、不断地去问这样的问题，我们就可以改变医疗卫生的面貌。

注释

[1]　Mitchell, *Relationalily,* 67.

[2]　Moore, "People Like That", 237.

[3]　Shem, *House of God*, 26.

[4]　Shapiro, "Feeling Physician", 310.

[5]　Shapiro, "Feeling Physician", 310-311.

[6]　Goleman, *Emotional Intelligence*, 76.

[7] Derald Wing Sue, *Race Talk,* 237.

[8] Vogel, "What We Talk About", 12.

[9] Worsham, "Coming to Terms", 105.

[10] Shapiro, Movies Help us Explore", 22-23.

[11] See Ofri, *What Doctors Feel.*

[12] Shapiro, "Feeling Physician", 311.

[13] De Leeuw, *Parkes, and Thien*, 6.

[14] Frank, *Wounded Storyteller*, 159.

[15] Poirier, *Doctors in the Making*.

[16] See Shapiro, "Feeling Physician", and McNaughton, "Discourse(s) of Emotion".

[17] Dewey, *Art as Experience*, 51.

[18] Munro, "Floating Bridge", 82.

[19] Scarry, *Body in Pain*, 22.

[20] Munro, "Floating Bridge", 60.

[21] Munro, "Floating Bridge", 57.

[22] Munro, "Floating Bridge", 56.

[23] Genette, *Narrative Discourse*, 27.

[24] Munro, "Floating Bridge", 55-57.

[25] Munro, "Floating Bridge", 74.

[26] Munro, "Floating Bridge", 76.

[27] Munro, "Floating Bridge", 77.

[28] Munro, "Floating Bridge", 84.

[29] Novak, "Theory of Education", 1.

[30] See Kuiken, "Locating Self-Modifying Feelings".

[31] Dewey, *Art as Experience*, 55.

[32] Dewey, *Art as Experience*, 55.

[33] Dewey, *Art as Experience*, 48.

第二部分

二元论、个人特质及具身性

第三章

二元论及其异议（一）：哲学、文学和医学

克雷格·欧文（Craig Irvine）　丹妮尔·斯宾塞（Danielle Spencer）

> 我可以把人的身体认为是这样一种机制：它由骨骼、神经、肌肉、血管、血液和皮肤组成，即便没有心灵居于期间，人的身体仍然会显示出它现在具有的一切运动（除了受控于意志，也就是心灵的那些运动）。
>
> ——勒内·笛卡尔（René Descartes），
> 《第六冥想》（*Sixth Meditation*）[1]

这就是笛卡尔的错误之处：把身体和心灵截然分开，一方面是有形、可以标定、有机械运动、无限可分的身体，另一方面是无形、不可标定、没有机械运动、不可分割的心灵。这就相当于说，理性、道德判断以及来自身体的疼痛和情感起伏带来的痛苦可以独立于身体而存在。具体地说，就是心灵最精妙的活动都与

生物机体的结构和活动无关。

——安东尼奥·达马西奥（Antonio Damasio），

《笛卡尔的错误：情感、理性和人类的大脑》（*Descartes's Error:*

Emotion, Reason, and the Human Brain）[2]

最好的医生同时也是哲学家。

——帕加蒙的盖伦（Galen），公元 129—199 年 [3]

"嗨，你今天感觉怎么样啊？"——医疗卫生中的异化

奥德·洛德（Audre Lorde）在《一缕亮光：与癌症共存》（*A Burst of Light: Living with Cancer*）的开场中记述了她在肝脏右叶发现了一个大肿块后去看肿瘤科医生的经历。德高望重的肿瘤科医生认为这个肿瘤很有可能是恶性的，并建议立即手术。洛德过去因乳腺癌做过乳房切除术。她回答说她需要时间来"感受一下这个东西，并要理解一下自己的身体内到底发生了什么[4]"。她解释说，她不想因为恐慌而手术，但肿瘤科医生不能容忍任何耽搁。洛德写道：

> 也许医生说的和我听到的是："你的身体有严重的问题不管你对它做什么你绝不能忽视它或推迟决定你到底要做什么因为不管你怎么想它都不会消失。"我承认我对自己的身体负有责任。实际上，他说的意思是："如果你不马上完全按照我说的做而总是问这问那，你会死得很惨。"这肯定就是他要说的原话。
>
> 我感觉在我自己的身体里立刻画出了一条战线[5]。

洛德生动地描写了这个痛苦的场景中有害的医学家长作风和偏见：

　　我被领进医生诊室。医生看到我的 X 线片的那一刻，他就开始像对待一个幼儿一样对待我。可以看得出，这项技巧他很娴熟。我告诉他我还要再想想是否做肝脏活检。他扫了一眼我的病历，当他看到我在大学教书时，种族主义和父权主义从桌子那边流淌过来："嗯，你看上去像是个**聪明的姑娘**。"他说话的时候一直盯着我的一侧乳房，"不立刻做活检就像把头埋在沙子里。"然后他说，如果有一天我痛苦地在他的诊室里尖叫，他不会负责[6]！

　　这个故事里的异化很严重。医生哲学家埃德蒙·佩里格里诺（Edmund Pellegrino）说："关心、宽慰、在场，帮助病人应对疾病，减轻痛苦，这些就是疗愈行为和治疗。也就是说，在病人即将死亡、不可能治愈的情况下，仍可发生疗愈……治疗也许是没用的，但关心从来不会没用[7]。"洛德描述的场景中缺乏的安慰和在场就是伤害的具体体现。

　　悲哀的是，这样的经历是西方医疗卫生中熟悉的隐喻，也是疾病回忆录、文学作品、电影和戏剧中常见的主题。莎拉·梅特兰（Sara Maitland）在其短篇小说《产钳分娩》（*Forceps Delivery*）中为一个历史事件提供了一个想象的人物视角。故事发生在 17 世纪，休·钱伯伦（Hugh Chamberlen）医生为当时欧洲最有影响力的产科医生弗朗索瓦·马尔索（Francois Mariceau）医生演示由其家族发明、却保守了一个世纪的秘密工具——产钳。在故事的导言部分列出了时间、地点和演职员，还有故事发生的情境。马尔索医生不愿意为钱伯伦医生的秘密产品付他想要的价钱，于是建议他们在一个病例上做实验："他手上有一个无名的严重畸形的 27 岁患佝偻病的初产妇。马尔索医生检查完之后的结论是这个病例毫无希望了。如果钱伯伦医生可以为她接产，那么他的秘密产品就值这么多钱[8]。"这个导言之后，梅特兰的小说就转向了由这个"实验病例"想象的视角给出的第一人称叙述，我们于是听到了还原论术语描述之外的这个人的声音：

胎儿的脸贴着我的肚皮……我怀疑是不是番泻叶的作用让他转了过去。有些事你是不能问医生的。很明显，他们一致认为我是个毫无希望的病例。让钱伯伦医生试试他的秘密武器吧，如果在我身上起效了，它就值这个钱。

你看，他们的节奏强加在我身上。听到他们交谈，我也变得理性、世俗、略有偏见。我不能飞回自己的沉默和沉重的等待中，他们在场的时候我不能。

这两个人互相喜欢对方，我意识到这点。他们在玩一个游戏，一个带着骄傲、涉及了金钱的游戏，但不管怎么说还是一个游戏，是两个相互尊重的朋友之间的游戏。我也想玩这个游戏，我也想。我想在这个游戏中我会比较重要，但这样就不是朋友间的游戏了。谁赢了这个昂贵的游戏并不重要，反正不会是我，不会是我[9]。

这个"昂贵的游戏"是技术和手艺的游戏，是研究和距离的游戏。这里的异化触手可及，回应着洛德记述中的疏离。我们也听到在病人和医生之间建立密切关系的渴求，想在朋友间玩这个"游戏"的意愿，而不是做被物化的牺牲品。

玛格丽特·艾迪森（Margeret Edson）发表于 1995 年著名的戏剧《心灵病房》（*W;t*）描绘了当代的医疗卫生环境中由技术至上和病人不满带来的野蛮图景。在戏剧开场，17 世纪诗歌学者薇薇安·贝林教授刚被诊断出患有癌症，她在医院病房里直接对观众讲话：

薇薇安：（带着虚假的熟络，对着观众挥手、点头）嗨！你今天感觉怎么样啊？太棒了！真是太棒了[10]！

在这里，我们立刻就被主人公刻意模仿的医护人员跟病人打招呼时虚假的亲近感牵连其中。"你"是抽象、理想化的病人，完全依从并幼儿化，完全脱离情境和历史，因为在医院里对薇薇安个人特质的认识最多也是浮皮潦草的。肿瘤科医生柯莱克医生带着一群"随从"来到她的床边查房时，他们触摸检视着她的身体，相互竞争着用自己的医学知识给柯莱克医生留下深刻印象。他们几乎没有注意到薇薇安的存在，因为对他们来说，只有她身体的症状和体征才是有意义的。研究员杰森用医学特有的被动语态"陈述病人情况"："第一次手术时，肿瘤被切除，主要在这个区域——这里（他指向每个器官，戳着她的肚子）左右两边的卵巢、输卵管、子宫，都切了。"同时，薇薇安面向观众发表她的看法。她注意到这个仪式就像是研究生的文学讨论课，只不过"在大查房时，他们把我像一本书一样来读[11]。"这些医生说完后准备离开病床时，柯莱克医生拦住杰森，说"临床态度"。"啊，对了。"杰森回答道，转向薇薇安说："谢谢，贝林教授，你非常配合。"然后他们就离开了，床单没有盖上，她的身体还露着。对个体病人的"临床"关注（实际上是敷衍的关注）跟研究是相对的，在这里，《心灵病房》稍显笨拙地刻画了医患之间的分歧。在剧中，杰森后面对薇薇安解释到，这些必须做的临床工作是他科研路上的绊脚石，临床工作者"目光短浅"，床边礼仪简直就是"对科研工作者时间的巨大浪费[12]"。

剧作家玛格丽特·艾迪森曾经在一家研究型医院的癌症和艾滋病病房做过职员，这个经历为她提供了《心灵病房》中医疗照护的写作素材[13]。这些场景提供了从一个虚构的病人角度看待这家医院在宏观和微观层次上对病人个人特质的各种"攻击"，同时也对薇薇安作为一个不妥协的学者和杰森这个在等级森严的体制中作为以研究为导向的临床工作者的特质进行了平行比较。本剧开场"诊断"一幕中建立了医生和病人的共同身份认同——柯莱克和薇薇安俩人同为教授。随着他们一起谈论对各自学生不足之处的绝望，柯莱克对薇薇安的称呼也从"贝林小姐"转变为"贝林博士"。柯莱克在讨论他所推荐的峻猛治疗方案时，谈到了他们对知识的共同追求，这是薇薇安认可的他们之间的共同之处。我们看到薇薇安展现出对自己所取得的学术成就不可辩驳的骄傲甚至是傲慢。她说："我可以自信地说，没有人可以跟我比 [14]。"从对她学生时代的回顾可以看出，她宁愿选择图书馆而不是社交活动。我们从剧中得知她是一个非常苛刻的教授，在 50 岁的年纪，她没有生活伴侣，没有孩子，也没有性生活。因此，我们可以理解为薇薇安放弃了她的身体、她的自我、她的个人关系，用心灵的生活取代了上述一切。随着终末期的临近，护士苏西跟她提起了要不要抢救的话题，言下之意是医生延长病人的生命是为了研究："……他们总想了解更多"，她解释说。"我也总想了解更多"，薇薇安说，"我是一个学者——或者说在我还能穿鞋，还有眉毛的时候，我是个学者。"她现在已经不能穿鞋，没有眉毛了。在苏西的鼓励下，她选择不抢救——考虑到极度的痛苦、进一步治疗的无效以及抢救时对身体的暴力，不抢救显然是正确的选择，但这样做她必须要放弃她思想家的身份，这个身份正在被慢慢剥去：

> 薇薇安:（快速地）现在不是针锋相对辩论的时刻，也不是想象力和激进观点横飞的时刻，不是形而上的自负，也不是智慧的时刻。
>
> 没有比详尽的学术性分析更糟糕的了。博学。释义。复杂性。
>
> （慢慢地）现在需要的是简单，是善良 [15]。

为什么薇薇安要放慢语速，为了拥抱善良而放弃她对知识的热爱？杰奎琳·瓦努特（Jacqueline Vanhoutte）说可以将《心灵病房》理解为一出悲剧，薇薇安的癌症是她忽视自己的人性受到的惩罚。这是一种傲慢，剧中还原性的描写映照的正是现代医学的冷酷：《心灵病房》中的医生都是麻木不仁的怪物，他们关心的只有知识，还有如何在智识上胜人一筹。只有当薇薇安抛弃了他们的价值观的时候，她才能获救 [16]。"她成为医院傲慢和不人道的牺牲品，这正是对她赞扬头脑、贬抑身体和灵性的报应，她最后的救赎和升天（她在临终之时，灵魂离开身体上升）更强化了这一分隔。因此，《心灵病房》有力地批评了医疗卫生空间中对身体和心灵的分隔——医学研究和技术与病人的身体和灵魂的分隔。本剧给把智力置于情感之先的薇薇安施加了巨大的疼痛和痛苦，从而进一步强化了这种分隔。

　　不论读者或观众是否赞同上述这种阐释或该剧现实主义的描写，他们经历了主人公巨大的转变。这一转变是由致命的疾病和现代医学所带来的分离和异化导致的。事实上，《一缕亮光：与癌症共存》（*A Burst of Light: Living with Cancer*）、《产钳分娩》（*Forceps Delivery*）和《心灵病房》三个作品的共同之处在于从病人的角度而非医生或研究者的角度进行的阐释。回忆录、历史小说和戏剧三种体裁都从每一个叙事者的个人疾病经历来表达故事，正如凯博文（Arthur Kleinman）所说："症状和痛苦是人内在的经历……是病人和家属以及他们广泛的社会网络对症状和残障的理解、忍受及回应[17]。"他们的故事也凸显了临床凝视只关注凯博文所说的"疾病"（disease）而完全忽视疾病经历："在生物医学模式狭窄的生物学术语中……疾病只是生物结构或功能的改变[18]。"上述所选段落表现的都是女性病人的疾病经验，这也并非偶然——洛德是非洲裔美国人、女同性恋者；梅特兰故事的叙述者拥有一个有别于正常人的身体形态，其中的权力不平衡更是放大了这种临床关系中的异化。我们的社会中无处不在的对有色人种、残障人士、性少数派病人、精神疾病病人和其他"非主流"人士的歧视和压制加剧了疾病带来的无力感，也更凸显了医患互信的重要性。

　　我们不需要自己罹患癌症或经历高危妊娠来认识上述这些人物的故事，当然完全理解另当别论。一踏进医院或医生诊室，我们立刻就开始经历这种物化。我们变成了身份证号或某个医生的第几号病人，就像薇薇安·贝林那样。一种不熟悉的语言用奇怪的节奏把病人还原为某种损伤或病理，描绘成一个疾病实体[19]。我们成为"3病房的膝盖"——成了是由可以替换的器官和身体部件装配成的机器，每一个部位都由医院不同的部门治疗；我们也成了电子病历和数字化扫描组成的虚拟身体，我们所经历的则变成了病历上的"社会史"。当然，也有为数众多的自传和虚构作品反映了临床情境中无尽的怜悯和效率，因为人们所经历的医疗卫生是复杂多变的，但是，上述这些作品反映出的不满却是普遍的。

　　临床工作者深陷官僚性的记录要求和规章制度的无底洞，使他们无法关爱病人并与之建立亲密的医患关系。他们也越来越觉得自己的权力被剥夺，自己在这个体制中变得越来越无关紧要了。从艾克斯医生（Doctor X）到塞缪尔·谢姆（Samuel Shem）到丹妮尔·奥弗里（Danielle Ofri），医生的回忆录（常常聚焦他们在医学院或住院医师阶段的经历）总是重现他们充满深深的疑惑、耻辱、疲惫、野蛮、失落、共情和理想主义的经历[20]。萨尔瓦托雷·亚昆塔（Salvatore Iaquinta）2012 年的回忆录《那一年他们试图杀了我：我活过了外科实习⋯⋯虽然病人没有》(*The Year THEY Tried to Kill Me: Surviving a Surgical Internship⋯ Even if the Patients Don't*)记述了普遍存在的"脱敏过程"——住院总医师在迎新会上给新来的实习生提出了如下忠告：

　　　　"如果有外科医生试图摧毁你，不要倒下。记住：他们试图摧毁你。让他们的羞辱像水滴一样从你身上滚落。如果你回骂一次，这羞辱会萦绕心头。这里没有人健忘，如果你咬了一次，你会受到报复。不要哭，甚至在家也不要哭，告诉自己这就是一年而已，你又过了一天。我见过很厉害的人离开了，因为他们受不了。（⋯⋯）这里是无情的。"贝拉福德毫无笑意地讲了这些，用描述病人生命体征时用的单调语气给出了上面的信息。这不是他的看法，这是事实[21]。

　　这一令人震惊的段落反映了医学教育类似于军队教化般的残酷本质。年轻的医生所经历的跟病人相似，他们必须要学会把自己与自己分开。为了承受医学教育的严酷考验，他们必须要学会无视自己的身体和精神需求。

　　这样的例子描绘了一幅还原性图景，当然不能代表所有医生和病人的经历，但还是描绘了我们熟悉的当代医疗卫生令人悲伤的图景。虽然我们已经广泛认识到这些问题，并已经付出了很多努力去改善，但还是有必要去挖掘一下这些问题的根源。

近代的生物医学

　　医疗卫生发展到当今这种异化、建制化和专业化的状态是一个复杂的过程 [22]，很多病人、社会科学家、文化批评家、作家和临床工作者都对这个过程深感兴趣。我们的问题是：我们是如何达到今天这个状态的？美国历史上一个重要的分水岭是 1910 年亚伯拉罕·弗莱克斯纳（Abraham Flexner）受卡内基基金会（Carnegie Foundation）委托提交的医学教育报告 [23]。弗莱克斯纳描绘了医学院培养方案的混乱和无序，提倡标准化及强化生物科学基础。他强调申请人是否能被医学院录取要取决于其化学、生物和物理的知识（在今天仍是这样），并且"离开了这个基础，医学教育本身就会受损 [24]"。弗莱克斯纳报告开启了无所不在的医学教育和医学实践中的生物医学模式，其所倡导的科学主义为医疗卫生和医学科学带来了革命性的进步，但正如查尔斯·欧登加德医生（Charles Odengaard）在《亲爱的医生：给医生的一封私人信件》（*Dear Doctor: A Personal Letter to a Physician*）（1986）中所写的，弗莱克斯纳模型的弱点"不在于它包含了哪些知识，而在于它忽略了哪些知识"：

　　　　人不仅仅属于生物学家所观察到的动物世界，正如哲学家所说，人是社会动物；也如文学家所说，人是情感动物。医生所受的教育让他把病人看作由相互关联的组织和器官组成的集合体，却没有把病人当作一个全人来看。除了他偶然受到未经教育的直觉影响之外，他不会从所有的方面去看待病人的健康[25]。

事实上，弗莱克斯纳报告认为，生物医学知识仅仅是医学实践的最基本条件，只是报告中的这一点不太为人所知。医学实践同时要求"医生必须具备对不同的、广泛的文化经历的洞见和同情心"，并且还要具备社会责任和道德责任[26]。但值得注意的是，弗莱克斯纳并不认为医生应该受到伦理、社会科学和人文方面的培养。我们只好猜测，没有这样的训练，医生是否能够具备或如何具备这样的"洞见和同情心"。很多研究已经表明，医学教育成功地钝化了共情，我们现在仍然在努力防止关爱之心和对病人理解的丧失[27]。类似于上述亚昆塔的记述提醒我们，想要改变医学教育的文化是一个巨大的挑战。塞缪尔·谢姆（Samuel Shem）1978 年传奇般的小说《圣殿》(*The House of God*)以他本人的亲身经历为基础，讽刺性地描述了某个大学医学中心实习医生们的经历[28]。这部小说尖刻地刻画了一个实习医生在病房的第一天把病人想象成各种奇形怪状的动物：

> 我开始感到惊恐，终于，来自各个病房的叫喊声救了我。我突然想到"动物园"这个词，这里就是动物园，病人就是动物。脑袋顶上只剩一撮白毛的矮个子老男人拄着拐杖，一只脚站立，发出尖厉担忧的叫声，这是白鹭；那个波兰裔胖农妇长着两个大锤一般的手，两颗下牙从洞穴般的嘴里凸出，这是河马；还有很多种类的猴子，以及各种各样的猪。但是，我的动物园里没有高贵的狮子、可爱的考拉，或是小兔和天鹅[29]。

如何培养、保护临床医生的洞见和同情心是从 20 世纪直到今天很多人都关心的话题，经常会有号角响起，召唤医学界回归人文。1926 年，医生弗朗西斯·皮博迪（Francis Peabody, 他也是弗莱克斯纳的批评者）给哈佛医学院的学生做了一次演讲。他告诉学生要警惕医学实践中的"去个体化"以及医患关系的恶化。他的警告非常著名：

> 人身上的疾病从来不会跟实验动物身上的疾病一样，因为人的疾病会影响他的情感生活，同时也被情感生活所影响。因此，医生在照护病人时忽略这个因素，就像科学家忘记控制可以影响实验结果的因素一样。一个好医生全面地了解他的病人，这种了解是花大代价得到的。医生应该广施时间、同情心和理解，其回报就是医学实践中最令人满足的与病人建立起来的关联。医生最基本的素质就是要对人感兴趣，因为照护病人的秘密就在于关爱病人[30]。

皮博迪最后这句格言邀请我们来讨论病人照护、疾病过程和身体的对象化等超越了实验室科学的病人照护之范围。这些问题在 20 世纪至千禧年被反复提起。埃里克·卡塞尔（Eric Cassell）1982 年发表在《新英格兰医学》（*The New England Journal of Medicine* ）杂志上影响深远的文章《痛苦的本质及医学的目标》（*The Nature of Suffering and the Goals of Medicine* ）探讨了"痛苦"的本质：痛苦是经历疾病和创伤，不仅仅限于身体的疼痛，也威胁到个人特质，有时威胁则来自医学干预本身。在谈到医学实践中广泛存在的对病人身体的对象化时，卡塞尔如此说：

> ……只要我们接受身心二元论，痛苦就只能是主观的，因此在医学的地盘上就是并非真实存在的——或者就只能完全等同于身体的痛。这种等同不仅具有误导性和扭曲性，因为它不仅将病人去人性化，而且其本身就是痛苦的根源。如果把疾病当作只会作用于身体的东西，那么就有伤害到这个'人'的危险[31]。

正如卡塞尔所说，把疾病和人的本质割裂这种做法本身就是一种伤害，是我们需要避免的，这种割裂也可以通过叙事的话语来理解。社会学家亚瑟·弗兰克（Arthur Frank）的著作里确定了一系列描述疾病故事特点的叙事分类，其中的"恢复健康叙事"在我们的文化中占统治地位，甚至是规定性的——"昨天我很健康，今天我生病了，明天我会重获健康[32]"。这样的故事保证身体在交由医学科学之后会"完好如新"。弗兰克解释说：

> 暂时出了故障的身体成了要被治好的"它"，因此，自我被从身体中分离出来（……）身体是由居于其中的人驾驶的一辆车，"它"出了故障，需要被修理。恢复健康的故事说"**我很好，但我的身体生病了，不过很快就会被修好**。"这种故事支持对死亡的现代性解构，也被死亡的现代性解构所支持：死亡是身体的一种状态，身体可以分解成离散的部分，任何一部分都可以被修好，因此死亡是可以被阻止的。生病给我们的暗示是我的整个人是会死的，但这种暗示被这种分离排除了[33]。

弗兰克迫使我们去思考"恢复健康叙事"潜在的强制性：它如何忽略了患病经历以及对自己身体和变化的感知？对这个问题的理解有助于我们认识某个故事当中对身和心的态度，并且认识到我们文化中无所不在的恢复健康叙事及其影响。

类似的对医疗卫生当中分隔效应的批评不在少数。科学史家查尔斯·罗森伯格（Charles Rosenberg）在其关于诊断的突变性和抽象疾病实体概念的偶然性的研究中，认为对生物医学的"反还原论批评"不过是些陈词滥调。罗森伯格欣然承认当代医疗卫生具有异化的一面，但他用福柯式术语说，把个人抽象为机构空间中的诊断类别在某种程度上来说是不可避免的，并且创造了意义。这样"由大数据、软件、官僚程序和貌似客观的治疗计划组成的培育环境创造了一个繁荣的幻影"，但这也是满有成效且非常真实的[34]。罗森伯格谈到凯博文关于病痛（illness）和疾病

（disease）的区分（前者指个人的患病经历，后者指生物医学对这个过程的建构），他认为这是一个伪区分：

> 在实际当中，生病当然是病痛和疾病相互建构和相互融合的。我们并不只是在诊断行为中被牺牲、异化和对象化的。疾病分类提供了意义，也提供了一种工具，用来管理个人与集体之间难以掌握的关系，并把不连贯的个人经历纳入更大的机构、关系和意义当中，我们就作为社会产物居住期间 [35]。

为了理解个人跟医疗卫生空间之间微妙的关系，我们必须要探讨其基础机构，必须要理解医疗卫生如何成了要被医务工作者提供的"商品"、成为一系列可以被还原为医学信息的标准编码（Current Procedural Terminology, CPT）、国际疾病分类编码第 10 版（International Classification of Diseases, ICD-10）的编码、相对价值单位（Relative Value Units）及质量调整生存年数（Quality-Adjusted Life Years）等。我们也要留意罗森伯格所说，探究我们是如何被这些分类、名称和区分建构的，忽略或认为它们不真实从而不去理睬是危险的。为了找到探究之路，我们首先要讲个故事（当然这只是很多故事之一），以便理解我们是如何走到今天的。正如哲学家阿利斯泰尔·麦肯泰尔（Alisdair MacIntyre）所说："要回答'我要做什么？'我必须首先回答前面的问题'我是哪个故事的组成部分 [36]'"？

医学是很多故事的组成部分，但一个特别重要的故事是西方哲学中二元论的发展。德鲁·莱德（Drew Leder）写道："说现代医学在病因和疾病治疗中总是忽视心理社会因素已经是陈词滥调了，但我们没有广泛认识到这一忽视的形而上学根源 [37]。"的确，这个哲学故事深刻地塑造了医学对具身性和主体间性的理解。具身性指身体与自我的关系，主体间性指一个具身性的主体与另一个具身性主体的关系。通过更好地理解医学二元论框架的哲学根源，我们可以在以后的章节中更好地理解、应用和推动那些试图超越二元论的工作。

洞穴和机器：二元论的哲学基础

在地表以下很深的地方有一个监狱。一群人从小就被链子锁在这里，他们甚至无法环顾四周。在他们面前的墙上，他们看到各种影子闪过：牛、鹿、人和其他的东西。对他们来说，这就是唯一的现实。在他们身后，他们没有看到的是木偶在火光前面跳舞，木偶的影子投射在囚徒面前的墙上。一天，一个人的链子松动了。他环顾四周，发现了跳舞的木偶，意识到自己被欺骗了一生。木偶是真实的，但影子只是反射。这只是他启蒙的开始，最后他爬上了外面的世界，发现了真正的牛、鹿、人和其他一切木偶的影子反射的东西。在合适的时候，他会看到太阳，没有它，一切都会看不见。

柏拉图在《理想国》（*Republic*）的第七卷中描述了通往越来越高层次的抽象思维的旅程。柏拉图的老师苏格拉底也是《理想国》中的一个人物，他要求我们把"通过视觉看到的东西比作那个洞穴里的监狱，把火光比作太阳的光芒；把向上走、看到上面的景象比作灵魂上升到可见世界。这样，你就不会误解我的期望了[38]。"也就是说，洞穴代表我们居住的世界，是具体的、身体存在于其间的物理世界，我们必须依靠嗅觉、听觉、味觉、触觉，以及对柏拉图来说最重要的视觉，**看到**我们所知道的一切。在这个世界当中，我们的感觉时常欺骗我们，使我们把影子或幻觉当作现实。囚徒的锁链代表着我们被感觉和身体所束缚，也就是被我们的快乐和痛苦所束缚。

快乐和痛苦都会阻碍我们上升到普遍智慧的通道，因为它们把我们束缚到具体的细节当中——这个美妙的味道，这个高烧，这个动听的声音，这个难以忍受的痛苦。例如，我可能很享受地坐在我现在坐的椅子里，它的弧度很好地支撑着我的后背，我会享受它细致的橡木质感和它令人愉悦的造型。但如果我从来没有超越对这一把椅子的思考，我永远也不会知道椅子如何成为椅子，即"椅子的本质"。基于我对这把椅子的认识，我会告诉自己，一把椅子的必要属性是它必须由橡木制成，或是它必须有扶手，或是它必须是某个高度，或者椅背必需是以某个弧度弯曲。如果我的经验只是局限于对这把椅子的认识，我也许永远不会意识到所有的椅子都有不属于椅子本质的"偶然性"属性（如扶手、橡木和椅背弧度等）。为了理解本质性，我必须要从那些非必需的属性中抽离出来，而只有当我把自己从具身性经验的枷锁中解放出来，我才可以做到这一点。如果对椅子的本质来说这是正确的，那么对美、正义和善的本质来说，这岂不是更正确。因此，我必须要离开我的身体而上升，因为身体只能让我看到具体的东西（其隐喻就是投射到洞穴壁上的影子），要对头脑进行严格的训练，因为只有头脑才可以得见普遍规律（即太阳，其隐喻是它让一切事物的真相得以显明）。对柏拉图来说，只有普遍性才是真正的实在，洞穴的寓言代表的是头脑脱离特定的、具体的、物理的身体带来的黑暗和枷锁（真实世界的影子），进入普世的、形而上学思想的光明和自由中。

苏格拉底在阐述完他的洞穴寓言后，提出了如何教育理想的城邦国家守护者的方法，这将使他们得以脱离洞穴和身体的枷锁。这些人当中最有才华的要成为哲学家国王，他们被赋予了能够思考太阳的智慧，他们要用这种智慧来统治国家。这些守护者要掌握的第一个科目就是体育——矛盾的是，让灵魂摆脱身体的束缚要由对身体专注的训练开始："考验之一、且不是最简单的考验，就是看他们是否擅长体育[39]。"只有那些拥有最强健的身体、最好的健康状态、最强壮、最自律的人才能承受最严格的教育，使他们可以超越身体的束缚。对柏拉图来说，体弱多病的人没有资格成为统治者，因为疾病和残疾不能带来智慧，只会羁绊我们，使我们被身体束缚得更牢固。苏格拉底坚持认为，医学应该只为那些能尽快恢复健康的人服务，以便他们能做他们该做的事情。那些患有久治不愈疾病的人和残疾人，也就是那些不能恢复到具有"生产性健康"的人不应被治疗，而应让他们死去[40]。最重要的是，慢性病需要对身体过度关注，这"使任何学习、思考和独自沉思变得很困难，人总是要去关注紧张和头晕[41]……"思想来自于健康，最高的思想来自最完美的健康。苏格拉底认为，在选择哪些人可以成为哲学家国王、以便接受教育的时候，要"选择那些最坚定、最勇敢，如果可能，最好看的人[42]。"因此，哲学家国王的教育始于身体——理想的白人男性身体，以便他们可以超越身体。

　　这样看来，我们在两千多年前找到了蔑视病人、体弱之人和残疾人的理论根源，更不要说女人和有色人种。在《心灵病房》当中，负责"照护"薇薇安的团队里没有人需要费心去考虑对她——对一个具体的人来说，癌症和化疗意味着什么，"意义"是不相干的。薇薇安本人就曾持这样的想法。对医疗团队和他们对疾病的研究来说，现在她就是一个数据点、某某号病人，是从某个正在经受痛苦的、具体的人抽象出来的，是目标和目的。

　　这种从身体到思想的抽象上升在柏拉图的《会饮篇》（*Symposium*）中得到了强化。在这里，苏格拉底回想起他跟狄欧蒂玛的一次对话，认为他从狄欧蒂玛这个女人那里了解到了爱的本质。他把从洞穴的上升理解为欲望（eros）的旅程。在他们对话刚开始的时候，狄欧蒂玛说服苏格拉底承认欲望的目标就是拥有美好的东西。她告诉他为什么是这样："因为拥有美好的东西就是快乐"，而快乐就是欲望追寻的目标[43]。狄欧蒂玛又说到，拥有美好东西的欲望是要永远拥有。如果人知道拥有的这些美好的东西会随时被攫取，谁会快乐呢？狄欧蒂玛还说，为了永远拥有这些美好的东西，我们的身体和灵魂都需要生产出超越我们自己生命的东西[44]。"狄欧蒂玛因此把快乐——即欲望的目标与不朽联系起来。作为必死的人，我们受限于时间，但我们欲望的目标是要超越时间，这种超越只能通过一代代的人去实现。

　　狄欧蒂玛认为美使生产和不朽成为可能。我们对美的欲望激发我们去生产，不论产出的是真正的孩子，还是诗歌、法律、科学或哲学："不合宜的人和物不能生产。对任何神圣的东西来说，丑都是不合宜的，而美是合宜的[45]。"了解了欲望的学生必须一次一级地沿着梯子向上爬，首先产出最低形式的美，然后才可以向上升，再向上，再向上，一直到达顶峰。最低形式的美是身体的美，学生必须由此开始。就如在理想国中一样，我们必须要由一个健康美好的身体开始超越的旅程："那些想要超越的人必须要在年轻时得到一个美好的身体。如果导师引导正确的话，他必须要学会爱这个身体，然后才能产出美好的语言[46]。"爱这个美好的身体能够产出由身体美激发的诗歌，从而得到诗歌带来的不朽。如果学生得到了正确的引导，他不久就会认识到："一个身体的美跟其他任何身体的美是相关联的；如果他一定要追求美丽的外表，而认识不到所有身体的美都是相同和唯一的，这就是愚蠢[47]。"认识到美不只存在于一个美好的身体中，学生最终会认识把美从身体中抽象出来而思考更高形式的美："这之后，他一定会认识到灵魂的美比身体的美更崇高。这样，即使一个灵魂美好的人只剩下一点点青春的美，他的爱人也应该感到满足，要爱他，珍惜他；他要寻找并产出美好的语言，以便让年轻人变得更好，也让（年轻的恋人）……认识到身体的美是微不足道的[48]。"注意：到了这时候学习理解欲望的学生，必须自己成为老师（他要寻找并产出美好的语言，以让年轻人变得更好），才能上升到更高层次的抽象——从热爱所有美好的身体到热爱美好的灵魂。

　　这种驱使上升的教育性力量在更高层次得到了强化：

　　　　在这种追求之后，他必须要把（爱人）带向科学，以便他能得见科学之美。到这时，见到如此广博的美，他就不会像个奴仆一样，只满足于一个人的美、一个男孩的美、一些人的美或一些实践的美，也不再是一个可怜的奴隶或算计者，而是会永久转向美的广阔海洋，带着慷慨的智慧，产出很多美好、瑰丽的语言和思想，不断强化，不断增加，直到他能肯定一个哲学科学的出现[49]。

爱人必须要教他所爱的人科学，因为科学可以揭示所有的美（身体的美和灵魂的美）都是"自我相似"的，这样他才可以由科学之美的激励而产出知识，从而上升到抽象思维的最高层：关于美的思想统合一切科学，而这个思想只有哲学可以得见。

狄欧蒂玛教导苏格拉底（也就是柏拉图教导我们）"尽最大可能密切关注"她所描述的最后、最高形式的知识——即美的启示，也就是哲学的真正目标。在狄欧蒂玛教导苏格拉底的 2500 年后，我们今天仍在密切关注她所描述的所有智识工作的目标——最高形式的认知，从对平凡、世俗、身体的认识中抽象出来的知识。这仍是西方世界关于知识最有影响力的观点。最高形式的知识能够产生出不朽的知识，是永恒、客观、普遍适用、非肉体而且唯一的，因此就是"永久的，不需要形成也不会毁灭的""不会在一方面美丽而在另一方面丑陋""不会此时这样，彼时那样，无论对美对丑都一样，不会在此处美而在彼处丑，也不会对一些人美而对另一些人丑""不能把美想象成美丽的脸、手或任何身体的部位""不会只在某处存在于某个事物中……是独立、自洽的，总是以一种形式存在[50]"。也就是说，真理永远都是真理，在所有地方、所有方面、对所有人都是真理。因此，最高形式的知识是从时间、主体和多样性极端抽象出来的，不随时间改变，也不会逝去，不会随主体视角的改变而改变，不会随时间和地点而改变，也不是散落在各处缺乏统一的观点。

柏拉图认为，知识要了解的"理想的"对象——也就是美和真理，只存在于超越了世俗和凡人的天界，因此他认为想要对真理进行思考的人，必须要摆脱身体对灵魂的禁锢。身体妨碍我们思考，用其无休止的需求、快感和痛楚让我们分心，把我们拉回到这个世界。正如《理想国》所表述的那样，只有那些在体育上超群的人才可以成为守护者/统治者。《会饮篇》一再强调，超越欲望的力量来自理想、健康的男性身体。其他所有人注定只能留在洞穴里，对他们所能做得最好的事就是确保他们看到的影子是好的。一边是身体/情感/疾病/死亡，而另一边是灵魂或理性/纯粹/不朽。这种把灵魂从身体解放出来的思想在 2000 多年西方思想的发展中起了重要作用。基督教、犹太教和伊斯兰教的神学思想都受其影响，在 17 世纪中叶因笛卡尔发表了《方法论》(*Discourse on Method*)而达到了被神圣化的地步。

不思考笛卡尔对二元论发展的影响，就不可能理解当今医学中的二元论。《方法论》对柏拉图二元论的绝对化在科学革命奠基之初就造成了身心的分离。在《方法论》的开篇，笛卡尔就断言了理性的普适性："做出好的判断和区分真伪的能力（也就是我们所说的"判断力强"或"有理性"）在所有人生来都是一样的……（它）完好地存在于我们每个人 [52]。"正是因为确信理性是普适、唯一的，笛卡尔才相信它能够建立一个唯一、统一的科学，因为对所有时代的所有人，只有一个理性，那么对所有时代的所有人，应该只有一个真理。虽然在笛卡尔之前的 2000 多年，柏拉图就论证了真正智慧的统一性、普适性和非时间性，但笛卡尔悲叹说："虽然哲学（字面意义为'热爱智慧'）在很多世纪前由人类最优秀的大脑所建立……但其中仍然没有不存在争议的，也就是说，没有不存在疑义的 [53]。"如果科学中的哲学尚且如此，更不要说诗歌、戏剧，以及其他一切对现实的再现形式——不论是虚构还是非虚构的形式："故事让人想象很多事情是有可能的，但实际上根本不是这样。即便是最准确的历史，如果不改变或夸大事件的意义以便它们值得被读，都会至少省略一些低劣、不重要的细节 [54]。"为了在更坚实的基础上建立科学，笛卡尔决心"拒绝一切他可以想象有一点怀疑的东西，以便检验在这个过程之后，是否有不容置疑的东西存在 [55]"。笛卡尔声称，既然理性是普适的，经过这种彻底的怀疑之后证明是不容置疑的东西就应该是不可辩驳的基础，在此基础之上就可以建立唯一、真正的科学。

笛卡尔认为，首先从感觉得来的证据就不能成为不容置疑的知识的来源："我们的感觉有时会欺骗我们，因此我想说没有任何东西完全是我们想象的那样[56]。"不论智慧的基础最终是什么，它绝不会来自身体。笛卡尔为了找到理性无可辩驳的基础，以便从中确定地判断我们所感知事物的正确性，他必须要把身体感觉撇在一边。他的下一步举措更为激进："因为有人会在理性思维的时候犯错误……所以我把以前用来演示的理性思考都当作假的[57]。"即便是数学推导这种被认为所有理性思考当中最合理的形式，也必须先被当作假的，直到笛卡尔建立一个无可撼动的基础，以便在此之上建立所有理性思考的确定性。但是，这样搁置了所有先前的理性思考后，笛卡尔还是不满意。"考虑到醒着的时候进入我们头脑的思想在睡着时也会进入我们的头脑，而这思想不是真理，我决定假装认为所有进入我头脑的思想不比睡梦中的幻觉更真实[58]。"这样一来，笛卡尔把他所想、所感和所经历的一切都抛弃了，认为它们不可能是科学的第一原则，那么还剩下什么？"但随后，我立即注意到，虽然我想把一切事物都当作假的，但有一件事是真的——我，在思考这件事的人，是真的。注意到这个真理——我思故我在——是如此真实、坚固，即便是怀疑者最离谱的假设都无法撼动它，我可以无所顾忌地承认：它就是我所寻找的哲学的第一原则[59]。"笛卡尔认为，虽然他可以质疑其他一切事物，但只要他还在质疑，他就不能质疑自己的存在。因此，这样的思考得出的结论就是：科学的整个体系就建立在他对自己存在的确定性上。梅洛-庞蒂（Merleau-Ponty）在《知觉现象学》（*Phenomenology of Perception*）一书中写道："笛卡尔通过确立如果我不首先在掌控行为中经历自己的存在，我就不能掌控任何事物，这也就解放了主体或意识[60]……"

在《第一哲学原则》（*Principles of First Philosophy*）中确立了"我思故我在"的原则作为哲学的第一原则，从而可以在此基础上建立唯一、真实、永恒、统一的科学后（而科学的发展会最终实现狄欧蒂玛的理想），笛卡尔写道：

> 那么，关注地审视我是什么，并发现我可以假装我没有身体，我不存在于任何世界或任何地方，但我不能因此假装我根本不存在；正因为我可以怀疑其他事物的真实性，很显然并很确定的是：我是存在的。但另一方面，如果我停止了思考，即便我所想象的其他一切都是真的，我也没有理由相信我是存在的。从这一点来说我知道我是一个物质，其本质就是思考。这个物质为了存在，不需要地方或依赖任何物质性的东西。也就是说，这个"我"，这个让我之所以成为我的"灵魂"，是完全与身体分开的，比身体更好认识。即使根本没有身体，它也不会停止存在[61]。

这样，笛卡尔把柏拉图身心的分开变得更加激进，如伊丽莎白·格罗斯（Eliabeth Grosz）所言，把灵魂变成了"来自大自然的灵魂[62]"。格罗斯按照笛卡尔的思路说，身体成了一个"自主移动的机器，一个机械装置，根据因果法则和自然法则运转。而心灵，也就是思考的物质、灵魂和意识，在自然界是没有位置的。把灵魂从自然界中除去……是建立统领自然界之原则的前提，我们可以称之为知识，或更好地将其命名为科学。这个科学排除了主体的感受，对此漠不关心……简言之，笛卡尔成功地把身心的对立作为知识本身的基础[63]"。身体属于自然的一侧，是"外部"世界的一部分，对意识／灵魂／心灵／自我来说是不必要的，因为这些是存在于自然之外的。"我"在本质上来说是一个理性的存在，一个不受自然规则束缚的存在，一个甚至不存在于空间的存在。虽然在广延上来说，空间存在是一切物质身体的本质。因此，身体是被作用的，受制于大自然，独立于心灵。

这样，笛卡尔就把科学建立在了相互对立的二元论之上。毫无疑问，这一理论此后开花结果，医学科学可以说实现了笛卡尔最美好的梦想。

在《方法论》的第六部分，他写道："科学把我们变成'自然的主人和所有者'"，不只是为了让我们无忧无虑地享受自然的果实和所有的善，更主要的是让我们能够维护健康，因为健康毫无疑问是第一的善和生活中其他一切善的基础 [64]。"健康是最大的善，是其他一切善的基础，因此发展有效的医学科学就是笛卡尔的最高目标。事实上，笛卡尔在最后一段向我们保证，他"已下决心将余生花费在获取关于自然的知识上，以便从中汲取比我们现在所有的医学规律更可靠的医学规律 [65]"。

我们可以想象，如果笛卡尔见到了当代医学的奇迹会有多么骄傲——从抗生素到麻醉剂，到核磁技术，到基因组学以及更多。但也许具有讽刺意味的是，神经科学研究已经证伪了笛卡尔哲学的核心，即思想和情感的分离。例如，在《笛卡尔的错误：情感、理性和人的大脑》（*Descartes' Error: Emotion, Reason and the Human Brain*）一书中，安东尼奥·达马西奥（Antonio Damasio）引用了神经科学的证据，来支持自动情感系统是逻辑理性和认知的基础及重要组织部分的说法。他解释说，笛卡尔主义在科学观和医疗卫生方面都有问题："在过去的三百年间，生理学和医学研究的目标都是理解身体本身的生理和病理。心灵不在考虑之中，基本上留给了宗教和哲学……这一切的结果就是医学工作把人性的概念'截肢'了 [66]。"达马西奥这个病理性比喻很恰当，因为人性是医疗卫生不可分割的一部分，将其删除威胁到我们的知识体系本身和医疗照护的职责。

笛卡尔的作用还要在文艺复兴和启蒙运动广泛的变化中来理解。这个故事当中包含了一些关键的人物，如列奥纳多·达芬奇（Leonardo da Vinci）、桑托里奥·桑托里奥（Santorio Santoril）、朱利安·奥弗雷·拉·美特利（Julian Offray de la Mettrie）、弗兰西斯·培根（Francis Bacon）、伽利略（Galileo）和艾萨克·牛顿（Issac Newton）等。他们的唯物论对西方思想的发展，包括医学实践中的"医疗机械论"有深刻的影响。如牛顿的一个追随者阿奇博尔德·皮凯恩（Archibald Pitcairn）宣称"医生应模仿天文学家的方法和模式 [67]"。不同的历史观也把机械论的出现理解为"自发的运动"，不能归因于任何一个人[68]。但是，在一众哲学家中，笛卡尔思想的影响是非常深远的，因为医学仍然活在二元论的世界中。哲学家凯·图姆斯（Kay Toombs）写道："传统的生物医学范式完全沿着笛卡尔'人是机器'的思路，忽略了病人的个人特质、现实和病人疾病经历的重要性……事实上，主导的生物医学模式有效地分隔了物理的身体和生病的人，以至于我们需要明确地提醒医学生：病人是人[69]。"这种分隔一再反映在大家抱怨外科医生缺乏沟通技巧之类的人文素质："好吧，我更愿意外科医生有一双巧手，而不是临床举止好！"我们已经接受了技术和关爱不能同时拥有的假设，这充分证明了由来已久的机械性的身体和人文精神的割裂。

　　另一方面，长久以来医学科学和医学教育关注尸体和解剖也助长了"身体是机器"的观点。如德鲁·莱德（Drew Leder）所描述的，笛卡尔痴迷解剖很多年，包括"几乎每天都要去肉铺，为这个目的收集材料[70]。"莱德引用福柯和恩格尔哈特所描述的18世纪临床工作从关注症状转向关注解剖中可见的，"在认识论中尸体是最重要的"思想成为当代医学摒弃个人主观经验的理论根源，因为无生命的尸体/机器不具有生活世界。事实上，在当今医学教育中临床大体解剖的重要性也说明了这一点。20世纪80年代彼得·芬克尔斯坦（Peter Finkelstein）在其关于美国一所医学院的解剖实验室的研究中，描述了学生如何在获得浩瀚的知识体系、学会适当的"临床态度"时惯常性地内化和隐藏自己的情感。芬克尔斯坦发现，学生用类似"乱杀乱砍"这样的词汇和他们的行为"都表现出他们把身体当作物质[71]"。此外，学生用幽默把尸体定位为不那么是人，有时甚至完全不是人的地位。"去人性化"是一个有用的态度，它降低了解剖的经历给学生带来的影响[72]。几十年以后，克里斯汀·蒙特罗斯（Christine Montross）描写了她在解剖实验室第一天的经历。尸体是这样被呈现的：

　　她的手、脚和头都被一层半透明的、像奶酪裹皮一样的东西包着，外面还紧紧地裹着塑料袋。老师解释说，这么精细地包裹是为了防止在我们解剖之前尸体失水。手、脚和头是特别容易赋予性格的人体部位，它们能够让人很快想起一个人[73]。

蒙特罗斯描述了"尸体在意想不到的时候展现出它的人性"，比如涂着指甲油的手指——但是，她写到，解剖活动要求学生"在某种程度上关闭自己，切断自己与人性的联系[74]"。态度和方法都改变了很多，蒙特罗斯深切尊敬的反思就是这种改变的证据。很多医学院现在都为尸体举行各种仪式，学生会给遗体捐献者的家属写信。但是，学生以解剖尸体开始正式的医学教育可以说反映了"身体是机器"这一广为接受的医学观点，因为自然已经被剥去了它的生命力。

笛卡尔模式已经远远超出了医学的范畴。格罗斯写道："在建立哲学思考的议题和定义其范畴时，笛卡尔传统比其他传统的影响更大，特别是对后面关于主体性和知识的讨论中，它都有积极或消极的影响[75]。"格罗斯详细描述了其他认识论领域是如何被笛卡尔所定义的，突出了与笛卡尔的二元论相关的其他二分关系：

> 心灵与身体的关系往往与理性与激情、理智与情感、外部与内部、自我与他者、深层与表层、实在与表象、机械论与活力论、超越性与内在性、时间性与空间性、心理与生理以及形式与实质等相关。这些词汇含蓄地用非历史性、自然主义、器官性、被动、静态的语言来定义身体，将其视为对大脑运行的干扰和干涉，是一种需要克服的强加于人的野蛮性，跟人的动物性和自然性相连，是需要被超越的[76]。

格罗斯推断二元论至少间接地与很多区分有关：不同学科的历史划分、质性分析和量化分析的区分以及科学内部的等级划分，把数学和物理提升到知识的典范地位[77]。

这一哲学体系无处不在，有时候我们甚至无法分辨它都用在了哪里。阅读哲学著作需要认真思考，仔细关注，有时学生无法看到哲学与叙事医学的关联。我们的叙事医学理学硕士项目学生芭芭拉是一个有着三十多年经验的内分泌科医生。在叙事医学核心课程上第一次读到笛卡尔哲学的时候，她突然从座位上跳起来，举起双手喊道："我现在知道了！医学就是笛卡尔主义的应用！我们就是这样对待身体的，好像它跟这个人是完全分开的。"直到她读到笛卡尔的学说，她才理解了医学对象化视角的来源。现在，离她的顿悟过去了好几年，芭芭拉说那个顿悟强化了她要把病人当作全人对待的决心："我们必须要探究糖尿病病人患慢性病的情感，不能再把病人当作糖尿病，而应该当作患糖尿病的人。"（事实上，这种关注代表了内分泌学科以及医疗卫生领域内广泛的语意转变[78]。）芭芭拉说："我一直致力于把病人当作全人，课上的讨论更增强了我的信心。理解笛卡尔主义的范式为我们提供了在医学教育中挑战这种范式的新工具。"

芭芭拉认识到的是：我们欢迎生物医学科学的进步，认识到笛卡尔启蒙主义思想的影响，同时也要认识到二元论对当代医学不那么健康的影响。这样的机械论思想在某种程度上推动了科学知识和技术的发展，但它的主导地位也说明了人文精神的缺失。佩里格里诺（Pellegrino）和托马斯马（Thomasma）在 1981 年写道："今天，医学技术的能力大大增加了医学转向技术主义的诱惑……矛盾的是，技术主义的胜利恰好显明了医学是多么需要理解和智慧[79]……"所以，在各种学科和实践中，我们再次转向哲学来寻求这样的理解和智慧。在下一章里，我们将讨论哲学对这种二元论传统的回应。

注释

[1]   Descartes, *Discourse on Method*, 100.

[2] Damasio, *Descartes' Error*, 250.

[3] Galen, *Claudii Galeni Opera Omnia*, vol. 1. Cited in *Brain*, "Galen on the Ideal".

[4] Lorde, "A Burst of Light", 149.

[5] Lorde, "A Burst of Light", 149.

[6] Lorde, "A Burst of Light", 150.

[7] Pellegrino, *Philosophy of Medicine Reborn*, 72.

[8] Maitland, "Forceps Delivery", 166.

[9] Maitland, "Forceps Delivery", 169.

[10] Edson, *W;t*, 5.

[11] Edson, *W;t*, 37.

[12] Edson, *W;t*, 57, 55.

[13] "Love and Knowledge".

[14] Edson, *W;t*, 20.

[15] Edson, *W;t*, 69.

[16] Vanhoutte, "Cancer and the Common Woman", 406.

[17] Kleinman, *Illness Narratives*, 3.

[18] Kleinman, *Illness Narratives*, 3, 5.

[19] 请参见罗森博格关于疾病实体的讨论："诊断在医学实践中历来具有重要作用，但在过去的两个世纪，西方社会总体上变得越来越技术化、专业化和官僚化，医学也一样，因而诊断的作用被重塑并具有了更中心的地位。疾病的解释和临床实践整合、平行，在某种程度上构成了这些大的结构性变化。这一诊断学的现代社会史与疾病特质化密不可分，也与这种想法相关：疾病是、也应该是独立存在于某人的疾病所表现之外的、独特的实体。（"Tyranny of Diagnosis," 237）

[20] 关于对临床工作者回忆录的研究，请见 Aull and Lewis, "Medical Intellectuals"；Kathryn Montgomery Hunter, *Doctors' Stories*; Koski, *Autobiography of Medical Education;* Poirier, *Doctors in the Making;* Wear and Jones, "Bless Me Reader"。

[21] Iaquinta, *The Year They Tried to Kill Me*, 11.

[22] 请见 Lewis, "Narrative Medicine"。想进一步了解"生物医学化趋势"，请见 Riska et al., *Biomedicalization: Technoscience, Health, and Illness*。

[23] Flexner, *Medical Education in the United States and Canada*.

[24] Flexner, *Medical Education*, 25.

[25] Odegaard, *Dear Doctor*, 16.

[26] Flexner, *Medical Education*, 26.

[27] 在这一领域有丰富的研究成果。质性研究的代表作请见 Hojat *et al.*, "The Devil Is in the Third Year"；关于令人着迷的心理分析研究请见 Marcus, "Medical Student Dreams"。

[28] See Shem, "Fiction as Resistance".

[29] Shem, House of God, 32.

[30] Peabody, "Care of the Patient", 882.

[31] Cassell, "Nature of Suffering", 640.

[32] Frank, *Wounded Storyteller*, 77.

[33] Frank, *Wounded Storyteller*, 85-86.

[34] Rosenberg, "Tyranny of Diagnosis", 257.

[35] Rosenberg, "Tyranny of Diagnosis", 257.

[36] MacIntyre, *After Virtue*, 216.

[37] Leder, "Tale of Two Bodies", 23.

[38] Plato, *Republic* 517b1-5.

[39] Plato, *Republic* 537b6-7.

[40] Plato, *Republic* 406c3-407e1.

[41] Plato, *Republic* 407b8-c1.

[42] Plato, *Republic* 535a10-b1.

[43] Plato, *Symposium* 205A1-2.

[44] Plato, *Symposium* 206b8.

[45] Plato, *Symposium* 206c7-9.

[46] Plato, *Symposium* 210A4-7.

[47] Plato, *Symposium* 210B1-3.

[48] Plato, *Symposium* 210B5-C6.

[49] Plato, *Symposium* 210C6-D7.

[50] Plato, *Symposium* 210E1-211B3.

[51] Cross and Livingstone, eds., *Oxford Dictionary of the Christian Church*; Louth, *Origins of the Christian Mystical Tradition*; Ahbel-Rappe, "Plato's Influence"; Walzer, *Greek into Arabic*.

[52] Descartes, *Discourse on Method*, 1-2.

[53] Descartes, *Discourse on Method*, 5.

[54] Descartes, *Discourse on Method*, 4.

[55] Descartes, *Discourse on Method*, 18.

[56] Descartes, *Discourse on Method*, 18.

[57] Descartes, *Discourse on Method*, 18.

[58] Descartes, *Discourse on Method*, 18.

[59] Descartes, *Discourse on Method*, 18.

[60] Merleau-Ponty, *Phenomenology of Perception*, lxxii.

[61] Descartes, *Discourse on Method*, 18-19.

[62] Grosz, *Volatile Bodies*, 6.

[63] Grosz, *Volatile Bodies*, 6.

[64] Descartes, *Discourse on Method*, 35.

[65] Descartes, *Discourse on Method*, 44.

[66] Damasio, *Descartes' Error*, 255.

[67] Brown, *Mechanical Philosophy*, 216。引自 Marcum, Introductory Philosophy of Medicine, 50。

[68] "不是哪个特定的人创造了机械论哲学。在 17 世纪上半叶西欧的科学界，我们可以看到一种自发的关于自然的机械论观念。这是对文艺复兴时期自然主义的对抗。"（Westfall, *Construction of Modern Science*, 30-31; cited in Lee, *Philosophical Foundation*, 29）。

[69] Toombs, "Illness and the Paradigm", 201-202.

[70] Leder, "Tale of Two Bodies", 19.

[71] Finkelstein, "Studies in the Anatomy Laboratory", 41.

[72] Finkelstein, "Studies in the Anatomy Laboratory", 41.

[73] Montross, *Body of Work*, 20.

[74] Montross, *Body of Work*, 24-25.

[75] Grosz, *Volatile Bodies*, 10.

[76] Grosz, *Volatile Bodies*, 3-4.

[77] Grosz, *Volatile Bodies*, 7.

[78] 内分泌科医生凯尔·彼得斯 (Kyle Peters) 认为，"diabetic"一词（得了糖尿病的）把糖尿病病人物化或对象化了。彼得斯令人信服地反对使用 diabetic 这个词，和"不依从"(noncompliant) 这个词："我认为，如果医务人员关注的是人而不是病，我们就可以使病人达到自己的治疗目标，我们自己也会从照料糖尿病病人的工作中得到更大的快乐。称某人'不依从'不但很无礼，而且非常模糊、不准确，会导致错误和无价值的治疗。如果我们持续把病人称为"得了糖尿病的"或"不依从的得了糖尿病的"，就不会有变化发生，糖尿病病人就不会达到自己的治疗目标。"(Peters, "'Diabetc' and 'Noncomplicant Diabetic'", 90)。

这种用法的确也发生了变化，英国的杂志《糖尿病医学》(*Diabetic Medicine*) 的投稿指南就是例证。这一指南具体地指出，"本杂志不认可 diabetic 作为一个名词，可以接受的说法为'患有糖尿病的人'［people/person with diabetes(n.p)］。澳大利亚的病人支持 / 倡议组织（Diabetes Australia）在 2011 年发布了立场声明，提出了一些词汇的改变，包括避免使用 diabetic："diabetic 这个词用健康状况定义一个人，更应该强调的是人带病生活的能力。把一个人贴上'diabetic'的标签，就把糖尿病作为他们生活的决定性因素了。"("A New Language")

同样，epileptic（得了癫痫病的）和 asthmatic（得了哮喘的）作为名词的使用也越来越受到阻止，因为这种做法反映了、并会持续把人还原到疾病分类。

[79] Pellegrino and Thomasma, *Philosophical Basis of Medical Practice*, 13.

第四章

二元论及其异议（二）：哲学的不同要义

克雷格·欧文（Craig Irvine）

丹妮尔·斯宾塞（Danielle Spencer）

在上一章我们讲述了二元论在西方哲学史上发展的故事，而故事的框架是阿利斯泰尔·麦肯泰尔（Alisdair MacIntyre）的名言："我只有先回答了'我是什么故事的一部分？'才能回答了'我要做什么[1]？'"我们认为，只有理解了医学中二元论框架的哲学根源，我们才能够理解、运用并发展那些试图超越二元论的工作。但我们的故事还没讲完，因为西方哲学不是止于笛卡尔。自17世纪中叶起，很多哲学家开始挑战笛卡尔的二元本体论。叙事医学跟人类学、妇女研究、社会学、残障研究、同性恋和酷儿研究，以及其他很多学科一起，在上述这些哲学家思想的基础上试图建立一个理论框架，重新思考医学如何将"自我"从身体异化出来，并在此基础上超越这个二元框架。本章我们的故事要从一个思想家开始，他为上述所有领域的学者带来了灵感。他就是莫里斯·梅洛-庞蒂（Maurice Merleau-Ponty）。梅洛-庞蒂的哲学思想对笛卡尔的结论"自我的全部精髓或曰本质就是思考"提出了最根本的挑战。他提出了一种哲学方法——现象学，使具身性经验成为原初，推翻了柏拉图关于"思想的等级化"之哲学概念。这种推翻重新定义了我们与抽象的科学之间的关系，使抽象性从属于我们的主要经验，而经验在本质上是具身性的。以下我们会看到，现象学为当代医学哲学提供了丰厚的底蕴。

梅洛 - 庞蒂在《知觉现象学》（*Phenomenology of Perception*）的前言中描述了他的老师埃德蒙德·胡塞尔（Edmund Husserl）建立的现象学。他写道：

> 对这一哲学来说，世界在人思考之前"就已经在那儿了"，就像一种不可剥夺的存在。这一哲学的全部努力就是为了重新发现这种与世界稚拙的接触，以便最终将其抬升到哲学的高度。这种哲学有志于成为一门"精准科学"，但同时也基于生活空间、生活时间和生活世界。其目标就是要提供对我们经验本身的直接描述，而不考虑其心理过程，或是科学家、历史学家和社会学家会对这个经验做的任何因果解释[2]。

梅洛 - 庞蒂挑战了经验主义，或是他所说的"自然主义态度"。经验主义认为世界是独立于意识存在的，身体只是众多事物中的一个，在本质上是外在于意识的，其功能就是被动地接收感觉经验。梅洛 - 庞蒂对经验主义的挑战让我们重新回到经验。他认为意识本质上是具身性的，意识在本质上是积极地嵌于环境中的。身体不仅仅是世上万物之一，与心灵分离，身体就是意识，就是自我本身。他鼓励我们检视我们与世界的具身性关联，不是以抽象与自我的方式，而是以作为意识的生命去感知，学会描述而非解释我们的意识经验。这样，梅洛 - 庞蒂进一步发展了现象学，致力于描述原初的、先于反思、先于科学的经验：

> 我所知道的关于世界的一切，都是从我自己的视角获得的，

或是从我关于世界的经验获得的。没有这个经验，科学符号就是无意义的。整个科学的宇宙就是建立在那个生活世界上的。如果我们想严格地去思考科学，准确地理解其意义和范围，我们就必须首先唤醒关于世界的经验，而科学只是这个经验的二阶表达 [3]。

梅洛 - 庞蒂认为，科学中非具体化的、抽象的表达依赖于我们关于世界的具身性生活经验——依赖于"我们生活在世界中""就好像自然景观之于地理，我们总是先知道什么是森林、草原和河流 [4]。"

从现象学的视角来看，大脑的状态和活动以及我们一般认为非具体化的知识实际上都是通过我们的身体与世界的接触达成的。事实上，梅洛 - 庞蒂描述了我们的身体是如何与世界互动的，而这些互动构成了我们全部的意识状态——也就是我们的思维本身。对梅洛 - 庞蒂来说，甚至语言（language）、或者说特别是语言，也是一种身体表达。也是在这一点上，叙事医学找到了最有力的哲学支持。

所有的言语（speech）都是身体动作，是我们"生活在世界上"的具身性阐释。事实上，言语就像我们欢呼时举起手、生气时怒视、用手指指路一样，都是动作。在说话之前，我不需要先想到一个词，把它向我自己再现出来，相反，"只要我掌握了这个词的发声和音调本质，将其作为声音的变化或我身体的一种使用方式，这就足够了 [5]"。言语是我们身体的发声表述，其所指就是它用动作表达的世界：

> 达尔文认为……紧锁眉毛可保护眼睛不受阳光伤害，眼睛聚拢可以看得更清楚。这些动作变成了人类思考行为的组成部分。对旁观者而言，这些动作也意味着思考。语言没有其他问题：喉咙收缩，舌头和牙齿间发出送气声响，以某种方式操控身体突然使它具有了一种比喻意义，并能够外在地将之表现出来。这就好比因欲望而产生爱那样神奇 [6]……"

"词、元音、音素，"梅洛 - 庞蒂写道，"有这么多歌唱世界的方式"，每一种语言都有其独特的方式，"可以使人类用之颂扬这个世界并最终居于其间。这也是为什么一种语言的全部意义无法被翻译到另一种语言当中[7]"。说话的时候，身体在进行着发声的动作，成为了"为我们所指的思想或意愿，是身体在展示、在讲话……[8]"在动作、展示和讲述之前，思想是不存在的。因此，是身体讲出了我们所共有的世界，也就是说是身体为思想助产。

这种对具身性和语言关联性的理解跟笛卡尔的主体完全相反。后者完全孤立地存在于它的非具身性之中。其观点是：思想的本质是内在的、主体内的过程，语言是思想的外在表现。正如在笛卡尔的宇宙中，身体对自我来说是偶然的一样。我们对思想的理解依赖于我们所讲的语言，这种想法在多种话语当中都有反映，比如说萨丕尔 - 沃尔夫（Sapir-Whorf）假说和其他各类的认知语言学，这也是后结构主义思想的一条共同线索。回到梅洛 - 庞蒂的观点，对于思想是语言的动作化表达这样的观点，我们发现了很多有力的支持：

> 如果言语是以思想为前提的……那么我们就不能理解为什么思想在表达过程中才趋于完整，为什么那些熟悉的物体在我们想不起它们名字的时候好像是模糊的，为什么思考中的主体在没有为自己确切表达这些思想的时候（不论口头或书面），自己也不太确定一样，就像我们看到的很多作家在开始写书的时候还不知道书里要写哪些内容……那么，对讲话者来说，言语不是仅仅翻译了现成的思想，而且言语成就了思想[9]。

因此，思想就不是像笛卡尔所认为的那样，只是头脑的内在功能。在梅洛 - 庞蒂的描述中，思想"不存在于世界和语言之外[10]"。我们认为思想存在于内部，不依赖于语言对其的表达，那是因为我们的头脑中存在着我们已经用语言构成的思想，我们可以随时调取。梅洛 - 庞蒂把这些已经形成的思想称为"二阶言语"或"从属表达"，因为它们从属于产生这些思想的原初行动。那些平常的言语是思想的沉淀，表达的是"准备就绪"的思想，是那些"不需要我们真正去努力表达的思想，对听者来说也不需要努力去理解"。这些"陈词滥调"构成了我们日常使用语言的大部分，不论我们是自己默默想的，还是说出来给别人听的。

因此，语言以及对语言的理解好像是不言自明的。语言的世界和主体间的世界不再给我们带来惊奇。我们不再将它们和世界本身进行区分，我们在一个已经被讲述和正在讲述的世界里思考。我们意识不到那些依靠表达和交流才能出现的东西，不论是一个正在学说话的婴孩，还是首次思考一件事的作者都是如此——简言之，对那些要把沉默变成言语的人来说都是这样。但是，对于每日的生活中展开的、已经形成的言语，我们认为"表达"这个重要的一步已经完成了。只要我们不回到原初，只要我们不能重新发现掩盖在词语下面的原始沉默，只要我们不去描述和打破这个沉默的动作，我们对人的理解就是肤浅的。言语就是动作，它指代了一个世界[11]。

"真实言语"（authentic speech）跟"平常言语"（mundane speech）相反，它"第一次将思想确切地表达出来[12]"。真实语言具有创造性，是一种创建性动作，创造出以前不存在的思想表达：

为了让这个奇迹出现，语音的动作需要借助已经获得意义的字母，话语动作要通过对话者都熟知的某种全景图进行。正如理解其他动作需要预设所有人都知道那个被感知的世界，在这个世界中动作得以展开并被展现，被理解。但这还不是一个充分的条

件。如果这个言语是真实的，它会带来新的含义，正如一个具有
创建性的动作可以首次为人类带来全新的意义一样，而此时获得
的意义一定是新的意义[13]。

　　梅洛-庞蒂写到，表达一个新思想的过程始于一种"意识的空无"和
"瞬间的意愿""某种需要被满足的缺乏"，好像人的"存在"中心突然出
现了一个真空[14]。自然界厌恶真空，人的意识也一样，词语（words，即
"现有的意义"）冲过来填补空白，"根据某个未知的规律，一个全新的文
化存在就这样一劳永逸地形成了。当我们文化中的资源被调动起来为这
个未知的规律服务时，思想和表达就这样相互缠绕着同时出现了[15]"。创
造性言语（creative speech）就是表达，是新思想的实现。与"普通"言语
（ordinary speech）[16]的沉淀不同，这样成功的表达不仅仅只是为读者或
作者存留，它使意义作为一个实体存在于文本的中心，它使词语（words）
的有机体获得了生命，它将这个意义像一个新的感觉器官一样安装给读
者或作者，它为我们的经验打开了一个新的领域或新的维度[17]。
　　这对交流的意义是深远的："对讲话者来说，言语（speech）不是翻译
已经存在的思想，相反，言语成就了思想。更进一步讲，我们必须要承
认，听者直接从言语那里接受到思想[18]。"在倾听或阅读他人言语的时候，
我们不是在接收外在于他们思维的词语（那仅仅是他们思维的再现）。相
反，我们是从其言语本身直接接受思想本身。在倾听或阅读时，我们的
思维就是他人的思想："通过言语，我们接受了他人的思想、他人的反思
和他人思考的力量，从而丰富了我们自己的思想[19]。"我和他人的关系不
是由他的语言促成的，好像他的实在、思考的自我躲在某个内在、不可
及的场域。相反，他的语言就是他的主体当前的存在。在倾听或阅读时，

　　我不是跟一个思想或"再现"交流，而是跟一个以某种方式存
在的、正在讲话的主体交流，也是在跟他想表达的"世界"交流。

正如激发那人言语的、想要找到意义的想法不是明确的思想，而是一种需要填补的空白。我接受他的想法也不是我思想的运行，而是我自己的存在之同步调谐，是我的存在之改变[20]。

接受他人创造性言语就是把我自己的存在与他人的存在同步，这对本身作为"非具身性的头脑"的医务工作者来说是一个巨大的挑战——而他们又把病人的身体与病人的人分开。认识到言语的具身性和身体性就是要强调临床医患互动中的细节，关于自我的细节。在叙事医学中，我们在探索，如果把言语作为一种本质上是创造性的行为，那会产生什么？探索我们的工作如何为产生创造性言语提供可能，如何提供机会通过打破"平常言语"的沉淀，以便我们可以思考、创造和表达，从而认识我们自己经历的意义，同时也聆听他人经历的意义。我们关注言语的不同形式、关注沉默及其意义。

为了提高我们对语言（language）创造性潜能的感知能力，我们转向了文学。文学跟所有的创造性言语一样，精细地表达了"我们在世界中"的具体存在，每一部新的文学作品都是一种"歌唱世界的方式"。叙事医学关注这种"歌唱"的风格、声音、节奏、隐喻、观点、视角、沉默和体裁。通过这些，我们自己和他人具身性的经验得以被表述。梅洛-庞蒂认为，"伟大的文学作品对词语（words）的普通意义有提升作用，使其所表述之物具有了自身的存在"，这样，使得词语"在自然之中成为被感知之物存在，人人可及[21]"。首次读完拉尔夫·埃里森（Ralph Ellision，1914－1994，美国非裔作家、文学评论家——译者注）的作品之后，我不再生活在之前我生活的世界里。埃里森的言语是他自己"生活在世界中"的表达，直接在我之内建立了一种新的存在方式——好比一个全新的"器官"。我通过它来感知之前未知的世界。

回到上一章开篇时的文学作品，奥德·洛德（Audre Lorde）在《产钳分娩》（Forcep Delivery）中的讲述以及《心灵病房》（W;t）中的叙事者薇薇安·贝林——这些声音通过独特的方式，清晰地表达了疾病和医疗照护中的疏离效应。在探究西方医学中无处不在的二元论基础时，我们更深入地理解和体会到了这些文学作品中所表达的分离性体验；我们也遇到了对此进行回应的哲学理论，这就是现象学的意义，这对三个主人公和试图照顾他们的人有所帮助。详细阐述我们具身性的生活经验带来了不同的理解疾病的方式，也希望能够带来更具潜力的医学教育和实践方式。

　　哲学家哈维·卡雷尔（Havi Carel）在其著作《病痛：肉体的哭嚎》（*Illness: The Cry of the Flesh*）中，用梅洛 - 庞蒂和其他思想家的观点来讨论她自己的患病经历和健康。作为她自己回忆录的主人公和学者，卡雷尔"结合了第一人称和第三人称、主观和客观、个人的和哲学的视角"，展示的就是其故事当中具身性因素和智识性因素的内在关联[22]。在书中，她详细地描述了在 35 岁的时候，她被确诊患上一种极其罕见的严重肺部疾病时自己的震惊，身体的变化给日常生活带来的影响，家人、朋友、同事对这一消息的反应，以及她所经历的医疗照护。她对诊断和治疗的描述展现的是熟悉的去人性化临床实践和身体的对象化，跟《心灵病房》中的场景几乎一模一样：

　　　　我很快发现，当医生问"你怎么样"时，他们其实在问"你的身体怎么样"。当我肺部的 X 线片出现在电脑屏幕上，几个医生围在片子周围讨论我的"病例"时，我是不在他们的讨论当中的。他们不想知道我的生活因疾病发生了什么变化，以及他们如何能让我生活得容易些[23]。

　　卡雷尔认为，这种行为反映的是生物医学模式对疾病的自然主义理解，将身体还原到笛卡尔主义的物质客体。相反，非物质主义或曰社会建构论指出，对疾病和健康的文化理解决定了疾病和健康的定义和分类。但卡雷尔认为，这两种观点都降低或忽略了病人和残障人士的生活体验。

这种经历可以理解为"生物身体"（the biological body）与"经历身体"（the lived body）之间的和谐被打破，在习惯性经验的经纬之间产生了裂隙，现象学提供了认识这种裂隙意义的方式。哲学家凯·图姆斯（Kay Toombs）也写过自己带着慢性病和残障生活的经历。她也描述了现象学"使我们可以认识到经历的病痛（illness-as-lived）是身体经历的混乱。这样，它……就打击了'我存在'的中心——因为自我是通过我的身体在世界内实现的[24]。"此外，现象学的视角为这种撕裂提供了修补的方式。卡雷尔认为，现象学视角不会把患病经历抽象出来，而是将其视为"一种生活方式，一种经历世界的方式和与他人互动的方式。现象学不把疾病当作某一功能的受损，而是转向关注功能受损的生活体验，关注生病之人的生活习惯、能力和行动受到的整体影响[25]"。这种方法也提供了一个结构，使得病痛也可以被包含到"好的生命"之中，探索并认识到，个人的世界通过患病的身体和生活经历的共同作用而改变。事实上，虽然损伤或疾病会给生活带来迅速的变化，但在此过程中个人与物质世界和社会关系的演变是自然衰老进程的一部分，强调对此的现象学理解就为所有人提供了一套有用的工具，不论他／她现在是否正面临着骤然改变的躯体经历。

　　与这样丰厚的哲学家 - 病人观点相对应的，是一些哲学家 - 临床工作者的观点。他们探索了现象学和医学实践的交集，其重点在临床医患互动。例如，内科医生理查德·巴伦（Richard Baron）讲到他用听诊器听心脏的时候病人讲话这一常见场景。巴伦会跟病人说："安静，我在听心脏的时候听不到你了[26]。"巴伦说，这一场景就显示了在客观化的疾病实体与解剖病理学和技术支配下医生和病人的分歧。巴伦引用了胡塞尔的"悬置"（*epoché*）概念，即将预设和信仰暂时搁置，以便"以世界最初出现在意识中的那样，而不是以科学思考的方式理解世界"。巴伦认为，这样做的医务工作者会用一种非常不同并卓有成效的方式探究疾病经历[27]。巴伦认为，这样的方法会让医生理解疾病破坏生活的一面，因此可以建立一座理解病人患病经历的桥梁。

埃德蒙·佩里格里诺（Edmund Pellegrino）是一位在生命伦理学和哲学方面著述颇丰的医生，在美国 20 世纪医学哲学和医学伦理学的发展中占据着重要的地位。佩里格里诺把自己描述成"医学的逃学生"。他引用哲学家 - 精神病学家卡尔·雅斯贝尔斯（Karl Jaspers）的话说："我们必须要献身于两件事——科学态度以及对这门科学之意义的哲学性反思[28]"。他也加入到对狭隘的生物医学观点的批评中："技术和医学的善不会用尽医生所要行的善，它只是好的医学必要但不充分的组成部分[29]"。在表述一个"好的医学"应该具备的伦理时，佩里格里诺说，它必须要根植于临床实践的本质中：

> 我的方式是要从临床医患互动的现象中得出一种医学哲学，就是医生和病人的生活世界相交的时刻产生的临床真理，是个体医生的行为和整个医疗卫生体系相交的最终时刻，是一个痛苦中的人在医疗照护情境中寻求帮助的时刻[30]。

医患互动的本质是什么？在佩里格里诺的描述中，医生不是全能的，医患互动也不是两个拥有同样知识和权威的主体之间的商品交换过程[31]。这个互动是一个非常个人化的过程，一个对话性质的疗愈关系，是佩里格里诺的医学哲学和医学伦理学的基础。此外，佩里格里诺在论述中也援引了医学的"终极目标"（telos）及其在希波克拉底、亚里士多德和柏拉图思想中的作用。他悲叹从中世纪到现在这种以目标为导向的层次体系已消解[32]，指出应构建一种"为病人的善"。在这种"善"中，医学的善只是一个因素，要关注的反而应该是病人的价值观、经历和能动性[33]。因此，对医生来说，必须认识到病痛的现象学。佩里格里诺还引用了柏拉图、亚里士多德和斯多葛派的思想，认为有必要建立一个适用于医疗卫生从业者的美德伦理学，其中包括"信任和承诺"、良善、不寻求私利、怜悯、关怀、智识上的诚实、公平和审慎等 [34]。当然，医患关系是双向的，不同价值观和伦理的协商因此成为佩里格里诺临床伦理的焦点。但在哲学上，他强调回归到"善"的概念及其在医疗卫生中的内在作用，并要持续关注病痛和医疗照护生活体验的多重维度。

临床伦理学家理查德·詹纳（Richard Zaner）也指出，临床医患互动是医学的伦理基础。他提醒我们要关注在这个"生活情境"中的"生活世界"的现象学之复杂性。他写道："关注临床互动，就是关注复杂的情境，其特点是具有多种观点，这些观点也是我们反思的开端……我们也有责任尊重那个情境：它的组成部分、组成部分之间的相互作用及其多种的内在关系，以及在不停地变化的时间和社会的变量……[35]"詹纳在探究这一互动过程时，强调其对话特性，运用了黑格尔的逸出状态（ecstasia）和胡塞尔的悬置（epoché）等现象学概念，以及胡塞尔的根本超验论方法——"自由想象变更"（free fantasy variation），来理解概念及其实质[36]。詹纳把医患交流的互动过程看作人类互动的一个具体范例，不论病人还是医生都不能被剥夺或清空其自我："相反，我相信，正因为在与对方对话前和对话中我是自己（包括我所珍视的一切在内），这个对话才有可能进行。同样，对方在与我对话前和对话中也是他自己（包括他所珍视的一切在内）[37]。"最关键的是，在这个互动过程中，两个都是身体的在场，都是具身性的自我。

丽塔·卡伦根据自己作为内科医生的经验来讨论詹纳的著作时，强调了临床医患互动中的身体体现："临床医生或听者的身体是知识的传感器，完全绕过了词语，通过身体的感知显示出来[38]。"卡伦讲了一个后背生了严重褥疮的病人来看病的故事，描述了她自己对于不确定如何恰当地治疗这个伤口的焦虑和恼怒。她写到，在请教了一位专家后，她的担忧才消退，才能与病人完全在场："这是一种奇怪的感觉，好像我的临床头脑游离了我的身体，为这些恼人的问题寻找答案去了，我因不知道自己该如何做而感到羞耻。因此，对这个病人来说，我是不在场的。而一旦我找到了需要的答案，头脑好像突然间回家了，重新在我的身体内恢复了我的整个自我[39]。"卡伦详细地描写了相对于病人她自己的位置和坐姿，以及因她愿意倾听，就为病人创造了一个空间，能够更完整地讲述了她的生活世界，包括她的恐惧和焦虑。这样，我们看到现象学哲学家的思想是如何进入临床伦理学家关于医学的论著当中，并获得了新的形式和生命。因为这位医生学者关注到这个哲学传统，关注到自己的临床实践中那些细微之处，并通过丰富、具体的细节把这些启示传递给他人。

詹纳在讨论身体的地位时，也谈到了病痛的缺位。在某种程度上说，我和我的身体是一体的，但我的身体也可能不受我的控制——比如在我患病时，这就造成了一种异化和怪异的体验：

> 如果说我的身体是真切地属于我的，那么就可以同样确定地说，我也是属于它的，也可以说我就是听命于它的。我的身体就像我所居于其间的世界，有它自己的本性、功能、结构及其生物状态。因为它是我的具身性体现，我就因身体和这些各种的状态、功能经历我自己，我就要面对各种可以影响、威胁、抑制、改变或有益于我的生物体。在某些情况下，我的身体会或多或少地辜负我，不能实现我的希望和意愿甚至想法，迫使我不得不放弃我想要做的而去关注我自己的身体——因为疲劳、饥渴、疾病、损伤、疼痛甚至瘙痒，当时我就被迫去关注它，照顾它，不论当时更迫切的是什么。因此，虽然我的身体是"密切"属于我的，但它更是我的体验地带，体验着懊恼、痛苦、疼痛、恐惧和担忧，以及快乐、满足、愉悦和安康（就是 Kass 所说的"健康"）。最终，它也将体验我的死亡，即我的不存在[40]。

认识到疾病经历的神秘性就成为临床实践的重要因素，也是理解疾病经历的重要因素，后面我们在讨论弗雷德里克·斯韦纳乌斯（Fredrik

Svenaeus）作品的时候会继续讨论这一点。除了巴伦、佩里格里诺和詹纳，还有很多就现象学和医学发出的重要声音，包括女性主义和现象学的批评理论分支。这样简短的介绍对这些思想家及其讨论的广度并不太妥当，但这些简短的概要为了解这一丰富的研究和实践打开了一扇窗口 [41]。

另一个跟现象学相关的、关于疾病和身份认同的当代哲学观点来自叙事诠释学，其强调意义建构的动态诠释过程及其叙事结构。布罗克迈尔（Brockmeier）和梅雷托亚（Meretoja）的解释是："叙事诠释学是探索意义行为是如何，以及在多大程度上是通过叙事实践实现的，以及个人是如何通过这些实践将自己与其文化世界结合在一起的，同时也将文化世界与他们的头脑结合在一起 [42]。"叙事身份认同运用了汉斯·加达默尔（Hans Gadamer）、保罗·利科（Paul Ricoeur）和马丁·海德格尔（Martin Heidegger）等思想家的理论，认为故事具有积极的解释作用。它们不仅仅反映了经历，而且在不断双向交流的过程中塑造了经历。我们的头脑已经并总是被写上各种故事。我们通过叙事理解世界的过程，也建构了我们在世界上的身份认同。再想想哈维·卡雷尔（Havi Carel）对自己诊断的描写，可以看到疾病给个人讲给自己的故事（我是个活跃的人，骑自行车上班，我想要孩子，想再活几十年）带来了激烈的变化，并让我们从别人那里听到的关于我们自己的或隐或现的故事也产生巨大的变化。这样说来，疾病经历为我们通过叙事认识自我身份建构以及与他人的关系提供了洞见，远远超出了健康和医学的情境。

叙事诠释学感兴趣的是我们存在于世界中的独特性和物质性，也就是我们以独特、具体、深切的身体性经历故事的方式，这与现象学的兴趣一致。安娜·唐纳德（Anna Donald）认为，创造叙事的过程往往是无意识的，也是与身体非常相关的：

> 这个符号化或曰讲故事的过程并不是在智力的某处进行的抽象活动，或者说只在大脑的灰质或白质进行的。相反……在与大

脑接力的过程中，叙事被加工和编码，进入身体的其他部分——肌肉系统和自主神经系统，关于感觉的整个系统，包括愤怒、疼痛和快乐等，我们粗心地把这些对感知到的信息的回应统称为"情感[43]"。

唐纳德探究了卫生健康领域内的分歧，如医患之间的不同观点，不同类型和医学传统的从业者之间的分歧。她认为这不仅是关于谁的自然主义解释更正确，而且是关于哪个才是主导叙事的争论[44]。再想想奥德·洛德（Audre Lorde）的诊断，那个父权式的医学权威充满种族主义和性别歧视的叙事，以及洛德对自己身体的了解，心灵和精神的了解之间的冲突。同样，哈维·卡雷尔所描写的自己的经历以及她所感受的来自医生的异化也是一种形式的叙事伤害，因为医生基本上忽略了她独特的具身性经历的复杂性。在这种意义上说来，叙事诠释学（以及第五章要讲的叙事伦理学）为理解不同故事之间的断裂和区别提供了额外的工具，也让我们更好地理解叙事框架中权力和权威的运行。希尔德·林德曼·纳尔逊（Hilde Lindemann Nelson）指出了在建构身份时叙事的作用，叙事也具备限制或扩张道德主体的能力。在面对一个"主导叙事"持续将某种身份强加到某个人群时，她阐述了一个"相反的故事"（counter story）是如何运行而产生"叙事修复"的。这样就改变了他人对这个被压迫人群的认识，也改变了人群内人们的自我认识[45]。叙事诠释学尊崇在进行中和动态过程中进行解释，反对闭合性的对象化，鼓励关注经历过的并彼此讲述的故事之意义。

当代哲学家弗雷德里克·斯韦纳乌斯（Fridrik Svenaeus）利用现象学和诠释学理论，对医学实践进行了特定的解读。斯韦纳乌斯认识到医疗卫生中无处不在的笛卡尔主义。他说："相对于二元论来说，现象学和诠释学是更好的解释工具，因为它们认为疾病不只是分子、组织和器官的问题[46]。"当代还原论病理医学是以狭隘的生物统计和物化病人为导向的。

斯韦纳乌斯试图找到一种方法，来详细解释"什么是医学""什么是医学知识"——一种基于临床工作者和病人的经历对医疗卫生的解释[47]。斯韦纳乌斯认为，医学本体论的实质是医生和病人之间的互动和所为。这也是医学现象学家佩里格里诺和詹纳的观点。这一互动不是孤立的二元关系，"医生"代表着临床情境中一系列的专业角色，而病人的经历则嵌于复杂的社会和关系的网络中。斯韦纳乌斯在描述不同时代、理论和实践的共同性时这样说：

> 医学是一种解释性交流，发生在两个人之间（医生或其他临床工作者及病人之间），其目的是疗愈那个生病并寻求帮助的人。临床医学……因此首先是实践而不是科学。医学科学必须被当作这个临床解释性互动的内在组成部分，而不是其真正的实质——也就是说，不是临床实践的核心。相对于实验室科学，临床实践仅仅是"应用[48]"。

这样，在埃迪森的《心灵病房》中备受医生推崇的科学知识被理解为医学至关重要的工具，而非其主要目的。这样的伦理对《心灵病房》中的主人公一定是有益的——在薇薇安将死之际，临床研究员杰森和护士苏西就是否要抢救她几乎要动起手来：苏西抓住杰森，叫道："她签了不抢救！"而杰森则叫道："她是研究对象[49]！"斯韦纳乌斯认为，临床工作者对真理和知识的追求不应该淹没对病人的照护："这种好奇心和探求……显然必须要与帮助他人相结合，否则就会导致医院里不正常的行为。病人总是并首先是一个需要帮助的人，而不是一个研究对象[50]。"

斯韦纳乌斯在这里运用了现象学的传统，特别是海德格尔（当然其解读有点儿非正统）和其他几位现象学家，如加达默尔、施特劳斯和梅洛-庞蒂等，来提出健康和疾病的概念[51]。上文的"好奇心"和帮助可以用海德格尔的话去理解："一个进入世界的人，在世界的意义结构中发现和理解自我^[52]。"作为存在于世界中的人，在协调和超越的过程中，我走出自我，进入到世界、其意义结构以及主体间性中。斯韦纳乌斯用了"像在自家一样"（homelikeness，德语为 *heimlichkeit*），即"在世界中像在家一样"，以及"不像在自家一样"这两个词，但两者都是我的感受："我居住其间的世界首先是我的世界（而不是原子和分子的"客观世界"），但这个'我的'也是'他人的'，因为这个世界也是属于他人的。但是这个'他者性'不仅仅是因为我和他人共享这个世界，也是因为自然（'文化'的对立面）是在抗拒我的理解^[53]。"因此，世界的熟悉性及其"陌生的本质"充斥着我们的存在中。斯韦纳乌斯在理查德·詹纳著作的基础上解释了健康和疾病：健康是"像在自家"的状态盖过了"不像在自家"的状态，而疾病则是"无家可归"的感觉，影响到我们的追求和进入世界中。斯韦纳乌斯指的不是转瞬即逝的不适，而是一种长久的并可撕裂个人意义结构的疾病，因为具身性经历是"自我"的中心^[54]。斯韦纳乌斯认为，"疾病带来的无家可归感最终会是一种毫无意义的感觉，会让人找不到方向，无助、抗拒而绝望^[55]。"

斯韦纳乌斯讲了一个病人彼得的故事。彼得患有慢性咽喉痛和疲劳症，去看 X 医生。医生为他开了抗生素，并告知他要休息，但彼得的症状还在持续。彼得又回来看医生，经过广泛的检查，包括去看专科医生，他被诊断为患有慢性疲劳综合征。目前这是一个了解甚少（并有争议）的疾病。疾病影响了彼得的工作、他与家人的关系，以及他的情绪状态。这就是"无家可归"的感觉，对彼得的"生活世界"造成了深重的破坏。X 医生和彼得一直在讨论治疗选择、他的工作、他与家庭的关系，以及理解他的具身性经历的各种各样的方法。斯韦纳乌斯说，在他们的互动中，生物医学仅是一个方面，虽然 X 医生不能提供对这一疾病令人满意的科学理解，她能够认识到彼得"在世界中"的方式被改变了，同时既可以在生物医学方面与他沟通（如可能的治疗方法），也能认识到彼得生活世界的改变，包括他的工作、社会关系网，以及他对自己生活的态度等^[56]。

如此说来，临床工作的目标就是寻求恢复那种"像在自家一样地居于世界之中"的状态，以上描述的临床交流就是这一过程的必要部分[57]。斯韦纳乌斯借用加达默尔的思想，将其放置于诠释学的情境中理解，强调这种医患互动的对话和解释性本质。医患会晤是"两种视界的逐渐融合——病人那种'无家可归'的感觉和医生的医学专长以及帮助病人的使命之融合。两种视界的融合带来的不同解释意味着双方都要从对方的观点看问题，以便达成新的、更具成效的理解[58]"。医生和病人具有不同的视界，特别是病人是在经历这种"无家可归"的感觉，医生一般具有更多的医学知识，并被赋予帮助病人的责任。医患会晤的特点是双方都承认对方的角色及经历："如果这一会晤要达到目的，那么不仅医生要能将自己置于病人的处境，病人也要从医生的医学视角看问题[59]。"斯韦纳乌斯运用现象学和诠释学的传统对临床互动的理解不仅是描述性的（也许人们还没有广泛认识到，但临床互动就是这样，其意义就是这样），而且还是规范性的——就应该是这样[60]。斯韦纳乌斯描述的临床互动可能与奥德·洛德跟其肿瘤科医生的互动（我感觉在我自己的身体里画出了一条战线）相去甚远，因此好像是空想的——在那种情境下，这应该是对她的描写具有启发意义的理想状态。

本章太过简短地评述了当代医学哲学的特定观点。但这一评述显示，将我们的经历理解为具身性、解释性、关联性的思想与西方哲学传统中的本质主义或二元论形成鲜明对比。我们希望这对经历疾病、损伤和残障的人来说是格外有益的观点。正如哈维·卡雷尔所说，哲学具有使用和疗愈的作用。她引用古希腊哲学家伊壁鸠鲁（Epicurus）的话说："如果哲学观点不能疗愈人类的苦难，那它就是空洞的。正如如果不能去除身体的疾病，医学是无用的；不能祛除灵魂的痛苦，哲学就是无用的[61]。"当然，正如医学不仅限于"去除身体的疾病"，哲学也不能仅限于为生活提供实用建议，但两者之间可以相互影响、相互丰富。正如图姆斯、卡雷尔、凯博文和其他学者已充分论述的那样，哲学给我们提供了理解自身疾病经历和医疗照护的工具，深化了我们对哲学话语及其作用的理解，我们就可以更好地面对今天医疗卫生中的各种挑战。

哲学叙事：复杂性及多重性

在这些章节中，我们描述了西方哲学传统中几位哲学家的思想，并提供了哲学思想的叙事说明，以及它们对当代医学实践的影响，但哲学探索的伟大魅力和挑战在于它从来不会停止探索。在这些对话当中，我们发现了完全不同的叙事，以及能够丰富我们理解的复杂性。

比如，我们对柏拉图的解读强调了灵魂与身体的等级差异，物质感官不过是干扰罢了。《裴多篇》（*Phaedo*）则对这种秩序提出了另一种解释，描述了毕达哥拉斯派关于灵魂不朽、灵魂转世和荣升的概念，与偶然性和现象学经验的欺骗性形成对比："灵魂在不受听觉、视觉、疼痛、愉悦或任何感觉干扰的时候，在它与身体没有任何接触或关联而寻找实在的时候，它才能最好地思考 [62]。"这种对物质世界和可知世界的理解是柏拉图思想不可分割的部分，也是西方思想的基础属性。

但是，这一思想在多大程度上影响了当时的医学实践呢？公元 2 世纪的医生——哲学家盖伦据信是对早期西方医学影响最大的人，其影响一直贯穿了中世纪、启蒙时期及以后，特别表现在解剖学和生理学领域。盖伦关于灵魂和身体关系的看法有一些与柏拉图相似，而一些又不相似。他追随了柏拉图的三分法：逻辑 / 理性、精神和欲望，分别对应于脑、心和肝，但他的思想中又糅杂了亚里士多德和斯多葛派的思想。正如哈金森（R. J. Hankinson）所言："在这个问题上，盖伦与当时希腊的思想是一致的，认为身体和精神（准确地说是心灵）没有根本区别 [63]。"盖伦并不认为灵魂是不朽的，他还区分了推断性的哲学和经验性的医学 [64]。

此外，柏拉图思想体系内的健康和医学的作用也非常复杂。正如佩里格里诺和托马斯马（Thomasma）所描述的那样，哲学和医学经常是一致的，如《普罗泰戈拉篇》(*Protagoras*)和《高尔吉亚》(*Gorgias*)里所言——医学照料身体，哲学培育灵魂。但哲学家给出的从物质世界上升到智识世界的方法与医生的角色是不相容的，这一点在《会饮篇》(*Symposium*) 中可以看出。这里的医生鄂吕克西马克是傲慢的技术主义的代言人。佩里格里诺和托马斯马是这样写的："他认为雕琢身体是人类生命的真正目的，' 这也是医生要做的，医术就存在于此，因为医学就是要认识身体的爱和欲望，以及如何满足或不满足这爱和欲望……' 医生赞美身体，哲学家却梦想找到一种超越身体的方式 [65]。"佩里格里诺和托马斯马认为，医学和哲学之间的这种"模糊性和张力"就是柏拉图著作的特点。

在柏拉图的著作中我们也可以发现，一些概念预示了我们在当代医学实践中所寻求的人文主义。在《吕西斯篇》(*Lysis*) 及其他著作中，医学的目标是健康。苏格拉底在《理想国》(*The Republic*) 第一篇说，"准确意义上的"、真正的医生是为了救治病人（而非挣钱），医学寻求治愈身体作为其目标，而非自我丰盈 [66]。正如我们所见，佩里格里诺认为，柏拉图思想的目的论伦理为医学实践界定了目标——医学实践为善服务，这也是佩里格里诺试图为当代医学实践恢复的伦理基础。此外，"平衡"一直是柏拉图讨论身体和灵魂关系的前提，这个"平衡"就是希波克拉底和盖伦关于身体内部的平衡，以及灵魂和身体的平衡。《蒂迈欧篇》(*Timaeus*) 是这样写的：

> 因此，我们必须要接受这样的思想：如果要一个生物状态良好，那么它必须要比例均衡。(……) 在认定健康与疾病、美德与邪恶时，没有什么比灵魂和身体的比例更重要的了，但是我们没有想过此事，也没有意识到如果一个生机勃勃、美好的灵魂寄居于羸弱、微不足道的身体，或以相反的方式组合，那么这个生物就会缺乏美，因为它缺少了最重要的比例 [67]。

因此，虽然与物质世界相比，灵魂与更高层的理性相关，但非常重要的是，它必须要与身体保持平衡。威廉·斯滕普斯（William Stempsey）认为，与狭隘的医学科学概念相比，柏拉图关于健康和医学的讨论在很多方面体现了整体观。他倡导平衡，并提出了美好生活的概念。斯滕普斯写道："在柏拉图的思想中，健康不能以还原论、纯科学的方式来理解，我们必须要理解健康的身体，才能理解我们关于健康或不健康的经历[68]。"比如在《查密迪斯篇》（*Charmides*）中，苏格拉底描述了一个能治疗身体和灵魂的护身符。他引用一位色雷斯医生的话说："'不要相信任何人说能用这个护身符治好头疼，除非他首先把自己的灵魂交由它治疗。'他说：'我们的时代关于治疗人类的最大错误，就是人试图把健康与心灵分开治疗[69]。'"这样的整体观可以说是当今医疗卫生改革的模版。我们要同时尊重灵魂和身体，而不是仅仅依靠生物医学手段。

这些观点强调了柏拉图思想中这些问题的重要性和复杂性，如与医学和健康相关的身体和灵魂的关系。这些问题时至今日仍然吸引着我们，也折磨着我们。同样，仔细研究笛卡尔思想中的二元论，也发现揭示了哲学和医学哲学中很多细微之处和争议之处，例如，理查德·詹纳指出，笛卡尔关于医学的论述，特别是他在 1645 年写给伊丽莎白公主的信，就是笛卡尔"心身日常交互和统一"这个概念的证据[70]：笛卡尔指出，伊丽莎白公主发烧是因为"悲伤导致的血液特质变差"。他给出的治疗方法是洗温泉，并摆脱头脑中悲伤的想法[71]。詹纳认为，笛卡尔关于医学的论述表达了与他在《沉思》（*Meditations*）中"我思故我在"不同的观点。他引用了《笛卡尔方法论和第一哲学沉思》（*Discourse on Method and Meditaions*）中的一段话，讲的是身体和灵魂在功能上的统一：

大自然也通过疼痛、饥饿和口渴等感觉告诉我，我不仅是一个寄居于船上的舵手，我是与它紧密相连的。也就是说，跟它作为一个整体融合在一起[72]。

　　詹纳认为,一般对笛卡尔二元论的理解"几乎纯粹是无稽之谈,是历史的调制品[73]"。不管我们是否赞同这种解读,我们看到,历史上身心二元论的威力是巨大的。我们并不想就笛卡尔文集中的二元论做什么裁决,只是想指出(也许有点儿沮丧)哲学和医学叙事当中很多种不同的解读,并呼吁对这些令人困惑的问题进行持续、严谨的研究。

　　也许这些问题是普适性的,也许当医学科学发展到了我们完全无法想象的时候,这些问题仍会对我们提出挑战。在伊恩·迈克尔尤恩(Ian McEwan)的小说《星期六》(Saturday)中,神经外科医生亨利·波罗温在思考着病人大脑的内部。这是一个常见的场景:"类似于家的感觉,有低矮的山丘和脑沟组成的起伏的山谷,每一个都有自己的名字和功能,对他来说就好像他自己的家[74]。"但这种似家的感觉充满了未知,波罗温在思考神秘的心灵、身体和精神:

　　　　某一天大脑的秘密也会像DNA内复制生命的密码一样被破解。但即便到了那个时候,神秘性还是存在的,那团湿漉漉的东西可以像内部的电影院一样产生思想、视觉、听觉和触觉,并将它们组合起来产生一个即时的幻想和自我——自我是另一个明亮的幻想,像一个幽灵一样盘旋在大脑中心。这如何解释?物质怎么变成了意识[75]?

灵魂

　　我们就这样又回到了文学艺术,脑中还跳动着笛卡尔二元论和现象学的思想。如果可能的话,大声朗读下面这首诗,并再读一次。如果旁边有人,读给他们听,也让他们读给你听。

灵魂

我待在这个老头的身体里干什么呢？

我感觉自己是龙虾里边的东西，

所有的想法、消化、羞羞的念头，

四处走动、困惑、恐惧，

避免麻烦，以及上帝才知道的信仰，

对朋友模糊的记忆，以及他们昨晚说的话，

看向自己的外边，从自己的内部，

我挥舞的钳子，无足轻重，

我的触须，神秘、颤抖，

对威胁神奇地敏感，令人烦恼；

我知道自己走路的方式和我的保护壳，

并为此尴尬。

我爱的那个她哪去了？

这冰冷的海水冲刷着我的脊背。

——戴维·费里（David Ferry）[76]

"我待在这个老头的身体里干什么呢？"

这里说话的"我"是谁呢？是灵魂吗？但讲话者——或者灵魂——跟他的肉体存在是什么关系呢？他写道"我感觉自己是龙虾里边的东西"，并不是说他是个龙虾，而是龙虾里边的东西。我们想象到薄片状的白肉——伊丽莎白·毕肖普（Elizabeth Biship）想象鱼肉"好像是把羽毛捆在了一起"——煮熟的绿色内脏弄脏了我们的手指。食管，消化道。我们陷在这些内部结构中，困惑、脆弱，追随着不确定的东西，感到怀疑，感到陷于其中。然后我们慢慢走出来，观察外部的世界，包括我们自

己——"看向自己的外边，从自己的内部"，最后看向他人，那个失去的
爱人。我们以一个问题开始："我待在这个老头的身体里干什么呢？"这个
问题最终无情、不可避免地把我们带向另一个问题："我爱的那个她哪去
了？这冰冷的海水冲刷着我的脊背。"因为我们终究是身体性的自我、关
系性的自我，我们的内部和外部是相连的，不讲身体的故事就不能讲我
们的故事，以及那些感动了我们的人的故事。

　　我们跟他人的关系、与身体的关系，以及我们有限的生命决定了我
们是谁，是什么，也定义了我们的存在。在费里诗中挥之不去的声音中，
我们听到了老年男人哀怨的呼喊，他对自己寄居的身体充满了疑惑。这
个身体对他来说是陌生的，不受欢迎的——就是斯韦纳乌斯所说的"不像
在自家"的感觉，在这个壳里有一种可触摸的异化感觉。但这首诗并不
只是关于衰老，当我们因为中风、痴呆、病弱、青春期，失去或得到朋
友或恋人的时候，经历生命的激流和命运的起伏，我们改变了，我们还
是原来的我们吗？那个讲话的"我"还是本质的、没有改变的我吗？或者
说灵魂居于身体里，身体居于灵魂里，所有人都居于周围人的命运和际
遇中吗？（包括那些以身体存在的，和那些目前只以精神存在的）

　　这个壳既是我们的家，也是"不像在自家"的比喻。我们在冰冷的洋
底行走的时候，重新思考和经历着哲学家几千年来思考的问题。至关重
要的一环是去探究、质疑这些哲学传统，以及去探索表现这些问题、原
始呼喊与喜悦的艺术形式。哲学、文学和经验都是获得知识的不同途径，
它们的融汇为我们理解疾病和医疗带来了重要影响，是叙事医学原则和
实践不可或缺的组成部分。

注释

[1]　MacIntyre, *After Virtue*, 216.

[2]　Merleau-Ponty, *Phenomenology of Perception*, lxx.

[3]　Merleau-Ponty, *Phenomenology of Perception*, lxxii.

[4] Merleau-Ponty, *Phenomenology of Perception*, lxxii.

[5] Merleau-Ponty, *Phenomenology of Perception*, 186.

[6] Merleau-Ponty, *Phenomenology of Perception*, 200.

[7] Merleau-Ponty, *Phenomenology of Perception*, 193.

[8] Merleau-Ponty, *Phenomenology of Perception*, 203.

[9] Merleau-Ponty, *Phenomenology of Perception*, 182-83.

[10] Merleau-Ponty, *Phenomenology of Perception*, 188.

[11] Merleau-Ponty, *Phenomenology of Perception*, 109-90.

[12] Merleau-Ponty, *Phenomenology of Perception*, 530.

[13] Merleau-Ponty, *Phenomenology of Perception*, 200.

[14] Merleau-Ponty, *Phenomenology of Perception*, 189.

[15] Merleau-Ponty, *Phenomenology of Perception*, 189.

[16] 亦请见 Paul Ricoeur 的论述，他指出叙事的本质是"活的"（living），取决于沉淀和创新。Ricoeur 认为，"上述情形之间的变异为富有成效的想象力赋予了专属的历史意义，并使叙事保持鲜活"。（Ricoeur, "Life in Quest," 25）。

[17] Merleau-Ponty, *Phenomenology of Perception*, 188.

[18] Merleau-Ponty, *Phenomenology of Perception*, 183-84.

[19] Merleau-Ponty, *Phenomenology of Perception*, 184.

[20] Merleau-Ponty, *Phenomenology of Perception*, 189.

[21] Merleau-Ponty, *Phenomenology of Perception*, 185,188.

[22] Carel, *Illness*, 13.

[23] Carel, *Illness*, 39.

[24] Toombs, "Illness and the Paradigm", 207.

[25] Carel, *Illness*, 8-9.

[26] Baron, "Introduction to Medical Phenomenology", 606.

[27] Baron, "Introduction to Medical Phenomenology", 608.

[28] Pellegrino, *Philosophy of Medicine Reborn*, Ⅺ. See Jaspers's *Philosophy and the World*, 234.

[29] Pellegrino, *Philosophy of Medicine Reborn*, 168.

[30] Pellegrino, *Philosophy of Medicine Reborn*, 63.

[31] Pellegrino, "Toward a Reconstruction", 66-67.

[32] "自 13 世纪晚期和 14 世纪以来，一直到我们的时代，目的论伦理的基础遭到了严重削弱。这一过程是由唯名论者开始的。他们拒绝接受事物本质或普适的观点，因此使目的和善脱节。在 18 世纪这一过程加速并一直持续到现在。"(Pellegrino, *Philosophy of Medicine Reborn*, 71)

[33] Pellegrino, *Philosophy of Medicine Reborn*, 72-73.

[34] Pellegrino, "Towards a Virtue-Based", 269-270.

[35] Zaner, "Phenomenon of Vulnerability", 287.

[36] 詹纳讨论了胡塞尔的"自由想象变更"(free fantasy variation): 离开确定的经验性现实，人就可以思考任何可能的例子，包括那些被认为是虚构的例子。事实上，"对哲学家来说，'将他的幻想培育到极致'是至关重要的("Examples and Possibles"，25)——创意性工作为此提供了养分。詹纳认为，临床工作中任何的病例都必须以其独特的方式来理解，但将不同案例做哲学分析就是这种形式的自由想象变更("Phenomenon of Vulnerability", 290-291)。

[37] Zaner, "Medicine and Dialogue", 321.

[38] Charon, "Ecstatic Witness", 179.

[39] Charon, "EcstaticWitness", 180.

[40] Zaner, *Context of Self*, 52. Cited in Svenaeus, *Hermeneutics of Medicine*, 111.

[41] 进一步的参考见 Toombs, *Handbook of Phenomenology*。

[42] Brockmeier and Meretoja, "Understanding Narrative Hermeneutics", 7.

[43] Donald, "The Words We Live in", 19.

[44] Donald, "The Words We Live in", 18.

[45] Lindemann Nelson, *Damaged Identities*.

[46] Svenaeus, *Hermeneutics of Medicine*, 19n.

[47] Svenaeus, *Hermeneutics of Medicine*, 5-6.

[48] Svenaeus, *Hermeneutics of Medicine*, 11.

[49] Edson, *W;t*, 82.

[50] Svenaeus, *Hermeneutics of Medicine*, 174.

[51] Svenaeus, *Hermeneutics of Medicine*, 92.

[52] Svenaeus, *Hermeneutics of Medicine*, 94.

[53] Svenaeus, *Hermeneutics of Medicine*, 93.

[54] Svenaeus, *Hermeneutics of Medicine*, 117.

[55] Svenaeus, *Hermeneutics of Medicine*, 115.

[56] Svenaeus, *Hermeneutics of Medicine*, 130.

[57] Svenaeus, *Hermeneutics of Medicine*, 100.

[58] Svenaeus, *Hermeneutics of Medicine*, 179.

[59] Svenaeus, *Hermeneutics of Medicine*, 157.

[60] Svenaeus, *Hermeneutics of Medicine*, 166.

[61] Inwood and Gerson, *Epicurus Reader*, 99. Cited in Carel, Illness, 127.

[62] Plato, Phaedo, 65c.

[63] 哈金森，"Galen's Anatomy," 199. 詹纳也写道："盖伦很难把他的医学思想融入柏拉图关于心灵（*psyche*, 或曰灵魂）的概念中，最后将之归为只是身体体质的一种：'我还没有见过一个人能够几何性地显示它（灵魂）完全是与肉体无关的，或在其他任何物种中灵魂是与肉体是有关的，或者展示灵魂是永恒的抑或是能消亡的。'

他不敢讲灵魂的实质是什么。"（"Medicine and Dialogue," 322n1）

[64] 哈金森，"Galen's Anatomy", 201。事实上，可以说盖伦的影响力强化了古希腊的教条主义传统，方法学派（以及怀疑论和经验论）和教条主义的对抗在某种程度上预示了我们当前关于医学实践范围和本质的争论。詹纳引用路德维希·埃德尔斯坦 (Ludwig Edelstein) 的话指出："对病人经历、病史和价值观的形式复杂的思考是古代方法学派关于方法 (semeosis) 和思考形式 (epilogismos) 所关注的主要内容，也就是对病人实际生活中的各个因素做出缜密思考，以便能够更全面地理解病人及其疾病，做出恰当的治疗。"（"Medicine and Dialogue", 308）怀疑论则强调对具体症状的解释、每个具体的人的独特性及其整体性情况。这也可以说预示了凯博文关于病人经历的"illness"（病痛）和生物医学关注的疾病"disease"（疾病）的比较。

[65] Pellegrino and Thomasma, Philosophical Basis of Medical Practice, 11.

[66] Plato, Republic 341c-342c.

[67] 这一引文后半部分是："……我们也该如此思考灵魂和身体的结合，我们把这种结合称为生物。当生物内的灵魂比身体更强壮，并且当灵魂激动起来的时候，它就会搅动这个生物，从里面使生物充满疾病。当灵魂专注于一门或多门学问时，就会使身体不堪重负。同样，当灵魂在进行公共或私人教学和辩论的时候，其间的辩论争吵会让灵魂点燃身体之火，并使其前后晃动，出现一些释放的情形。一些所谓的医生就错误地做出诊断。但另一方面，如果身体对灵魂来说太大，与一个孱弱的、微不足道的头脑结合，因为人有两种自然欲望——身体对食物的渴望，以及我们最神圣的部分对智慧的渴望——强壮的部分就会占上风并放大其欲望，使灵魂的作用钝化，变得愚蠢和健忘。这样就导致了最严重的疾病：愚昧。"(Plato, "Timaeus" 87c-88b)

[68] Stempsey, "Plato and Holistic Medicine", 203.

[69] Plato, *Charmides* 157b. Cited in Stempsey, "Plato and Holistic Medicine", 206.

[70] Zaner, *Ethics and the Clinical Encounter*, 111.

[71] Riese, "Descartes as a Psychotherapist", 243.

[72] Descartes, Philosophical Works, vol. 1, 192. Cited in Zaner, *Ethics and the Clinical Encounter*, 114.

[73] Zaner, *Ethics and the Clinical Encounter*, 119.

[74] McEwan, *Saturday*, 262.

[75] McEwan, *Saturday*, 262.

[76] Ferry, *Bewilderment*, 7.

第五章

带我们离开确定性：叙事伦理训练

克雷格·欧文（Craig Irvine）　丽塔·卡伦（Rita Charon）

无论我们关于自己是谁的理解，还是我们在文化世界中的存在，都不能与我们和别人讲的关于我们的故事分开。

——延斯·布罗克迈尔［Jens Brockmeier，《档案之外》
（*Beyond the Archive*[1]）］

　　故事是我们理解生活并讲述其意义的最基本方式。哲学家保罗·利科（Paul Ricoeur）说，"生命是寻找叙事的活动和激情[2]"，指的就是这一点。事实上，对利科来说，"生命是建构活动的场域，我们以此试图发现……构成'我们'的叙事身份[3]。"医学社会学家亚瑟·弗兰克（Arthur Frank）与利科的思想一脉相承："我们的自我被故事不断地再创造，故事不仅描述了自我，也是自我存在的媒介[4]。"关于自我的陈述，如自传、回忆录、心理分析记录、临床叙述、梦境、我们私下讲给自己听的话以及随意讲给朋友的故事等，不但报告了我们的叙事身份认同，更极端地说，创造了我们所经历的"自我"。

叙事医学起源于关于叙事与身份认同之间关系的认识，其原则和实践包括主体间性和身份认同，选择细读作为特色工具，提升创造力在医疗工作中的地位，合作式教学方法，以及叙事性临床实践——这些都围绕叙事性和身份认同的互惠展开，为的是要理解这种互惠关系并展开实践。疾病和损伤是我们有限的生活中最具揭示作用的经历。这一经历揭开了生活这个房间中最大物体的面纱。当人迫切地需要面对、质疑或拥抱自己身份认同的时候，叙事医学就会出场：这个经受痛苦、正在康复或即将死亡的我是谁？对我来说，现在什么最重要？面对这个疾病或损伤的时候，如何最好地走完前面的生命之路？

叙事医学逐渐理解了叙事身份认同的潜力，这会产生什么实际效果呢？本章试图对此进行阐述。在医疗卫生工作中，关于叙事和身份的问题经常出现在生命伦理学实践中。这些问题促使我们聚焦于叙事伦理。这是临床生命伦理学的分支，它始于关注病人关于自己生命的讲述，帮助病人展望自己未来的情况，然后选择他想要面对的未来。叙事伦理的实践场景有时是生命末期棘手的伦理学困境，有时是相对平静的日常医疗卫生实践。它将熟练的细读技巧运用到病人、家庭和医务工作者，以便催生对个人境况的叙事理解。叙事伦理与其他生命伦理学方法不同，不寻求用普适法则和原则解决具体的伦理问题。它的缘起在于病人将自己独特的价值观、意义、选择、意愿和爱带入到这个特定的生命或死亡中。我们知道有一个文学领域也叫"叙事伦理"。它与生命伦理学的叙事伦理并行，但并不相同，阐述的是听者或读者对他人叙事的基本责任，包括在倾听口头叙事和阅读文学文本时的责任，我们认可这个"叙事伦理"的贡献。最后，我们提出这样的主张：叙事伦理就是叙事医学，它在生命伦理学的场景展开，为那些帮助他人面对生命和死亡的人带来教学方法和实践。

故事能为我们做什么：对伦理学的叙事理解

很多不同的学科都认识到叙事行为在感知、经历、再现和解释世界时的首要作用 [5]。正如本章将要详细展示的那样，历史学家 [6]、心理学家 [7]、社会科学家 [8]、教育家 [9]、神学家 [10]、哲学家 [11]、精神病学家 [12]和文学学者都认识到叙事在我们生活中的中心作用 [13]。也许在很多学科内，叙事理论和实践还是相对新鲜的现象，但是叙事的突出性，以及唤起、使用叙事时叙事能力的发展（至少对文学文本是这样）一直以来都被认为是人类的学习和思想中的重要因素。利科认为，至少 2400 多年前伦理学就运用了叙事。亚里士多德在他的《诗学》（*Poetics*）中写道："亚里士多德毫不犹豫地说，每一个讲得好的故事都教给我们一些东西……举几个亚里士多德熟知的例子，如悲剧、史诗和喜剧，它们发展了一种可以称之为叙事理解的东西，它跟用于道德判断的实践智慧的关系更近，跟科学——或曰更广泛的理性的理论使用——关系更远 [14]。"理论只能抽象地理解伦理原则与人类行为之间的关系，而叙事理解则提供了一种想象的思想实验。我们通过它可以学会"把人的行为与幸福或不幸联系起来"（利科，23 页）。利科用亚里士多德的话开头后，阐述了自己关于"情节化"（emplotment，即对叙事来说很重要的结构编排）的观点。他认为，"情节化不是在文本中完成的，而是由读者完成的，读者在这种情境下通过叙事重新编排生活。更确切地说，叙事的意义来源于文本的世界和读者自身世界的交叉"。（26 页）文本的世界展现在眼前的是一个可能经验的世界，一个可以居住其间的世界，不是一个自我闭锁的世界。文本投射了一个与我们居住的世界不同的新世界。因此，我们在阅读文本的时候，我们同时属于想象世界的视域，也属于我们"真实生活"展现其间的真实世界的视域，因此，我们所谓的"生活经验"也呈指数级地增长了。下面我们将看到，倾听临床生命伦理学叙事在扩大视域和增加经验方面具有相似的效果。

哲学家汉斯·加达默尔（Hans Gadamer）讲到在理解文本时必要的"视域融合[15]"。通过这个融合，我们关于实在（reality）的视野和自我存在的状态改变了，永久改变了我们与下一个文本的交互。每一个叙事作品都开启了新的视域，我们由此经历、探索、试验新的现实以及新的存在于世界中的方式。视觉艺术、音乐、戏剧、舞蹈都以各自特定的感觉和想象方式扩展了我们的视域[16]。

我们一直都生活在想象的世界中——每个人感知到、经历过和"编排"的世界都是独一无二的，因为意识本身也是由我们听到的叙事塑造的；思想、想象、信仰、情感、依恋以及行动本身都是由构成每个人意识的故事塑造的。因此，我们所谓的"经验"并非是纯粹空白的实在，它在某种程度上是建立于先前的感知、事件和想象的后果上的。这并不是说没有创新，因为想象力可以创造新的没有见过的东西，但它们总是要建立于个人经验的感知基础之上[17]。

如果每个人或多或少地通过个人叙事的方法感知和经历实在，那么实在就不能被认为是可复制或普适的现实。通过认真地对待叙事文本（仔细地阅读、写作以及纠结其意义），我们就会怀疑我们是否可以通过掌握技术来定义和控制实在。故事的不确定性让那些寻求具体的、毫不含糊的结论之人感到困惑。进入到文本的叙事世界中，我们必须要放弃下面这个观点：理解意义的关键在于亲历事件[18]。美国20世纪四五十年代新批评运动的领袖之一克林斯·布鲁克斯（Cleanth Brooks）断言，诗歌是不能被解释的：

> 是否可以建构一个观点或说明来充分地再现一首诗的全部意义呢？或者说，是否可以建立一个总结性的观点，来简短地说明一首诗到底要"说"什么呢？……如果诗人愿意的话，他是否可以建立这样一个观点？读者和评论家是否可以建立这样一个观点？
>
> 答案是诗人自己显然是不会这样做的，否则他也不会写这首

诗了 [19]。

　　同样，故事的内容也不能被还原为可以分析的数据，无论是伦理意义还是其他，都不能从故事中抽离出来，好像它们独立于其形式存在一样。相反，故事只将其意义"下放"给那些经历了故事所有要素的读者或听者——情节、体裁、用词、隐喻和典故，以及其时间和空间特点。进入到故事中的读者或听者同时经历上述这些特点的整体性流动，没有哪个要素对故事的意义可有可无。整体的故事要求读者理解其伦理的、个人的和情感的意义——这一情形从反面论述也是一样的，就如文学学者马歇尔·格雷戈里（Marshall Gregory）在《被故事塑造》（*Shaped by Stories*）一书中所说的："不理解故事中的伦理视野也就是不理解故事的美学安排 [20]。"

　　进入到文本当中的读者能够认识到文本世界的行为法则，并被其中的道德指向和型塑力量所影响。叙事医学当中的叙事伦理提醒作者和读者：任何类型的叙事都不可避免地尊崇某些观点和立场；边缘化的声音经常被压制；致力于平等，就要平等地对待作者或讲者的视点。我们要试着去回应那些边缘人的故事，我们可以要求讲出额外的故事——不是随便什么额外的故事，而是将视点聚焦于先前声音被压制的那些人如何看待世界。

叙事和生命伦理学

　　叙事性和身份认同的概念是如何影响生命伦理学著作的呢？小说家理查德·鲍尔斯（Richard Powers）的几部小说都是设置于医学背景中的。他提出，严肃阅读有巨大的作用：

　　　　小说是头脑从紊乱、模块化的大脑之混沌中塑造一个大致整体的方式。同时，共有的故事是任何人逃离"自我"枷锁的唯一方法。好的医学总是在于聆听病史，因此，如果想要理解受伤的大脑，自然就会倾向于使用经典的故事讲述方法……只有栖息于他人的故事中，我们才能远离确定性[21]。

逃离"自我"的枷锁——这是伦理实践的号角。鲍尔斯已经说过，这个禁锢我们的枷锁就是我们的确定性打造的我们的自我。如果我们愿意进入陌生的叙事世界——不论是跟朋友对话，跟病人交谈，还是阅读理查德·鲍尔斯的小说，我们就可以通过接触他人的世界而摆脱预设、偏见、谱系和习惯的限制，并扩展我们的头脑。很多日常生活中产生重大后果的行为都需要我们具有想象他人情况并在此基础上行动的能力，我们认为做一个会细读的读者能够培养这种能力。不论他人是熟人还是陌生人，进入到他人的叙事世界都需要想象力、平静和共情，并能够挑战预设。

学者们试图帮助我们理解想象他人的故事对道德生活的重要性，哲学家兼小说家艾丽斯·默多克（Iris Murdoch）就是其中之一。默多克的小说《黑王子》（*The Black Prince*）中的主人公布莱德立·皮尔森说："我们作恶的时候就是我们麻醉了自己想象力的时候。毫无疑问，对很多人来说，这是作恶的前提，或是一部分[22]。"玛莎·娜斯鲍姆（Martha Nussbaum）写道："默多克认为，如果我们能够理解阻碍善的内在力量，我们才能做出正确的选择。她认为，最主要的是我们不能正确地认识他人[23]。"

再思考一下鲍尔斯在医疗情境中逃离确定性的说法。一般来说，对于疾病情境，医学专业人员比病人了解得更多，也更确定。在医疗过程中，病人对疾病的生活经验并不会自动被认为很重要，所有的权力都倾向一侧。当两者产生分歧的时候，权力的不平等一定会倾向于专业人员一方。如果病人同意进行某项治疗，治疗就进行；如果病人拒绝，他就被指责为不能理解治疗。

医疗卫生领域和其他领域的权力不对称在 20 世纪 60 年代被新兴的

民权运动、妇女解放运动和民粹主义以及病人权益所挑战；同时，医学本身也被一系列的事件所震荡。这些事件或是制造了新的伦理困惑，或是放大了已有的伦理困惑，每一个事件都显示了医患之间的权力不对称，并需要生命伦理学进行回应。其中主要的事件包括将死亡重新定义为脑功能终止而非心脏停搏（1968 年）、塔斯克吉（Tuskegee）梅毒实验信息的发布（1972 年）、全国范围内堕胎合法化（1973 年）、昆兰（Karen Ann Quinlan）的父母请求法院判决允许他们撤掉她的呼吸机（1975 年）以及唐氏综合征患儿"婴儿张三"因父母拒绝抢救而死亡（1982 年）等。美国全国急切地需要伦理学专家解决日益增多、日益复杂的生物医学伦理问题。为了回应这些事件以及其他事件，生命医学伦理学作为一个建制化、跨学科的学术专业出现了。在照护某个病人出现了伦理或法律困惑时，医务工作者转向生命伦理学专家咨询该如何做。

　　虽然有多个伦理框架影响着医学伦理实践的发展，但很快原则主义伦理学就成为主导方法。汤姆·比彻普（Tom Beauchamp）和詹姆斯·邱卓斯（James Childress）在 1979 年出版了《生命伦理学原则》（*Principles of Biomedical Ethics*）一书 [24]。该书详细说明并扩展了一年前发布的《贝尔蒙报告》（*Belmont Report*）[25]。比彻普和邱卓斯援引了四个原则，即"尊重病人自主权、不伤害、有利、公平"，以"提供一个一般性指导原则框架，把道德压缩为最基本的因素，为各行各业提供一套易于掌握的道德标准 [26]"。这些伦理学专家把这些普适性原则运用到具体的案例中，确定这些原则中哪个应该来指导行动。比彻普和邱卓斯认为，在解决伦理困境时，原则主义所运用的方法不是简单的推论："不论是规则还是判断，都不能直接从原则推论出来，因为要形成决策和决断案例，还需要额外的解释、细化和原则之间的平衡 [27]。"原则只是初步责任，如果原则之间发生冲突时，比彻普认为："必须要找到这两三个规范之间的平衡、和谐或某种形式的均衡。或者，另一种方法是，一种规范覆盖另一种规范 [28]。"比彻普和邱卓斯指出，他们的这些原则只应该被当作指导原则。比彻普写到，把这些原则运用到临床决策时，"需要对原则进行解释并具体化……使用这些原则时要善于创新，并要有想象力，要鼓励这样做[29]。"

我们很高兴比彻普提到在临床决策时创新和想象力的重要性，我们相信不应仅仅"鼓励"这样做——事实上，只说创新和想象力很重要，但没有提供培养、发展、应用创新和想象力的工具，这是有问题的。只是作为指导原则来使用这些普适性伦理学原则，而不关注每一个具体情境的复杂性和独特性（这样的关注要求创造力和想象力），使临床工作者、伦理学家或临床伦理学家认为自己"浮于"那些面对伦理困境的病人和家庭之上。这种"超越"的态度反映了医疗卫生工作中一种普遍存在的态度——客观性最理想，而这种"客观性"的预设是"要处于他人的故事之外[30]"。

作为基因咨询师，医学社会学家查尔斯·博斯克（Charles Bosk）在研究期间，访谈了一位化名比尔·史密斯的医生，问他如何面对人类生物学中的"意外"或"错误"（史密斯医生的病人都患有严重的先天性基因疾病）。下面是史密斯的回答：

> 博斯克，你不得不这样做：每天早上起床后，假装你的车是宇宙飞船，告诉自己你要去另一个星球了。你告诉自己："那个星球上会发生可怕的事情，但我的星球上不会。它们只发生在我每天早上坐飞船去的那个星球[31]。"

亚瑟·弗兰克（Arthur Frank）说："在每一个医学院的教室里都应该朗读史密斯的回答。这个活生生的例子显示了医学职业是如何扭曲了一个原本尚好的头脑[32]。"弗兰克说，如果医生、护士、社会工作者和医院牧师采用了这种"非感受性"的态度，他们就会告诉自己说，他们是处于发生在"医院星球"那些可怕的事情之外的。他们所实践的是"宇宙飞船伦理"，在伦理学原则中寻求庇护，把自己置于病人和濒死之人复杂、模糊、矛盾的人生之外和之上（47 页）。为了登上这个"飞船"，他们必须否定自己的身体经验，并会为这种否定付出代价[33]。

20 世纪 80 年代以来，其他几种伦理学框架开始挑战原则主义对生命伦理学的支配地位，其中最大的挑战来自丹纳·克劳塞（Danner K. Clouser）和伯纳德·格特（Bernard Gert）的普遍道德框架（common morality framework）[34]。普遍道德反对原则主义最主要的理由是：在原则之下没有综合性的支撑理论。克劳塞和格特以传统的伦理原则与比彻普和邱卓斯的原则进行对比，如实用主义的原则就是一系列综合性伦理理论和系统的"简略表达"。他们认为，原则主义没有这样的综合性理论或系统的支持，相反，其作用仅仅是提醒人们"要考虑公平"，或者"要帮助他人[35]"。克劳塞和格特认为，原则主义让人认为它有综合性理论支撑其原则，从而误导我们相信我们的道德决策有坚实的基础，而实际上并没有。相反，原则主义成了我们为个人的、带偏见的、经常是武断的道德推理辩护的方法。克劳塞问道："既然这些原则不足以决定道德判断，那么，进入道德决定和道德判断的个人喜好、偏见和主观因素都是什么呢[36]？"与原则主义肤浅的原则相对比的，是克劳塞提出的普遍道德方法。他认为这一方法结合了认知、理想、程序和法律的因素：

　　这是一个包含四个组成部分的复杂系统：道德规则、道德理想、与情境相关的道德特征以及处理冲突的详细过程……（普遍道德）的开端是思想缜密的人在对特定的情境做决定和判断时真正会使用的道德系统……公正理性的人接受其为一套公共系统，适用于每个人，包括他们自己和他们关心的人（227、228 页）。

　　案例法（casuistry）是另一个伦理学方法，或者说是原则主义伦理学的补充，其基础是案例而非抽象的原则[37]。案例法有几百年的历史。1988 年艾伯特·乔森（Albert Jonsen）和斯蒂芬·图尔敏（Stephen

Toulmin）的著作《案例的滥用：道德理性的历史》(*The Abuse of Casuistry: A History of Moral Reasoning*）一书出版[38]，标志着案例法重新进入伦理学的舞台。1992 年，乔森、马克·西格勒（Mark Siegler）和威廉·温斯莱德（William Winslade）主编出版了第一版《临床伦理学》(*Clinical Ethics*)[39]，案例法在此被运用到生命伦理学领域。案例是具体的，因为它们"凝结了"各种具体的情况。虽然每个案例都是行动者、行动、地点和时间之间独一无二的组合，但它们可以推广到其他类似的案例中去。乔森描述了案例法学派伦理学家如何描述和评估一个案例的具体情况，即"谁、什么、为什么、什么时候和哪里"。这里包括了"各种不同的、构成社会秩序的机构和实践"，而这些就是痴迷于"超越生活具体实践"的普适理性的道德哲学家一直以来都忽略的[40]。案例派学者认为，专注于普适理性的伦理学家擅长于理论化，但事实证明，他们不能考虑伦理案例的具体情况。案例法不仅是关注案例具体情况的一种方法，它也能评估状况，并找出伦理困境的解决方法。案例法用以寻找解决方法的论点不是一长串推断，而是三段论（"没有人应该被迫去做无益的事情"）或箴言（"不伤害"）。乔森写道："这些三段论或箴言可以面对各种挑战……在某些案例中，可以用案例本身去应对挑战，如'在这个案例当中，抢救确实是无益的吗？'但在其他案例当中，却需要上升到思辨哲学去应对挑战，如需要认真地审视'无益'下面的效果、权威和概率"（244、245 页）。在后一种情况下，案例法必须要借助道德哲学，但这种需求并不常见。但在每个需要这样做的案例当中，最后一步是比较案例，"以找到跟正在讨论的案例相似的案例，以便确定新的案例当中情境的改变是否需要做出跟前面案例中不同的判断（245 页）"。

美德伦理学也是一种古老的道德理论，也提供了原则主义伦理学之外的另一种选择。美德伦理学关注的不是原则，或曰一套综合的伦理体系，也不关注案例。佩里格里诺认为，美德伦理学的焦点是"行动者，他/她的意图、倾向和动机，以及道德主体因惯性以某种方式行事而成

为、愿意成为或应该成为什么样的人 [41]"。当然，因文化不同，时代不
同，美德的标准也不同。阿利斯泰尔·麦肯泰尔（Alisdair MacIntyre）在
其重要的著作《追寻美德》（After Virtue）一书中说，启蒙运动之后，美
德伦理学逐渐式微，这是因为关于道德判断的哲学和神学规范的共识逐
渐减弱 [42]。佩里格里诺的美德伦理学基础是古典时代和中世纪的美德概
念。他强调，美德伦理学的复苏应该聚焦于"职业伦理"，或者是"医患
关系或医护关系伦理"，而不应聚焦于通常归类到生命伦理学范畴的越来
越多的其他伦理问题，如拒绝或撤销生命支持仪器、安乐死、协助自杀、
胚胎研究、器官及组织移植和医疗保险等一系列跟医学技术进步相关的
新问题 [43]"。佩里格里诺认为，在解决这些伦理学困境时，美德伦理学不
可能发挥规范性的作用，因为就哪些美德基础可以适用于这些问题并没
有达成一致。而在职业伦理当中，就治疗关系的目的及其本质是可以达
成一致的（267 页）。佩里格里诺认为，有利于临床关系和疗愈的美德包
括：①信任和承诺；②善行；③舍弃自我利益；④怜悯和关爱；⑤智识
上的诚实；⑥公平；⑦审慎（实践智慧）（269、270 页）。

　　当前的生命伦理学充满活力，原则主义伦理学以及对原则主义伦理
学的挑战持续促使医务人员和病人选择适合自己伦理关切的方法。上述
原则主义伦理学之外的其他伦理方法因纠正原则主义的非人性化、疏离
和表面化而产生。还出现了其他一些伦理学框架，如女性主义伦理学、
集体主义伦理学和社会公平视角等。它们表示了对一些主要问题的关切，
如自主性、结构性公平和机构道德等，挑战了主流生命伦理学只关注个
人道德和公共道德比较的做法 [44]。下面我们要讨论的是叙事伦理。这种
伦理实践关注叙事知识对道德生活的贡献。我们认为，叙事伦理学回应
了原则主义伦理学的缺陷，同时也认为，在面对医疗卫生中个人和整体
性伦理问题时，女性主义和结构性公平框架有助于我们取得进步。

叙事伦理学

叙事伦理学在 20 世纪 80 年代发端于主流的临床生命伦理学内部。作为一种"自下而上"实践伦理的方法，其所做的就是从某个特定病人开始，要考虑他 / 她的实际情况，而不是把一些理论和规则运用到具体案例当中。下面我们将会看到，叙事伦理学的发展与文学研究中叙事理论概念的发展是同步的。这一叙事伦理与医疗卫生中的叙事伦理不尽相同，但对它有支持作用。一些受过文学理论、叙事学、哲学和宗教研究训练的、致力于生命伦理学实践的临床工作者和学者认识到，对病人及其家人来说叙事方法是很重要的。与原则主义伦理学和上述其他的生命伦理学方法不同，叙事伦理学不是针对医疗中的错误行为，或解决源自技术发展的生命伦理学问题，它源自于一些智识运动、广义的文学研究和诠释思想，包括医学人文、医学中的人类价值和以病人为中心的医疗等。叙事伦理学融合了人文学者的观点，以及面对具体的病人照护伦理情境的医务工作者的观点。他们共同寻找方法，以便使伦理决策能够贴近病人的生活经验。他们意识到病人本身才是要开展疾病伦理工作的人 [45]。

叙事伦理不是以临床情境的客观特点开始，然后考虑下面该怎么做。相反，它首先要问的是病人如何成了现在这种情况，下面会怎么样？发生了什么事情导致了现在的情况？这个故事可能的结果还会有什么？在决定采取何种医疗行为的时候，病人的生活经验，包括疾病经历的所有具体情况和意义，才是指导思维和判断的"法则 [46]"。叙事伦理学家所受的训练让他们仔细地关注病人、家属和医务工作者关于情境所说和所写的。他们从文学、语言学和社会科学中学会认识对话和文本的体裁、观点、隐喻、用词和时间性，并理解故事究竟要讲什么内容。他们理解对话和文本中修辞和行为的力量和寓意 [47]。叙事伦理学家通过这些方法逐渐发展了一种细致的感觉，来理解一个故事到底是怎么回事。他们会想象有哪些力量以及叙事中还有哪些行动者对病人施加影响，运用跟家属对话中得到的证据，在头脑中建构病人情境的意象。作为认真的倾听者，叙事伦理学家能够感知这个叙事世界内部的气候环境，以及居于其间会是什么样子。他／她通过提问，让病人和家属知道，他们的世界被重视和尊重，而不是被质疑。这种认识就是叙事伦理学工作的基础。

这种叙事伦理学实践是什么样的呢？根据某个病人的生命故事关爱性地调整治疗方案，除掉普适的公平原则的束缚，转而关注某个病人的具体需求——事实上，要践行任何一种美德，都需要叙事技巧，因为美德从来不能普适地践行，而是要践行到某个独特情境下的某个具体的人。亚瑟·弗兰克说："故事让生命易于理解；当生命被塑造为故事的时候，它就有了来处和去处；叙事性提供了可理解性，两者又共同塑造了道德性，也就默默地为我们该如何生活这个问题提供了实用的答案 [48]。"

叙事伦理学家的任务之一是确认这个故事的讲者是谁。为了得到关于病人状况的足够全面的视角，他／她需要听到所有应该讲话的人之讲述，如家人、朋友、邻居和专业的医护人员。运用社会科学的质性研究方法和文学／叙事学的叙事探究方法，他们知道遇到相互矛盾或冲突的讲述时该怎么做。在所有听到的叙事中，如何发现并达成某种连贯性，或至少是统一性，虽然这样做很难 [49]。他们会鼓励所有的参与人员，包括专业照护者，互相倾听彼此的讲述，然后评估从所有参与人员的对话当中得到了什么信息。

不论是新近入院的病人，还是全科医疗中认识了几十年的病人，从故事内部理解病人的故事都不是一件容易或低风险的事。要进入另一个人未知的世界，需要我们放下自己关于意义来源的预设，也就是说逃离鲍尔斯所说的"自我的枷锁"。这需要勇气，愿意去承认我们自己的价值观和优先事项不是至高至上的。只有尊重不同的价值观和观点，我们才能解释其他人生命的意义和必要性，并承认这些生命跟我们自己的生命一样有其连贯性。全面、忠实地理解他人，需要我们看到其具体性、模糊性和矛盾之处，同时也强迫我们去质疑自己的预定思想。因此，决定去倾听、去关注他人的故事，就是采取了一种伦理立场，要进入一个故事当中去。倾听者必定会经历其道德的复杂性和模糊性，以及其对自己道德感的挑战。

那么，在医院进行伦理咨询或作为有伦理技巧的医务工作者，叙事伦理学家到底要做什么呢[50]？现实中，他们会非常仔细地倾听病人和家属讲的故事，寻找可能被压制的、但必须听到的声音。有的叙事伦理学家把这些故事写下来，复杂的实践只有通过再现行为（如写作），才能充分领悟其内容或意义。只有这时，混乱和无形的东西才会具有某种形式。他们也会建议病人及家属把自己的故事写下来，或让别人写下来。这样，他们的故事也将通过再现变得清晰起来，从而有助于他们决定下一步怎么做。病人、家属和医务工作者一起读这些写下来的故事，可以共同发现重要、但有时隐而不见的东西。叙事伦理学家总是要花时间跟病人及家属在一起，以习惯这个家庭的气候环境，发现他们理解事情的方式，以及他们对重要事情做出决策的习惯性方法。有时，叙事伦理学家会作为医务工作者和病人之间的斡旋人，帮助他们"翻译"自己不能让对方理解的意思，创造不被责备和猜疑左右的坦诚的对话环境。宗教研究学者兼伦理学家拉里·丘吉尔（Larry Churchill）写道："叙事是理解伦理咨询一种有意义的方式，不是因为它能解决问题，而是因为它强迫我们去关注所讲述的事情背后的人的声音，包括我们自己的声音[51]。"丘吉尔把谦卑作为伦理学家最重要的美德。这提醒我们，问题是严肃的，但答案可能是贫乏的。

文学研究中的叙事伦理

现在我们转向第二个"叙事伦理"。在 20 世纪 80 年代，几乎在叙事伦理出现在生命伦理学中的同时，文学研究也创造了自己的叙事伦理研究领域。这一叙事伦理不是为了解决生命伦理学的困境，而是成为了叙事性和身份认同研究的基础。生命伦理学家非常有必要理解文学中的叙事伦理，以便理解医疗卫生中道德问题的智识性、关系性和结构性因素。事实上，文学中的叙事伦理为医疗卫生情境中的叙事伦理实践提供了智识基础。

在文学研究及其分支叙事学中，有一个关注点就是叙事与伦理之间的关系。这种叙事伦理关注读者与文本之间的细微关系 [52]。他们认识到，如果不用伦理的视角来关注角色的困境和作者对其的讲述行为，就不能完全地阅读一部小说、一首诗或一篇散文。他们认为，阅读是一个积极的过程，在对故事中角色的行为进行判断、评估叙事者是可靠还是不可靠、估量其道德环境和立场时，读者都要进行伦理判断。角色的意识和良知会暴露在文本中，读者的意识和良知也会被唤起。文学评论家和哲学家认为，叙事文本为严肃的读者提供了重新检视个人选择和现实的机会，因为读者和文本的关系构成了伦理行为的情境 [53]。虽然文学中的叙事伦理不探讨医疗卫生中的问题，但生命伦理学中的叙事伦理却得益于它所提供的知识和看待问题的视角。

对读者来说，认真、严肃地阅读一部作品，就是开启了追寻文本意义之源和自己阅读经历意义的旅程。文学学者亚当·扎卡里·牛顿（Adam Zachary Newton）在《叙事伦理》（ *Narrative Ethics* ）一书中说："叙事伦理为叙事话语带来了某种伦理地位……伦理话语总是有赖于叙事结构 [54]。"读者必须要将自己开放，以理解作者和角色是如何在道德上理解他们的世界的——对读者来说，这似乎也是一种道德要求。这样的文学作品是危险的，它将读者暴露于他人理解生活事件的方式之下，挑战读者接受叙事文本中所提出的"基本原则"。延展来说，就是接受叙事文本所描述的、不论是什么样的世界。文学学者 J. 希利斯·米勒（J. Hills Miller）说："伦理和叙事不能分开，虽然它们之间的关系既不对称，也不和谐 [55]。"

文学学者韦恩·布斯（Wayne Booth）是影响深远的著作《小说修辞学》（ *The Rhetoric of Fiction* ）的作者。他在《我们所交往的朋友》（ *The*

Company We Keep）一书中阐述了他的伦理观点。他认为，如果严肃地去阅读，书就是读者生活中的朋友，读者逐渐发展的伦理立场会影响他对所读书籍的理解。反过来，他所读的每一本书都会对其伦理立场的进一步形成有贡献[56]。布斯指出，我们可以接受或拒绝一本书的陪伴，就像接受或拒绝一个朋友一样，有时是因为品味，有时是因为道德原则。对于媒体中广泛存在的关于暴力和宗教的文学作品，布斯的警告已被严肃对待，因为阅读的确具有形成长期道德标准的力量。

文学叙事伦理学家告诉我们，文学文本不仅通过情景，也通过形式施加伦理影响。叙事学家詹姆斯·费伦（James Phelan）认为，读者不仅通过权衡角色的道德选择，也通过道德再现本身来进行自己的伦理工作："……我将伦理回应和叙事技巧本身捆绑在一起，因为我关注技巧（文本提供的信号）和读者的认知理解、情感回应和伦理立场之间的关系[57]。"因此，形式和内容双重作用于读者，让读者在审视所描绘的世界中的现实的同时，还经历了个人对那个世界的认知。事实上，阅读是一个实验室，读者可以从中了解到自己根深蒂固的对美、丑、力量和道德的判断方式。

心理学和哲学相互补充地解释了阅读过程中的伦理理解。杰罗姆·布鲁纳（Jerome Bruner）是认知心理学的创始人，最近又创立了文化心理学。他指出，在理解意义时，叙事的文学形式很重要："叙事的有效性似乎……在于其'文学性'……它依赖于修辞的力量，如隐喻、转喻、提喻、隐含意义以及其他方式，以便'扩展其可能性[58]。'"亚里士多德派哲学家玛莎·娜斯鲍姆（Martha Nussbaum）曾被小说特别是亨利·詹姆斯（Henry James）的小说吸引。这些小说成为她关于自由和责任的哲学思考之来源。在《爱的知识》（*Love's Knowledge*）一书中，她说哲学思想不能在哲学语言中完美表达，而是需要用小说家使用的词语表述，从而可以更好地理解词语当中的思想："为了展示亚里士多德'决定在于感知'这一思想的力量和真实性，我们需要文本为我们展示道德选择的复杂性、不确定性和十足的困难性。这些文本会像詹姆斯的《金碗》（*The Golden Bowl*）那样，向我们显示，事先根据某种'不可违背的规则'来确定每一件事、拒绝生活是多么的孩子气[59]。"上述两人的观点都认为文学作品的形式和内容在理解道德世界并在其中进行分辨或做出选择时都是重要的。

　　简短地了解了文学研究的叙事伦理实践后，我们又回到了生命伦理学中的叙事伦理实践。这两种叙事伦理都意识到日常生活中充满了道德选择，不论是在诊室听病人讲自己的故事，还是阅读精雕细琢的小说文字，我们都在认真地对待人类用语言表达的自己的经历。在文学环境和临床环境下，我们使用的是同一的叙事技巧。学会了掌握词语表达的证据，我们就可以在讲述者或写作者的世界中与他们会面，至少允许自己想象居住在那个世界中是什么样。作为读者或听者，我们的任务是充分理解他人的讲述，认识到暴露于他人讲述具有严肃的意义，并意识到这些讲述对我们自己道德的发展具有影响。

　　在哥伦比亚大学叙事医学研究生项目的教学中，我们同时讲述叙事伦理的文学和临床两面。叙事伦理可以帮助病人、家属和医务工作者就医疗问题做出合适的决定，教授叙事伦理还需要训练学生仔细阅读文学的、法律的和临床的文本。叙事伦理学家的职责包括仔细审视影响伦理问题的宏观和微观话语。不论它们是文本还是口头沟通，也不论是学术论文，还是大众传媒或社交媒体的话语。仔细阅读临床伦理案例、非虚构性伦理冲突记录以及有关医疗卫生领域道德问题的文学作品，对叙事伦理学家的发展都很重要。理解各种文本和意象的叙事结构、追踪叙事和伦理的相互作用，我们就可以认识到其中的智识性、临床性和思想性因素，并能够缜密地对其进行回应。这样的学习可以让学习者接触到各种交流形式中生命伦理学话语的复杂性，让他们有能力帮助别人理解医疗卫生伦理问题中的各种信息。这种能力也有助于他们在智识上的成长，同时也能帮助到疾病中个体的病人及其家人。

　　也许这两种叙事伦理最有意义之处就是揭示了叙事性地参与世界事务的伦理性质。具体能阐明普遍，一个病人的个人伦理困境也可以指向

社会和全球的不公平、对安全和平的广泛威胁。女性主义生命伦理学家
苏珊·谢尔温（Susan Sherwin）提出"公共伦理"来面对从气候变化到不
断恶化的贫富差距和医疗差距等全球性威胁。谢尔温敦促生命伦理学家
认识到在面对集体道德威胁和个人伦理困境时生命伦理学的责任。她详
细阐述了女性主义关系性方法在这方面对生命伦理学的贡献，这一贡献
在本质上是叙事的：

> 女性主义关系性理论不仅只关注单个的病人、照护者和行政
> 人员的行为，还要关注社会，并要质疑主导性价值观和机构选择
> 是如何引导个人走向某个方向的，虽然这些选择明显有问题。它
> 鼓励我们在追求道德价值观时，要在人类机构的各个层面寻求改
> 变，包括官方和非官方层面。这样，它就为愿意接受挑战的伦理
> 学家提供了一个重要的模型来发展一种公共伦理，其目标是引导
> 人类远离前方可能出现的灾难 [60]。

这种方法需要远见卓识，要在理论上不仅能够看到一个人或一个机
构的困境，还要能看到，在全球，威胁的发生都是息息相关的。谢尔温
接着说："我们需要的伦理学方法鼓励我们以谦卑的态度看待我们自己的
解释，同时不放弃寻求可靠的指导原则，并愿意促进这些原则的讨论和
推广。"（18页）

如果让生命伦理学家将其关注点扩展到集体伦理，那么对他们的要
求就跟这两种叙事伦理的要求是相似的。看到各种责任，能够从部分推
演到全部，再从全部回归到部分，这种能力最初就是建立于基本的叙事
能力之上的诠释技巧。在社会中提出这样的问题就需要叙事技巧：开展
对话，听到不同的观点，包容异议而不是压制持不同意见的人。这些都
是叙事能力的体现，是我们可以借以提升伦理视野的方法，要超越局部
的伦理而思考为更多的人带来公平的伦理。

哲学家延斯·布罗克迈尔（Jens Brockmeier）和汉娜·梅雷托亚（Hanna Meretoja）认为，"叙事诠释学最基本的一点在于，它把讲故事用到的语言、话语和艺术的情境与广泛的存在性意义相联系了，就像我们对自我和自己居于世界中的理解[61]。"我们认为，两种叙事伦理学的发展是一个信号，显示的是认真的投入、人与人之间的接触以及倾听他人时的极度谦卑，为的是听到每个人的话，看到所有人的观点，想方设法接受他人眼中的意义，跟那些我们必须要在一起的人更完满地生活。

叙事医学伦理的教学和实践

叙事医学的使命是融合文学叙事伦理和临床叙事伦理。叙事医学同属于这两个世界，叙事研究中文学和修辞学的发展可以为临床伦理提供借鉴。

叙事伦理实践是带有叙事能力的医学实践。我们把叙事能力定义为人的一种基本技能：能够认识、吸收、解释，并被他人的故事触动而采取行动的能力[62]。这种医学伦理的实践者可以是受过叙事训练的伦理学家和咨询师，也可以是临床工作者，前提是其所受的叙事训练能够使他／她仔细关注实践中的伦理因素。

我们可以说，叙事伦理就是在生命伦理学领域实践的叙事医学。弗兰克这样写道：

　　　　叙事伦理更感兴趣的是在开始时就防止相互间理解的崩塌，而不是在出现冲突时裁决哪种行为更可取。其主要焦点是防止"情况"变成"案例"。叙事伦理所包括的范围有：日常临床工作该如何进行，这种实践该如何尊重病人关于痛苦的故事。因此，叙事伦理应该归属于叙事医学……伦理冲突，如自主性和有利原则的冲突，一个实践叙事医学的医生可以避免此类情况的发生[63]……

学习文学作品并提高细读技巧是提高叙事伦理所需之叙事能力的一种方法。倾听病人的故事以理解讲述者如何理解他/她现在所处的境况，所需要的是跟阅读文学文本一样的叙事能力。我们认为，细读伟大的文学作品，通过亚里士多德所说的"实践智慧"，会培养理解道德复杂性和模糊性的叙事能力[64]。虽然原则主义伦理学也完全明白关注每一个独特案例复杂性的重要意义，但他们没有提供这样做的方法[65]。案例法关注了每个案例的具体情况，但没有说明叙事是如何形成的，其作用是什么，意义是什么，以及伦理学家如何进入案例中。案例法只是宽泛地指向了伦理案例的叙事性，但这并不能让我们由此前行。

我们通过叙事医学教学教授叙事伦理——细读、创意性写作、回应他人所写，以及共建叙事。为了让学习者最大获益，他们不仅需要阅读文本，还需要讨论文本，并以文本为基础进行写作。在培养叙事伦理学家的过程中，经细读和写作培养的视野和理解力在看到并理解病人、家属、医务工作者和整个社区是如何理解此事时也同样适用。学会了细读，就有了细听的能力，强化了通过写作的再现能力，就可以把这个能力运用到病人中，并可以把所听到的集合为一个书面叙述。

通过这些教学方法，读者就可以认识到他/她在进行解释时的习惯，以及盲点、预设和偏见。当他/她所尊重的读者提出相反意见时，不应陷入对立性的争论而宣布哪一方观点获胜。相反，这提供了一个机会，让我们审视某种解释的基础是什么。大家一起这样做，才可以认识到多种解释的可能性，有助于把大家从确定性的危险中解放出来。叙事训练是叙事伦理训练的基础，两者一起认真严肃地关注疾病和照护、康复和死亡的故事。

这种教学方法对那些实践叙事伦理的人还有另一个重要作用：强化创造性。我们认为在道德生活中想象力很重要，因为我们不能活出我们不能想象的生活。如果医务工作者要让病人从所提供的治疗方案中进行选择，他们必须要能够想象不同选择带来的不同生活——这样做既实践了伦理观察，也做到了叙事认可，也就是利科所谈及的亚里士多德的"实践智慧"。叙事认可和叙事逻辑并不坚持叙事的一贯性，因为伦理冲突的出现经常是由于某人一贯讲述的故事不再适用其生活中已经改变的现状。在这种情况下，所要做的不是让新的叙事适合旧的叙事模式，而是要帮助病人想象新的讲述和解释故事的方法。这些方法有助于病人向前看，而不是生活在过去。

我们认为，叙事伦理有责任推进社会公平。发展逃离"自我的枷锁"之技巧，为的是积极地认可和尊重他人。文学学者多萝西·黑尔（Dorothy Hale）认为，阅读小说让我们"相信其他的可能性"，她说：

> 小说读者经历的顺服小说的讲述，对小说所赞美的有所回应……是实现社会多样性的必要条件。小说一个重要的伦理属性是训练读者尊重他者，这也是文学研究、特别是阅读小说一个重要的前提，同样也是积极的社会变革的前提[66]。

叙事伦理源自叙事医学实践，我们将其置于这个视角下来理解。作为叙事医学的一部分，叙事伦理的几个特点浮现出来。

叙事伦理是反思性伦理：作为一种发源于叙事的伦理，叙事伦理关注的是医疗卫生中无处不在的道德考量，而不仅仅是远远地把伦理推断运用到伦理危机中[67]。叙事伦理作为一种反思性实践"活在当下"，即只要病人及其照料者在一起，共同认识到其中的伦理问题并共同回应这些问题，叙事伦理就在场（关于反思性临床实践，请见本书第十二章）。反思性需要一群见证人一起思考其中的价值观，并以此为他们的道德选择赋权。这里我们看到叙事伦理与女性主义伦理学和关怀伦理学是一致的。希尔德·林德曼·纳尔逊（Hilde Lindermann Nelson）这样写道：

道德在理论和法律层面是把来自各种理论的、被编码的规则作为标准，运用到判断对错和所做决定是否合理当中。相反，叙事方法……认为道德是一种持续的任务，以使我们可以相互理解，它所表达的是我们是谁，我们想成为什么样。它使用合作的姿态，不是一个孤独的法官，而是一群愿意更好地生活在一起的人聚集在一起，探讨如何才能构建这样的生活。这种方法是女性主义的方法，因为它提供了一种抗拒强大的意识形态的方法，不论是关于性别、医学和种族，还是三者都有[68]。

叙事伦理学家的确参与伦理咨询，也帮助解决他们不认识的病人生活中的紧急困境。还有一些临床工作者兼任的叙事伦理学家，他们在临床工作的情境中实施一种沁人心脾的叙事伦理学。这种叙事伦理被称为"日常伦理""慢伦理"或"微伦理"，关注的是病人照护中一般的行为，而非伦理困境中的激烈爆发[69]。这些情境中的叙事伦理学家都是医务工作者，而不是伦理咨询师。他们的伦理实践就是对病人尽职尽责的专业关怀。在临床行为中双方互相了解、互相理解，不论是在急诊室的30小时、住院4天，还是几十年的全科照料，双方都可以做到相互倾听、彼此承认。

情感和情绪在叙事伦理中在场并有益：文学叙事伦理和临床叙事伦理都认识到伦理实践中情感的重要性。叙事学家在研究阅读过程的神经科学和审美层次时，提出了关于共情、情感、能动性和想象力的问题[70]。临床决策中的情感问题和病人／临床工作者一对一的关系是叙事伦理的主要问题，也是其他类型医疗实践的主要问题，如关系性伦理和关怀伦理[71]。共情和怜悯等情感不是被当作干扰临床判断的因素，而是被当作关爱的源泉。医生的自我关爱、医学实践的道德困扰以及所谓的"伦理意识"都需要严谨、有意识地处理和理解医学实践中的情感，叙事伦理学家不仅要关心病人，也要关心照护者[72]（关于叙事医学教学和实践中情感的位置，请参见本书第二章)。

叙事实践不仅是疗愈方法，其本身就是疗愈：讲述关于自我的故事、有技巧地倾听这样的讲述，以及共同创造关于疾病的叙事。这样做不仅有助于病人照护，也能带来疗愈作用；不仅是接近照护，这就是照护。叙事医学向老年学和缓和医疗学习，在这两者中讲故事都是照护不可或缺的部分。衰老和即将死亡的人能够认识自己，用自己和他人可以理解的方式建构自己的生活及其历史，留下的是美和独特性 [73]。叙事医学和叙事伦理认识到，无阻碍的表达和仔细倾听具有疗愈力量。文学学者德里克·阿特里奇（Derek Attridge）写道："公正地对待一个作品，也就是在自己阅读的时候让它以新的（也就是不同的）方式呈现出来，这是一种伦理冲动。借用列维纳斯的话，也就是把他人当作独特的人对待，而不是一套可以概括的特征或统计数字 [74]。"能够倾听、实现再现就是照护行为，这种照护不仅适用于病人，也适用于照护者。

我们希望，这些关于叙事伦理和叙事医学实践一致性的思考能够成为两者关系深化的开端。本章我们以叙事性和身份认同的关系开始，回顾这个关系，我们也希望叙事医学和叙事伦理可以共同创造一些概念和方法，以使临床照护和伦理照护进一步关注到个人。这两种实践都认可那些从事照护的人、被倾听的人以及倾听他人的人。

结语

> 在不停地制造混乱的力量面前
> 真正看见和真正再现不是可有可无的事
>
> ——亨利·詹姆斯（Henry James），《梅西知道什么》
> （ *What Maisie Knew* ）

　　如果我们谦卑、细心地并以建立伙伴关系的态度倾听病人所讲，并恰当处理所听到的，我们就能提供给病人他们想从医院得到的。认识到医生和这个病人都是"在场"的，会带来独特的结果，这个过程会让双方受益。不论是所希望的痛苦的解除，还是认识到自己对病人的作用，在这样独特、无私的倾听后，技术干预紧随其后，讲者和听者之间的疗愈性关系既是这种倾听的产物，也是其证据。

　　托妮·莫里森（Toni Morrison）谈及她是如何理解自己的文学作品时说，她的书"是关于非常具体的情景的，人们在其间做着非常具体的事……情节和角色是我创造的一种语言，我以此提出我的哲学问题。我希望读者认真思考这些问题，不只是因为我把他们放在那里，而是因为它们是叙事的一部分[75]。"哲学家乔治·扬西（George Yancy）思考莫里森所说的，并做出如下回应：

　　　　莫里森并不是在描述抽象的普适真理，而是'个人（和公共）历史的意外'，也就是哲学家阐述的成为自我意味着什么……莫里森把读者置于想象的生活空间中。这是一个强大的叙事空间，可以阐述生活和存在的各种形式……因此，可以说莫里森把哲学问题和叙事不可分割地联系在一起了。毕竟，我们的生活包括经历过的叙事、痛苦的旅程、忍耐、矛盾、死亡、主体间性、苦难、种族主义、性别歧视、恐惧、创伤、喜悦和超越，等等。莫里森避免了抽象和非表征性话语，显示了在表现"生活在世界中"有血有肉的现实时，文学具有怎样强大的力量[76]。

　　正是因为文学具有这样表现"生活在世界中"的强大能力，医疗卫生中的叙事实践也具有同样强大的能力。叙事医学中的伦理实践具有创造性，充满想象力、创新性、独特性、反思性和互惠性。医患双方通过接触更清楚地认识了自己，没有欠债、留置和贬损。相反，即使到了生命末期，双方也能共同成长。这是在人类互动中有力量、显尊重的方式：两个主体共同思考神秘性，容忍怀疑和恐惧，接受帮助，认识爱。在开始，在结束。这就是道。

我们让利科来结束本章，在他开创性的哲学著作《时间和叙事》（*Time and Narrative*）中，利科写道："我们需要讲故事，因为归根到底，人的生命值得也必须被讲述。特别是我们说战败者和失败者的历史也应该被保存时，这句话就更有其意义。关于苦难的全部历史……都需要叙事。"

注释

[1] Brockmeier, *Beyond the Archive*, 181.

[2] Ricoeur, "Life in Quest of Narrative", 29.

[3] Ricoeur, "Life in Quest of Narrative", 32.

[4] Frank, *Wounded Storyteller*, 53.

[5] Herman, Jahn, and Ryan, *Routledge Encyclopedia of Narrative Theory*.

[6] Robinson, *Narrating the Past*.

[7] McAdams, "Role of Narrative"; Bruner, *Acts of Meaning*.

[8] Czarniawska, *Narratives in Social Science*; Kreiswirth, "Merely Telling Stories?"; Riessman, *Narrative Methods*.

[9] Peters and Besley, "Narrative Turn".

[10] Reed et al., "Narrative Theology".

[11] Ricoeur, *Time and Narrative*.

[12] Hamkins, *Art of Narrative Psychiatry*.

[13] Kreiswirth, "Merely Telling Stories?"

[14] Ricoeur, "Life in Quest of Narrative", 22-23（以下凡引用此作品，不另加注，仅注明页码）。

[15] Gadamer, *Truth and Method*.

[16] 本章只讨论文学文本，在审美和音乐理论等评论性著作中，也有关于其他媒介中创意性作品伦理问题的讨论。如 Rabinowitz, "Rhetoric of Reference"。

[17] See Ricoeur, *Time and Narrative*, vol. 1, especially chapters 1 and 2.

[18] Dewey, *Art as Experience*.

[19] Cleanth Brooks, *Well Wrought Urn*, 205-206.

[20] Gregory, *Shaped by Stories*, 37-38.

[21] Powers, "Richard Powers".

[22] Murdoch, *Black Prince*, 162.

[23] Nussbaum "Introduction", in Murdoch, *Black Prince*, xiii.

[24] Beauchamp and Childress, *Principles of Biomedical Ethics*.

[25] National Commission for the Protection of Human Subjects of Biomedical and Behavioral Research, *Belmont Report*.

[26] Beauchamp, "Principlism and Its Alleged Competitors", 181.

[27] Beauchamp, "Principlism and Its Alleged Competitors", 182.

[28] Beauchamp, "Principlism and Its Alleged Competitors", 183.

[29] Beauchamp, "Principlism and Its Alleged Competitors", 184.

[30] 各种人文和社会学者挑战原则主义伦理学统治地位的文章，请见：DuBose, Hamel, and O'Connell, *Matter of Principle?* 及 Charon and Montello, *Stories Matter*; Hedgecoe, "Critical Bioethics"; Irvine, "Ethics of Self-Care"; Jones, "Literature and Medicine" 和 O'Toole, "Story of Ethics"。

[31] Bosk, *All God's Mistakes*, 171.

[32] Frank, *Wounded Storyteller*, 147(以下凡引用此作品，不另加注，仅注明页码)。

[33] Cole, Goodrich, and Gritz, *Faculty Health in Academic Medicine*.

[34] Clouser, "Veatch, May, and Models"; Clouser and Gert, "A Critique of Principlism"; Clouser and Gert, "Morality vs. Principlism"; Gert, *Morality*.

[35] Clouser, "Common Morality," 223.

[36] Clouser, "Common Morality," 223(以下凡引用此作品，不另加注，仅注明页码)。

[37] Jonsen, "Casuistry: An Alternative."

[38] Jonsen and Toulmin, *Abuse*.

[39] Jonsen, Siegler, and Winslade, *Clinical Ethics*.

[40] Jonsen, "Casuistry: An Alternative", 243(以下凡引用此作品，不另加注，仅注明页码)。

[41] Pellegrino "Toward a Virtre-Based", 254.

[42] MacIntyre, *After Virtue*.

[43] Pellegrino, "Toward a Virtue-Based", 265(以下凡引用此作品，不另加注，仅注明页码)。

[44] 关于女性主义伦理学和公共伦理学，请见 Sherwin, "Wither Bioethics?" 近期关于女性主义生命伦理学进展的回顾，见 Scully, Baldwin-Ragavan, and Fitzpatrick, *Feminist Bioethics*；关于审视女性主义生命伦理学对理论哲学的批判，参见 Nelson, "Feminist Bioethics", and Rawlinson, "Concept of a Feminist bioethics"。

[45] 世纪之交出版的两本论文集陈述了叙事伦理学及其局限性，其作者从临床和理论各种视角进行写作。见 Nelson, *Stories and Their Limits*; Charon and Montello, *Stories Matter*; 以及 Brody, *Stories of Sickness*; Hunter, *Doctors' Stories*; and Carson, "Interpretive Bioethics"。

[46] 现象学关于疾病伦理的著作有助于病人和医生认识到每个病人疾病经历的复杂性，

以及隔离病人和临床工作者世界观和价值观的鸿沟。S. Kay Toombs, Richard Zaner, Drew Leder 以及最近 Havi Carel 等学者重要的著作在理论和方法上都做出了巨大贡献，使医务工作者得以与病人的生活现实接触，并在制订临床决策时考虑到这些因素。见 Toombs, *Meaning of Illness*; Zaner, *Conversations*; Leder, *Absent Body*, and Carel, *Illness*。

[47] 见 Tod Chambers 影响巨大的关于伦理案例文学体裁的研究，*Fiction of Bioethics*。也请见文学学者、病人 Kathlyn Conway 探究性的研究 *Beyond Word*。她在其中探究了语言在病人经受严重疾病时的表述能力。

[48] Frank, "Why Study People's Stories?", 111.

[49] 关于质性研究方法中提问和做出结论的方法，见 Hurwitz, Greenhalgh, and Skultans' *Narrative Research*. Kathleen Well 的 *Narrative Inquiry* 和 Elliot Mishler 的 *Research Interviewing* 就如何发现叙述之下的统一性提供了很多好方法。

[50] 见 2014 年由 Martha Montello 主编的 *Special Issue of Hastings Center Reports on Narrative Ethics*。本专刊集合了很多从叙事伦理出现之初就进行实践的伦理学家和临床工作者的观点。Dawson Schultz 和 Lydia Flasher 认为，伦理学家有责任得到正确的故事，这也是一种临床实践智慧（Dawson Schultz and Lydia Flasher, "Charles Taylor."）。

[51] Churchill, "Narrative Awareness", S38.

[52] 关于叙事学对叙事伦理的介绍，见 Newton, *Narrative Ethics*; Booth, *Company*; J. Hills Miller, *Ethics of Reading*, *Literature as Conduct*; and Phelan, *Living to Tell*, "Rhetoric, Ethics"。

[53] Attridge, "Innovation"; Montgomery, "Literature, Literary Studies".

[54] Newton, *Narrative Ethics*, 8.

[55] J. Hillis Miller, *Ethics of Reading*, 2.

[56] Booth, *Company*, 38-39.

[57] Phelan, *Living to Tell*, 22.

[58] Bruner, *Acts of Meaning*, 59-60.

[59] Nussbaum, *Love's Knowledge*, 142-143.

[60] Sherwin, "Whither Bioethics?" 14.

[61] Brockmeier and Meretoja, "Understanding Narrative", 2.

[62] Charon, *Narrative Medicine*, 4.

[63] Frank, "Narrative Ethics as Dialogical," S16-S17 << 未发现之后的引用 >>。

[64] 神经科学对阅读文学性虚构作品结果的研究支持"阅读严肃文学增强读者认识和想象他人情感状态的能力"之假设。见 Kidd and Castano, "Reading Literary Fiction," 和 Djikic, Oatley and Moldoveanu, "Reading Other Minds"。

[65] See Beauchamp, "Principlism and Its Alleged Competitors".

[66] Hale, "Fiction as Restriction", 189.

[67] Geisler, "Value of Narrative Ethics".

[68] Nelson, "Feminist Bioethics", 505.

[69] Truog et al., "Microethics"; Gallagher, "Slow Ethics"; Carrese et al., "Everyday Ethics"; Branch, "Ethics of Patient Care".

[70] Leys, "Turn to Affect"; Altieri, "Affect, Intentionality"; Keen, Empathy.

[71] 关怀伦理学最初受到 Carol Gilligan 和 Nel Noddings 著作中关于道德发展的女性主义思想影响，发展出一套极端实践导向的理论和实践指南，强调照护者对被照料者的个人责任。见 Tronto, *Moral Boundaries*; and van Nistelrooij, Schaafsma, and Tronto, "Ricoeur and the Ethics of Care"。

[72] 参见 Guillemin and Gillam, "Emotions, Narratives"; Kearney et al., "Self-Care"; and Pauly, Varcoe, and Storch, "Framing the Issue".

[73] Kenyon, Bohlmeijer, and Randall, Storying; Baldwin, "Narrative Ethics"; Paulsen, "Narrative Ethics of Care".

[74] Attridge, "Performing Metaphors", 28.

[75] Dreifus, "Chloe Wofford Talks".

[76] Yancy, Black Bodies, 217-218.

第三部分

教学中的身份认同

第六章

教学中的政治：让健康人文跛脚化、酷儿化和离家化

萨扬塔尼·达斯古普塔（Sayantani DasGupta）

居于边缘意味着处于整体之内但身却在主体之外。

——贝尔·胡克斯（bell hooks），《女权主义理论：从边缘到中心》
（*Feminist Theory: From Margin to Center*）[1]

这是谁的家园？……不是我的。我想要另一个更美、更亮的家园……这个家很奇怪。它的阴影向外延伸。嘿，告诉我吧，我的钥匙怎样才能把锁打开？

——托妮·莫里森(Toni Morrison)，《家园》(*Home*)[2]

引言

保罗·弗莱雷（Paulo Freire）、贝尔·胡克斯、钱德拉·塔尔帕德·莫汉蒂（Chandra Talpade Mohanty）等教学法理论家都认为，教学和学习在本质上都是政治行为[3]，这一点同样适用于新兴的叙事医学。叙事医学基于主体间的意义建构，这不仅发生在听者与讲者之间，也发生在教师与

学生之间，例如，叙事医学课堂教学就是一个平行进程，模拟了临床诊室中专家与病人之间的关系。但我们必须意识到，仅仅和学生一起阅读故事或让护士写下并分享叙事还远远不够。这一活动不仅要求我们去关注共同阅读的文本，还要求我们仔细地去关注权力和特权，因为它们不仅出现在所读的文本之中，还出现在教室或工作坊的空间之中，而我们就在这样的关系性"文本"中生活、呼吸和创造。否则，即便是医疗之中的叙事活动，也可能在实践或教学时原样地复制医学里等级式、压迫式的权力运作，而这正是叙事医学想要改变的。因此，叙事医学必须对职业地位内在权力的剥削保持高度警惕。莫汉蒂写道，

　　教育既代表了意义的追寻，也代表了权力关系下的挣扎……教育成为了一个中心场域，权力和政治因个体和组织经历的文化而在此运行，个体和组织被置于不对称的社会政治空间之中……学界内至关重要的问题……是关于边缘人群自我知识和集体知识的问题，是关于复原统治与斗争之或然历史、对立历史的问题[4]。

　　在健康人文学科中有可能找到这类的对立知识吗[5]？它们让这些领域变得跛脚化（crip）、酷儿化（queer）或离家化（un-home）。这意味着什么？

　　学术圈和政治活动领域已经使用跛脚和酷儿来表示部分类型的知识从边缘到中心的运动，两者都意味着反对传统的理解，并开启了替代视角——这不仅重写了残障或酷儿政治的理念，更重构了知识或行动的根本。

　　我本人并非残疾、酷儿或跨性别者，但我在这里使用这些词汇是为了表达团结，作为斗争盟友，也作为一名频繁依赖残障、酷儿与跨性别（trans*）[6] 行动主义和理论之工作者。作为一名有色人种女性、学者和行动家，我想起了 2013 年萨米·沙尔克（Sami Schalk）在《残障研究季刊》

（ *Disability Studies Quarterly* ）上的话：

> 虽然我本人并非残疾，但我认同女性主义者和酷儿跛脚／残障
> 理论家所界定的"跛脚"这一术语……即少数主体之内／间／中的
> 去认同化过程有助于联合理论（coalitional theory）和政治团结……
> 我所谓的联合理论指的是包容了多种少数群体的理论，它并不局
> 限于那些在各个层面上的少数群体 [7]。

我也借鉴了戴维·恩（David Eng）、朱迪斯·霍伯斯坦（Judith Halberstam）、何塞·埃斯特万·穆诺兹（José Esteban Muñoz）在 2005 年合编的《社会文本》（ *Social Text* ）引言中的著名提问："当前的酷儿理论如何酷？"他们在这篇文章中认为，"这一术语（酷儿性）的政治希望恰恰蕴藏在对于多种社会对立的广泛批判之中。这些社会对立除了性取向以外，还包括了种族、性别、阶级、国籍和宗教 [8]。"本文正是基于对于跛脚和酷儿的这类宽泛理解，也基于对于"家园"和霍米·巴巴（Homi Bhaba）所谓"离家"（unhomeliness）概念的后殖民理解 [9]。我试图揭示极端的教育实践，如莫汉蒂所言，这类实践"同时批判了知识本身"，防止包括健康人文在内的任何课堂变成殖民式的教育空间 [10]。我也承认，即便在写作本文的同时，我可能还是会"接纳、同化进而去政治化 [11]"。因此，我的书写来自贝尔·胡克斯所定义的"作为极端开放空间的边缘"。她的原话是："边缘性不仅（是）遭到剥夺的场所……它还是拥有极端可能性的场所……是产生反霸权话语的中心空间 [12]。"最后，"我"被不断变化的教学和政治实践所界定。我在这一情境之中谦卑地开始书写，但这并不意味着其他教师和学者没有进行过相同的实践。

跛脚政治与健康人文的医学化

我开设的第一门健康人文讨论课最初的名称是"疾病叙事：理解疾病的经验"（Illness Narratives: Understanding the Experience of Illness）。本课程是莎拉·劳伦斯学院（Sarah Lawrence College）健康倡导（Health Advocacy）方向研究生核心必修课之一 [13]。该项目此前开设了病人心理学课程，以帮助未来的健康倡导者"理解疾病的经验 [14]"，因此我便不加考虑地将这一短语放入了课程名称之中。

但是我在设计课程大纲的早期就心念政治。2001 年设计的课程是为了帮助健康倡导者们理解疾病的经验，借助的不是由"我们"对于"他们"的还原式研究，而是通过倾听疾病本身的声音。此外，我也想打破健康的医务工作者与生病的病人之间的人为二元对立，让未来的健康倡导者们得以探索有关疾病和照护的个人经验。这一行动不但提醒学生在医患关系的两边都存在着脆弱的身体，还使得他们开始认同自己的倾听框架，即他们带入未来倾听情景的个人与职业叙事。于是这一早期课程便结合了多种教学形态，即我至今仍然在使用的教学任务：阅读疾病回忆录，书写学生个人的疾病叙事或照护叙事，以及对慢性病个体的口述史访谈 [15]。

从一开始，权力和特权就处于教学的中心。受保罗·弗莱雷和贝尔·胡克斯的影响，我自认为是学生的共同学习者，也是引导者而非说教的教师。我不认同弗莱雷所谓的教育银行法（banking method of education），即纯粹的知识从教师口中直接流淌出，存入学生如保险柜般开放的心灵之中。恰恰相反，认识到学生将各自的知识带入课堂这种想法深刻地影响了我的教学选择——从我引导课堂讨论的方式到用"商务时间"（business time）开始每一节课，此时我不仅可以处理提问，还可以"测量"课堂的"温度"，感受学生的挫折、好奇、紧张与兴趣。我将这些做法保留至今。

同样，学生每周都要书写关于疾病与照护的个人叙事，其形式、文类或视角每周各异。这项任务开辟了空间，令个体得以具体地影响学

术，也令个人得以具体地影响职业[16]。我曾经在另一处写道，这是一种
将作为医学故事主角的专业人士"去中心"的方式，也是一种让医护人员
和病人一起拥抱身体脆弱性的方式[17]。如哲学家朱迪斯·巴特勒（Judith
Butler）所言，将主角-自我去中心是社会公平的行为。这一深厚的社会
公平性会导向用非自我中心式的二元对立的方式去理解世界（"我们"与
"他们"）[18]。巴特勒探讨的是"9.11"事件后美国幻想的崩塌，这些幻想
包括美国是无敌国家，美国掌控着全世界等。她的话同样也适用于医学
文化之中常有的职业无敌幻想："但是，我们无法仅仅凭借意志就赶走这
一脆弱性。我们必须要正视它，甚至是服从它，如同我们开始思考保持
身体脆弱性这一理念本身的政治含义一样[19]。"

　　然而，前面课程中的所有阅读材料都无法满足我致力于灌输给学生
们对于权力和等级的关注：谁可以使用语言？谁有时间书写？谁有能力
发表？我们没有听见谁的声音？我不得不反反复复地和学生一起提出这
些问题，因为我们所读到的疾病回忆录的作者普遍都有着阶级、族裔和
其他的特权——在这一类人群中几乎找不到有色人种、工薪阶层、酷儿
作者或非英语母语者。最终我找到了不同的文字和非文字叙事类型——
从关于脑瘫和镰状细胞性贫血的口头诗，到关于残障和小儿麻痹后遗症
的电影，到儿童癌症和老年病患照护等很多话题的图画回忆录。但我最
终仍然不得不面对这样一个现实，即无论我认为自己如何激进，"倾听病
人的声音"而不是倾听医疗建制的声音，"病痛""疾病""病人"等术语的
边界和限定仍将我禁锢在了一个非常狭隘的研究领域之内。

　　正是残障研究和残障行动主义给了我批判自身教学的语言。我接受
的是传统的医学教育，觉得自己注定要从医学的角度来看待疾病、残障
和健康，而我指定的所有文本都经过了医学视角的筛选。我在这里使用
"医疗化"（medicalization）来表示这样一种方式，即将有残疾、疾病或其
他身体差异的个体归入"有病"这一类别，并把他们置于医疗建制和医疗
专业人士的管辖之下。这种模式带着一种单纯的、损伤的视角来看待差

异，于是毫无疑问可以联想到社会学家亚瑟·弗兰克（Arthur Frank）批评医学所热衷的恢复健康叙事：即相信医学干预可以治疗所有疾病，进而让经受疾病的人回归健康与"正常"的状态[20]。

正是残障理论帮助我理解了我们领域内医疗化的风险。如果主流医学基于这样一种关系，一方是被称为"病人"的人，另一方则是健康供给者和医疗产业，那么病人的疾病、残障或其他身体差异到底是什么就必然由医务工作者和诊断门类的规范来决定。定义的力量在于自我之外，于是便存在于健康供给者和医疗建制之上。虽然我们常在叙事医学和其他健康人文领域内提及要倾听和尊重病人的声音，但"医生"与"病人"二元对立所带来的挑战如何强调都不为过。

在健康人文课堂中，学员和课堂组织者常常提到医疗关系中的交互性，以及医务工作者考虑这一性质的必要性，如同口述史学家亚历山德罗·波尔泰利（Alessandro Portelli）所言：

访/谈是两个主体之间的交流：在字面上就是相互观看（在英文中的"访谈"，即 interview 一词，由表示相互的"inter"与表示观看的"view"组成——译者注）。单一主体无法真正地看到他者，除非他者同样也看到了对方。两个交流的主体只有在建立了某种交互性之后才能一起行动。因此，客观平等对田野调查者至关重要，这是减少交流曲解和数据收集偏见的一个先决条件[21]。

关于口述史的这一观点可以应用于在人文和医疗交界处工作的医务工作者和教师。治疗和教学在本质上都是主体间的访/谈，因而也可以说是一种关于平等性的实验。这里的平等并非是让医生、护士或学者放弃他们的知识与权威。平等意味着将我们自己置于一种交互和透明的位置，以便能更好地服务于学生、来访者和病人，并为我们自身实现更为满意的职业关系。

　　但要如何去看待某种全然不基于患病或诊断类别的平等？游离于一切医疗专业或机构关系以外的患病或残疾个体的生活又是怎样的？一个无法接受或拒绝接受诊断的个体又是如何？残障研究为健康人文提供了一种有关身体差异的"公民模式"，这种模式与"病人模式"相对[22]。正如包括 G. 汤姆斯·库瑟（G. Thomas Couser）在内的残障研究学者所指出的，残障的社会模式认为人都拥有不同的能力，缺乏平等的身体、经济和社会文化资源是"残疾的"[23]。这一模式从医疗建制或健康之标准化局限以外看待身体和心理差异，将认同与定义的权力置于个体本身，而不一定是医务工作者或诊断类别。残障的社会模式可以容纳那种被他人视为疾病或残障、但本人并不一定认同的情形。耳聋（Deafness，首字母大写）体验是一个强有力的例子。这是一种文化类别的（非病痛、非疾病）语言差异，有别于失聪（deafness，首字母小写），后者被视作一种缺陷或残障[24]。耳聋者视自身为语言学意义上的少数群体，类似于种族或性取向少数人群，这一文化拥有反抗的历史，并历来受到抹除的威胁——这一历史包括从亚历山大·格拉汉姆·贝尔（Alexander Graham Bell）等口语教育家反对手语教学，甚至反对失聪个体间通婚，以防止他们创造出一个"失聪的人类族群"，到如今的耳蜗植入，以及从手语教学到唇语阅读教学的变迁[25]。耳聋群体反抗被当成病人或残疾人。这一种政治选择凸显了我们的挑战：健康人文领域如何开辟空间，以尊重那些完全不认为自己"生病"（或残疾）之人的经验？

　　将我的课程"跛脚化"意味着改变课程名称和内容（我将之命名为"疾病与残障叙事"——Illness and Disability Narratives，舍去了似乎非常宽泛的"理解疾病的经验"）。我没有选择有关不同医学诊断的一系列个人回忆录，而是开始将我的课程设计为一系列不断发散的环形——自我处于中心，周围围绕着的是家庭、社群、文化和社会政治。于是，在一学期的课程中，我们并没有哪一周是在讨论疾病或特定的残障类型，而是在讨论身体、声音、自我、照护实践或具身性与文化认同等话题。

我并未追求固定答案的确信感，而是一直在向学生坦诚自己的不适，现在还在这么做。开设"疾病与残障叙事"这门课程意味着什么？这种设定必然会将疾病和残障这两种截然相对的状态等同吗（至少从残障理论的角度来看是如此）？又该怎样看待耳聋一类的经验——其中的各个成员并不认为自己患病或残疾？在被称为"叙事医学"的领域中批判医学权力和特权，这门课程意味着什么？我们的课程会如钱德拉·塔尔帕德·莫汉蒂（Chandra Talpade Mohanty）所写的那样：学术界的有色人种女性只是表面上承认多元化，而并未从根本上挑战我们在其中授课的框架吗[26]？这一直是我所关注的问题，它让我时刻保持着对自己在研究领域和授课工作中位置的批判。奥德·洛德（Audre Lorde）认为：

> 主人的工具断不会拆掉主人的房屋。这些工具可能会让我们短暂地在他的游戏中击败他，但永远不能带来全新的变化。种族主义和同性恋恐惧都是存在于此时此地我们所有人生命中的真实状况。我在此呼吁所有人都探入深藏在体内的知识，触摸那些对于存在此处之差异的恐惧与厌恶，看看它带着谁的面孔。这样一来，个体即政治的理念便能够指导我们所有的选择[27]。

有可能真正地将残障研究视角与医学视角融合吗？这是我在工作中持续探索的一个问题。

酷儿政治与理解力问题

2014 年初，变性女演员拉弗恩·考克斯（Laverne Cox）登上了《时代》（*Time Magazine*）杂志封面。封面标题是《变性人的转折点》（*The Transgender Tipping Point*）。随着近年来主流媒体愈发关注跨性别行动主义（trans*activism），我也迎来了一个"转折点"，即关于如何理解健康人文中的政治，以及如何理解我在这一跨学科领域内作为教师的责任。

　　2013 年，我开设了"叙事、健康与社会公正"（Narrative, Health and Social Justice）这门研究生讨论课。此前，我曾在哥伦比亚大学叙事医学硕士项目中授课，也曾通过哥伦比亚大学比较文学中心和社会医学、文学与社会轨道将叙事医学开设为高年级本科生研讨课（最终我还想通过族裔和种族研究中心为本科生开设这一课程）。在其中的一节课上，我们讨论了身体与具身性，提出的问题包括"谁的身体才'重要'？"和"谁的身体不受重视？"等。在这节课中，我如往常一样让学生观看凯特·戴维斯（Kate Davis）2001 年的纪录片《南方的安慰》（*Southern Comfort*）。该片记录了佐治亚州的罗伯特·伊兹从罹患宫颈癌到去世的整个过程——其中部分原因是因为医务工作者拒绝治疗变性男士（即便其"女性"生殖器官完好）。影片很有力度，让学生讨论医疗疏忽、变性群体和医生的偏见，以及戴维斯电影制作的伦理问题——拒绝对伊兹进行窥视与煽情，关注伊兹和女友洛拉（一名变性女士）的感情与两人的变性人朋友网络——他们是伊兹"所选择的家人"。

　　除了观看戴维斯的纪录片，我也一如既往地让学生阅读朱迪斯·巴特勒的作品，包括她讨论为具有"模糊生殖器"的婴儿进行性别选择的性别矫正术的作品，以及她关于性别即"展演"的经典著作。巴特勒表示："我们一举一动、一言一行的方式都巩固了作为男人或女人的印象……我们据此行动，似乎男女性别是某种内在的现实，或者简言之，就是我们自身的真相、自身的事实。但实际上，这是一个永远处于被制造和再制造的现象 [29]。"

　　在研究生研讨课中，到了观看《南方的安慰》的这一周，我引入课堂讨论的方式往往是播放一段全然不同的电影片段，即邓肯·塔克（Duncan Tucker）2005 年的影片《穿越美国》（*Transamerica*）[30]。该片是一部穿越美国的公路电影，变性女人布里［由非变性女演员菲丽西提·霍夫曼（Felicity Huffman）扮演］与青少年儿子踏上了一段穿越美国的公路旅行。布里多年前有个儿子，但她（他）并不知道。电影片段的一开始是霍夫曼练习"女性的"声音，接着她穿上了一件规矩的粉色套裙和长筒袜，涂上指甲油，梳好头，练习着规范的"女性"步伐，诸如此类。霍夫曼扮演的角色最后来到了精神病医生的诊室。她不得不跳入圈套，证明自己患有性别认同障碍（gender identity disorder, GID），这样才能得到医生的签名文件，允许她进行变性手术。

我播放这一片段的意义往往在于让学生思考性别的展演性，以及医学在维护性别二元性方面的作用。电影片段中包括了一段布里和医生的对话：

> "美国心理学基金会认为性别焦虑症是一种非常严重的心理失调。"
>
> ——医生

> "手术之后，即便是妇科医生也不能从我身上看出任何不寻常，我会变成一个女人。整形手术能够治愈'心理失调'，您不觉得这很奇怪吗？"
>
> ——布里

虽然这一片段暗中批判了（性别）酷儿身体的医疗化，以及变性人被迫接受还原式诊断归类的现象，但缜密的本科生超越了《穿越美国》所带来的沮丧。我永远不会忘记一个学生的话，他本人不是变性者，但却认为自己是变性人的同盟。他并未提及这一角色是否应该让一名变性女演员而不是菲丽西提·霍夫曼来扮演。他认为电影的中心在于性别的二元化符号（粉色服装和指甲等）。这些都是非变性人主导社会对于变性身体的窥视欲——尤其是对于变性人生殖器的窥视欲。"这部电影只是强化了一个概念，即变性人被迫采取这种方式来让其他所有人去理解他们"。他认为，不同于《南方的安慰》，《穿越美国》等主流电影在超越身体改变这一方面所做甚少，并且事实上仍然还是在强化僵硬的性别二元性。该同学表示，只有当二元性别中的一种性别正在坚决地脱离这一性别而进入另一种性别时，一名变性个体才能被主流人群所理解。这类叙事完全没有挑战性别二元性的空间，没有讨论性别流动的空间，也没有为那些希望模糊而不是让他人"理解"自身身体与性别的人提供空间。

这个本科生对于理解和认同的评论让我深受感动。我在引导关于《南方的安慰》和变性健康问题的课堂讨论时，使用了一段 2014 年凯蒂·库瑞克（Katie Couric）采访变性女演员和活动家拉弗恩·考克斯（Laverne Cox）的片段。库瑞克的问题十分尖锐，涉及变性、生殖器和手术（或不做手术）。考克斯拒绝回答，反而表示：

> 对于变性和手术的关注将变性人客体化，于是我们便不用真正地去处理真实的生活经验——变性人生活的现实往往意味着我们是暴力的目标。我们所受的歧视远远地超过了其他人群，失业率是全国平均水平的两倍。对于有色人种变性人来说，这一数字是全国平均水平的四倍。在同性恋、双性恋和跨性别社群中，针对跨性别女性的谋杀率最高。如果仅仅着眼于变性，我们便无法讨论上述问题 [31]。

要求"知晓"他者的"真实自我"/"真实身体"无疑是监控时代的一大特点。不同于福柯式生命权力的规约控制，现代监控基于监控聚合，获取关于他者的信息在其中至关重要。朱迪斯·巴特勒有关认知即权力的论述也适用于此处：

> 如果我们所能获得的认知样式通过赋予认知而否认个人，或者通过抑制认知而否认个人，那么认知便成为了权力的场域，由此产生了完全不同的人类……显而易见，关于谁和什么的问题被

认为是实际的、真实的，这就是知识的问题。同时，如米歇尔·福柯所揭示的，这也是权力的问题[33]。

巴特勒的认知理论让我们更为深入地理解了凯蒂·库瑞克与拉弗恩·考克斯两人之间的拉锯。前者希望知晓跨性别的身体，后者则要求对这一问题不予置评，并转而关注跨性别者的生活。

让叙事医学离家：教学框架

为了将库瑞克与考克斯的对话写入后殖民关系之中，让我们花点时间来讨论另一个文本。该文本同时检视了性别和性取向两个问题，还检视了种族和帝国主义的关系。这便是黄哲伦（David Henry Hwang）1998年的戏剧《蝴蝶君》（*M. Butterfly*）。我在"具象化的边缘地带：离散小说与叙事医学"（Embodied Borderlands: Diasporic Fictions and Narrative Medicine）这门课上与叙事医学的研究生一起研读了该剧。剧本中，殖民者对被殖民者的指认是一种想象行为，帝国主义的"自我"借助东方主义和种族二元主义来将"他者"概念化[34]。黄哲伦的剧本取材于法国外交官瑞内·伽里玛（Rene Gallimard）的真实故事。他因叛国罪被判监禁，人们发现他常年为中国情人提供政府机密。该剧的焦点与伽里玛现实审判中的焦点相同。他声称自己在过去二十多年中从未意识到他的情人宋丽伶（Song Liling）是女装的男性。在黄哲伦的剧本里，这一现象的大部分原因在于伽里玛并非爱上了一名真正的男子或女子，而是爱上了他想象中完美的"东方"女性概念：牺牲自我、异域风情、忠贞不贰的蝴蝶夫人。剧本末尾，当宋丽伶坚持向伽里玛展示自己一丝不挂的（男性）身体时，发生了以下的对话：

伽里玛：……你到底是什么？

……

宋丽伶：我是你的蝴蝶。在这层衣物的下面，在所有的背后，一直都是我。现在，睁开眼睛，承认吧——你爱我。

……

伽里玛：你向我展示了你真正的自我。于是我所爱的一切不过只是谎言。一个完美的谎言，你让这个谎言跌落尘土——如今，它已然老朽不堪。

宋丽伶：那么——你从未爱过我吗？你只有在我扮演角色的时候爱我吗？

伽里玛：我是一个男人，爱上了一个由男子所创造出的女人。其他所有事情——不过如此而已……我只是一个纯粹的想象，我将会在想象之中流连。好了，你走吧[35]！

　　于是，此处便是一个殖民者要求知道属下身体（the subaltern body）的复杂症状。对于伽里玛而言，他想要的是自己幻想中的"东方女子"。他想要宋丽伶成为一块画布，成为一面可以投射其想象角色的镜子。当宋丽伶试图向情人展示自己"真正的"身体时，伽里玛厌恶了。伽里玛或许就像库瑞克那样，只能凭借自身的条件、通过自己的框架来认识他者。这套狭窄参数之外的一切都被归结为无法辨识（"你走吧"！）

　　理解性别的两重性，理解知晓他者身体的要求，以及理解叙事医学和健康人文作品，到底有什么意义？在主体间性这个问题上，哥伦比亚大学的叙事医学项目深受哲学家伊曼努尔·列维纳斯（Emmanuel Levinas）著作的影响。简而言之，列维纳斯提醒健康人文从业者避免将他者一概而论，而是要在审视他者时带着"一种对待无知事物的谦逊感——我们对他者的面容一无所知。我们不知道他者的面容，但我们却要对他者负责[36]"。带着列维纳斯的提醒，我们该如何去理解这样的人？他们并不固守于社会所建构的二元性的任何一端，他们的身份模糊了这些分野——性别酷儿个体、文化失聪家庭、生病的医生、必须讲述的倾听者，同时也是自我的他者……我们的目标一定是去挑战这些区分的二元性。

事实上，在理解残障和酷儿的过程中，在挣扎于健康人文教学的过程中，我发现，如果让自己对这些看似无法动摇的分野熟视无睹，这本身就是潜在的暴力。譬如，在全美健康人文课堂和工作坊上，学生/参与者往往被要求一起阅读、书写和分享。然而，在进行引导时，若不考虑教学的力量，这类工作坊有可能具有受监控环境的危险。尽管面对作为病人之他者而引入了谦逊感和神秘感，健康人文工作坊还潜在地要求医学预科生和临床医学生展现情感方面的脆弱与坦诚，这类似于要求人们去理解跨性别的身体。如果工作坊/教室的规则未能明确说明——包括可以选择不用大声地分享个人课堂习作的可能性——那么课堂引导者就有可能创造了不安全的环境，扼杀了叙事医学揭示和自我发现的可能性。

小说家艾丽斯·默多克（Iris Murdoch）曾经写道："小说必须成为一间适合自由的角色居住的屋子[37]。"作家艾丽丝·门罗（Alice Munro）也表示："一个故事不像一条道路，路可以顺着走……小说更像是一个房间。你走进去，在里面待了一会儿……发现……从这些窗户看出去，外面的世界发生了改变[38]。"走进叙事，让自己观察世界的视角发生改变，这就是叙事医学的核心。然而，所有的屋子都毫无差别地敞开吗？在走进这些叙事的过程中，如何才能理解叙事医学实践者与学生之间的差异——身份的差异、权力的差异、身体的差异以及历史的差异？如果不重视教学的权力，健康人文中基于叙事的教学有可能正好成为"找到家"的反面，尤其是对于一些医务工作者、学生和学者而言，他们的身份、身体或存在于世界的方式令他们处于社会政治结构的边缘。

为了回应默多克所谓小说的"类家感"，文学理论家霍米·巴巴（Homi Bhabha）问道："什么样的叙事才能容纳不自由的人群？小说也是一间能让无家之人居住的屋子[39]？"巴巴提出的后殖民经验中的"离

家"概念可以延展。我们也能反躬自问："什么样的叙事才能够接纳边缘
人群？叙事医学是能让离家之人居住的屋子吗？"

　　临床医生书写病人有什么生命伦理含义？这是健康人文领域讨论得
较多的话题之一，尤其是在社交媒体的时代[40]。然而，同样紧迫的还
有，让健康人文学生在课堂上书写自我和分享自我时的生命伦理含义是
什么？本文中我尤其关切的是，在不去注意差异、结构性权力和学生隐
私时所进行的这类自我揭示练习有可能成为某种暴力和监控行为。

　　因此，什么才是更好的教学框架呢？这一框架应该能够帮助教师和
课堂引导者在健康人文工作中开展合乎伦理的行动。我认为，具有社会
公平性的叙事行为有三大教学支柱：叙事谦逊、结构能力和参与式教学。

叙事谦逊：课堂引导者的角色

　　我在 2008 年第一次写了关于"叙事谦逊"（narrative humility）这一术
语的文章。我借鉴了梅拉妮·特尔瓦隆（Melanie Tervalon）和詹恩·默里 -
加西亚（Jann Murray-Garcia）的术语"文化谦逊"（cultural humility）。这
两人认为文化谦逊是有别于研究医学中文化能力的传统研究路径的另一
种研究路径[41]。特尔瓦隆和默里 - 加西亚认为，医学趋于将文化具体为
固定的事实，这便让医务工作者将文化背景视为某种他们可以完全理解
的事物。与此不同，上述两名论者建议，医务工作者要意识到自身背景
会影响解读他人视角和价值观的方式。医学中的叙事谦逊将这一观念延
伸到了医务工作者面对的所有叙事，并不局限于人们所认为的文化"他
者"。确实，即便是与医务工作者社会地位和身份相似的病人也需要谦逊
以待，我们会有一种惊讶和理解的感觉，因为病人故事中的某些方面必
然是陌生或不可知的。医学中的叙事谦逊认为，与其去注意或学习少数
族裔或其他群体的一切知识，医务工作者不如从内部审视开始，去认识
自身的偏见、期待和倾听框架。

健康人文实践中的叙事谦逊要求教师和课程引导者在教学和引导学生叙事时反思自身的权力：如果我所教授的学生需要由我来决定他们的分数，我怎样才能保证学生既能在分享自己反思性书写的时候感到安全，又能在选择不进行分享时感到轻松？我是将自己视为说教式的教师，还是视为教育家保罗·弗莱雷（Paulo Freire）所说的共同学习者？我要如何去理解自己的偏见与期待，保证能够听到所有参与者的声音？对于打乱我的计划或不同意我教学的学生，我是采取防御姿态还是开放对待？作为引导者，教师要决定并定义教室范围内每一个细微的决策，包括我们如何开始上课，讲多少话，叫哪一位学生回答。建立课堂安全，制订关于保密和群体责任的课堂规则，关注社会权力在团体内的作用，这些都是叙事医学课堂引导者必须承担的重要任务，而谦逊的态度是教师或医务工作者处理这类个人权力和社会文化权力问题的一个方式。

结构能力：叙事情境

结构能力（structural competency）意味着对于医务工作者来说，需要将结构性因素（如贫穷、食物可及性或性别暴力）放到与疾病的生理决定因素同样重要的地位考虑[42]。在健康人文工作中，结构能力意味着，要在广阔的社会政治与文化力量叙事中去理解病人和学生的个人故事。在医院和医学院里被讲述、被聆听的通常是哪些故事？哪些故事没有得到讲述或者处于边缘？譬如，一个跨性别学生的叙事如何能被一名非变性的教员听到？能否被听到？教员没有询问学生的偏好，决定只使用二元的性别代词（他 / 她），这是否会让该学生在教室里感到脆弱与不安全？那些更为广义的结构性因素又是什么？这些因素可能影响个体在工作坊环境下袒露心扉吗？他们会在医院或教育机构中成为骚扰或区别对待的对象吗？

参与式教学：健康人文的建筑师

参与式教学（engaged pedagogy）是贝尔·胡克斯大力提倡的教育理念。她表示："教学方式要尊重并关心学生的灵魂，这一点至关重要。只有如此，我们才能提供必要的条件，使得学习能够最为深入、最为亲密地展开[43]。"关心学生的灵魂似乎高不可攀，但它也有实际的显现。身为教师和课堂引导者，我们应该以哪些方式去欢迎学生以及他们在合作式学习中扮演的角色？即便是在时间较短的工作坊中，我觉得也必须就此做出某种说明。一方面是为了理解我的说话对象，另一方面这也是承认学生/参加者作为教育合作者的第一步。在持续较长时间的教室课堂中，我往往利用起初的几周来着重建立课堂中的人际互动和团队关系。

参与式教学也再次要求将课堂安全置于首位。集体制订的课题规则、关注小组互动、反复与学生确认的过程都是互动式教学的核心。关注教师对学生的要求也是如此，譬如，一项让学生描述个人痛苦事件的写作练习可能适合一个学期课程的期末课堂，但在某个一小时工作坊之中却显得过于沉重，因为这样的工作坊缺乏总结，也没有在小组成员内建立起群体的"安全空间"。如果我们为了更加关注、更为投入和更有关联的临床实践而开展训练，那么在这样的练习中我们必须同样关注在教室和工作坊中关注的主体间性[44]。

然而，即便我希望将健康人文课堂作为一种平行过程，作为临床诊室互动的借鉴（非等级式、赋权式教学为临床学生提供了同未来病人非等级式、赋权式关系的模板），我也认为参与式教学或许意味着要完全脱离叙事（医学）这个"家园"严格的边界，意识到我们每一个人——不论是病人、医务工作者、课堂引导者、教师、工作坊参与者，还是学生，我们对于叙事医学工作的理解都略有差异。这种边界缺失事实上正是叙事医学的力量。我拥有特定的身份和视角，而我在纽约教授叙事医学的方式必然与我的同事们在我们自己学校里所使用的教学方式不同，也一定与在孟买、悉尼或伦敦的人们教授叙事医学的方式不同。让叙事医学"离家"是承认教学灵活性和延展性的方式，同时也承认这样一个事实，即这项工作深刻地取决于过程，取决于共同奋斗的集体经验，而不是取决于任何具体或固定的框架。

结论

让叙事医学跛脚化、酷儿化和离家化是这样一类行为，提醒我们健康人文领域真正的潜力是通过自我批判式分析而进化的能力。叙事医学的工作也许并不是要去找到一个"家园"，而是要去拥抱"离家"的状态；既要在边界之内，也在边界之外。于是，叙事医学教学的工作在于多种存在状态的缝隙之中——医者与病人、公民与病人、教师与学生——同时也要寻找空间，离开这类简化的二元对立。叙事工作的合著者空间再也不能被视为是一个单一的"家园"类型，而应该是一种多层次的时空——一种"异托帮"（heterotopia）。不仅承认相异性，而且如福柯所言，还提供了一种不同于权威力量和压迫的替代可能[45]。或者说，叙事医学课堂也许在理想状况下类似于后现代思想家爱德华·索亚（Edward Soja）所谓的"第三空间"。在该空间中，

> ……所有事物合为一体……主体与客体、抽象与具体、实在与想象、可知与奇想、反复与特异、结构与能动、心灵与身体、意识与无意识、学科与跨学科、日常生活与永不终结的历史[46]。

于我而言，叙事医学的工作既是非常个体的，也是特别政治的。这是一种教授并继续学习有关权力、意义、见证、集体化和成长之真理的方式。再次借用胡克斯的话："我们经历苦难和痛苦，经历挣扎，才来到了这一空间。我们知道挣扎能带来喜悦、欢乐和满足。随着我们开辟出

极富创意的空间，确立并保持了我们的主体性，获得了崭新的空间来阐述对于世界的感受，作为个人和集体的我们因此而发生了改变[47]。"

我向所有叙事医学的同事和学生致以感谢和敬意。特别是我以前的学生、现在亲爱的同事丽贝卡·K. 兹瓦特（Rebecca K. Tsevat）、阿努什卡·A. 西尼亚（Anoushka A. Sinha）和凯文·J. 古铁雷斯（Kevin J. Gutierrez）。他们帮助我深入地理解了叙事医学教学中的政治性，也曾和我一起撰写了本文中的一些想法，发表在 2015 年的《学术医学》（*Academic Medicine*）上：

Tsevat, R. K., Sinha, A. A., Gutierrez, K. J., & DasGupta, S. "Bringing Home the Health Humanities: Narrative Humility, Structural Competency, and Engaged Pedagogy." *Academic Medicine* 90(11) (2015): 1462-1465. Permission to reprint portions of this essay in this chapter is granted by Walters Kluwer Health, Inc., of Lippincott Williams & Wilkins for Academic Medicine.

注释

[1] Hooks, *Feminist Theory*, 第 1 版前言, xvi。
[2] Morrison, *Home*, 1.
[3] See Freire, *Peaagogy of the Oppressed*; Hooks, *Teaching to Transgress*; Mohanty, *Feminism without Borders*.
[4] Mohanty, *Feminism*, 194-95.
[5] 我使用更广泛的术语健康人文（health humanities）来涵盖包括叙事医学（narrative medicine）、医学人文（medical humanities）以及文学和医学（literature and medicine）等类似领域。参见 Jones, Wear and Friedman, The Health Humanities Reader。
[6] 带有星号的跨性别者（trans*）在这里被用来指代广泛的非"非变性者"的性别身份（non-cis-gendered identities），包括但不限于那些被认为是变性人、变性者、性别酷儿、无性人、第三性别、流动性别、两种精神 (Two Spirit, 是一些美洲印第安文化的第三性别，即出生时指定性别的男人或女人接受异性的身份认同和性别角色。"两种精神"是一个具有历史意义并且神圣的身份认同，也可以包括但不限于 LGBTQ 身份认同——译者注）等。我在这里还使用了跛脚和酷儿两个术语，以声

援那些用这些原本贬义性词语作为政治认同空间的社群。

[7] Schalk, "Coming to Claim Crip".

[8] Eng, Halberstam, and Muñoz, "What's Queer", 1.

[9] Bhaba, "World and the Home".

[10] Mohanty, 195.

[11] Mohanty, 195.

[12] hooks, Yearning, 206.

[13] 这是全国第一个该类型的研究生项目。见 www.slc.edu。

[14] 我跟随凯博文（Arthur Kleinman）的脚步，在本文中使用病痛（illness）而不是疾病（disease）。凯博文曾讨论过疾病意味着生理损伤，而病痛所包含的范围更广——包括了个人生活的整体情境。

[15] See DasGupta, "Teaching Medical Listening".

[16] See DasGupta and Charon, "Personal Illness Narratives".

[17] See DasGupta, "Decentering".

[18] See Butler, *Precarious Life*.

[19] Butler, *Precarious Life*, 29.

[20] 参见 Frank, Wounded Storyteller。也参见 DasGupta, "Medicalization"。

[21] Portelli, "Research as an Experiment", 31.

[22] 有关残障模式的讨论，参见 G. 汤姆斯·库瑟（G. Thomas Couser）等人的作品——道德性或精神性的（由道德缺失而导致残障），医疗性的（残疾作为需要医疗干预的损害）和社会性的（我们都有不同的能力；残障是歧视或机会缺乏）。

[23] See Couser, *Recovering Bodies*.

[24] See Lane, "Constructions of Deafness".

[25] 虽然聋人社区最初相当坚定地反对人工耳蜗的植入，但对人工耳蜗植入的接受程度有所增加。

[26] 参见 Mohanty, *Feminism without Borders*.

[27] Lorde, "The Master's Tools", 112.

[28] 参见 Steinmetz, "Transgender"。

[29] Butler, "Your Behavior Creates".

[30] *Transamerica* 2006

[31] Couric, "Orange is the New Black's Laverne Cox".

[32] 参见 Haggerty and Ericson, "Surveillant".

[33] Butler, *Undoing Gender*, 2, 27.

[34] 参见赛义德 (Said)《东方主义》（*Orientalism*）；另见弗朗茨·法农（Frantz Fanon）的《黑皮肤，白面具》（*Black Skin, White Masks*）。本书讨论了对种族（黑色＝坏，白色＝好）的隐喻式理解如何帮助证明了法国殖民的合理性。

[35] Hwang, 89-91.

[36] Irvine, "The Other Side", 10.

[37] Murdoch, "Sublime and Beautiful", 271.

[38] Munro, *Selected Stories*, 8.

[39] Bhaba, "World and the Home", 142.

[40] 参见 Ofri, "Passion and the Peril"。

[41] 参见 DasGupta, "Narrative Humility"; Tervalon and Murray-Garcia, "Cultural Humility"。

[42] 参见 Metzl, "Structural Competency"。

[43] Hooks, *Teaching to Transgress*, 13.

[44] 参见 Charon, Narrative Medicine.

[45] 参见 Foucault, "Of Other Spaces"。

[46] Soja, *Thirdspace*, 5.

[47] hooks, *Yearning*, 209.

第四部分

细读

第七章

细读：叙事医学的标志性方法

丽塔·卡伦（Rita Charon）

叙事医学致力于深入并精准地关注在医疗情景中所讲述和倾听的关于自我的叙事。不管是在个体临床照护之中、健康促进之中，还是全球医疗运动之中，我们最深层次的目标都是要改善医疗，而这一改善的实现则需要与前来寻求健康帮助的个体建立认同。建立了精准认同，对个体的有力成果就出现了——个体获得了倾听，取得了不受妨碍的自由声音，说出了面前的问题。

通过医疗之外的许多领域，诸如文学批评、人类学、口述史、现象学、意识研究和美学理论等，叙事医学发展出了多种方法，通过仔细关注病人的表达来加强医务工作者认同病人的能力。讲述者讲述的所有方面——言语、沉默、动作、姿态、情绪和先前的话语，决定了对讲述的接受是否完整、中立，具有生发性。朝着这一目标，关切的倾听者吸收了给出的信息，然后反馈给讲述者，再现所听到的内容。这似乎是在说"我想这就是你告诉我的"。倾听者正面地反馈了自己所见证的谈话版本，给予了讲述者一个起点，即如何看待可能已经谈到的内容。

　　临床实践中关切和精准的倾听可以包括讲述者和倾听者之间的深厚友谊、相互的投入、互惠的明晰和归属——在理想的状态下这些都是医疗本身的标志。这种倾听在希波克拉底、盖伦和契诃夫的时代或许比在当代的实践中更容易达成。这一点提醒了我们，当代生物科学思潮中存在着根深蒂固的冲突。这些冲突用普遍来挑战特殊，用共同来挑战个体，用机械来挑战私密[1]。在过去几十年内，健康教育者做出了诚挚的努力，向医疗行业中的许多受训者教授倾听技巧和心理/情感洞察力[2]。大量的学科和实践都被用于改善医务工作者的倾听能力，如传播学、文学与医学、即兴表演、健康心理学、话语分析和语言学。尽管为改善临床倾听能力投入了大量资源和技巧，病人仍然抱怨医生就连倾听都没有做到。于是，病人转而寻求替代医学，即便他们需要直接负担这些服务的费用，因为此类行医者能够更好地关注病人的讲述。叙事医学源于大量教学项目，并从中学习，以增强精准的、有益于临床的倾听能力。叙事医学尤其重视阅读行动、发现写作的潜能，以及故事所带来的主体间联系。

细读的缘起与命运

> 难以
>
> 在诗歌之中寻觅新闻
>
> 人们每天悲哀地死去
>
> 仅仅是因为少了
>
> 诗中的发现
>
> ——威廉·卡洛斯·威廉斯
>
> （William Carlos Williams）
>
> 《阿福花，嫩绿之花》
>
> （Asphodel, that Greeny Flower）

叙事医学已经认识到，一个人对另一个人共情式的、有效的照护需要关注到这个人，不管这是否发生在医疗语境中。这让我们深入地检视阅读行为。细读既是关注的一种模式，也是关注的一个途径。细读强化了对于主体维度的关注，成为了叙事医学的实验室和训练场。

文学学者丽塔·费尔斯基（Rita Felski）在《文学之用》（*Uses of Literature*）一书中写道："细读被许多文学学者心照不宣地认作是他们的群体标志，是他们与思维方式类似的社会学或历史学同侪的最后区别。精确打磨出的、对语言和形式细微之处的关注……借用罗蒂（Rorty）的话来说，这就是我们的本行[3]。"细读这一术语的历史充满争议，它是特定文学批评运动的标志术语。该运动兴起于 20 世纪 20 年代，经过四五十年代的新批评发扬光大。同时，细读也是关切式阅读、批判式阅读和精细式阅读的属类术语。我将在下面简要回溯该术语的历史，并总结围绕这一术语的持续争议，然后再详细说明叙事医学为什么要将细读视为灵感与方法，认为细读可以带来尊重、有效的医疗。

与其他变革性思想一样，细读也有多个源头[4]。在两次世界大战之间，这一崭新的批评方式萌芽。彼时，文学学者寻觅着对于文学行为过程的全新解读。20 世纪 20 年代，英国文学学者 I. A. 瑞恰慈（I. A. Richards）率先发表了有关细读的论述，并首次使用了这个短语。他的著作包括《实用批评》（*Practical Criticism*）和《文学批评原理》（*Principles of Literary Criticism*）。

瑞恰慈意在思考读者经验与思维本质，他的作品包罗万象，囊括了皮尔斯的符号学、阐释的心理学、修辞的哲学和艺术经验对于个体的影响[5]。瑞恰慈也是一名诗人，他不仅探究诗歌的字面意义，还思考语言以何种方式经由符号、象征、知觉和艺术美来阐释思想和感觉。他推崇一种关于文学批评的极端观念，在文本之外还强调要重视个体读者的阐释过程，并认为那些将矛盾的知觉融合进审美整体的读者会收获疗效。瑞恰慈的理念源自对于康德概念的反驳，康德认为艺术领域独立于日常生活。"自从康德提出'有关美的第一个理性词汇'以来，人们便一直在尝试定义关于快感的审美判断（judgment of taste）。这是中立的、普遍的、非智性的，并且不能同感官的快乐或普通情感的快乐相混淆。简言之，这是绝无仅有的存在[6]。"与之相反，1923年，瑞恰慈与C. K. 奥格登（C. K. Ogden）合著了《意义的意义》（*The Meaning of Meanings*）。他们开始强烈地呼吁美感为人类所共有，人们的日常生活有赖于此，不存在仅仅局限于"专业"观察者的观看能力。此后的《文学批评原理》也是如此强调。瑞恰慈试图将美的经验带回日常生活：

当我们观看一幅图画、阅读一首诗歌或倾听一段乐曲时，我们所做的事情和我们在去画廊的路上，或者在早上更衣时所做的事情没有太大差别。经验在我们身上发生的方式不尽相同，于是经验通常更加复杂。此外，如果一切顺利，经验还会更为统一。然而我们的行动在本质上毫无差别[7]。

瑞恰慈认为人的意识能够进行审美行为，即便此人缺乏正式训练或艺术天赋；他还认为，人们将日常经验用作艺术作品。与此对应，他对于文学批评的兴趣、他的"实用性批判"，也建立在将收获返还给读者的愿望之上。这种收获便是真实体验的审美经历。在哈佛大学的诗歌课上，瑞恰慈每周布置四首诗歌。"上乘与下等的未具名诗歌被置于一群有识观众面前[8]"。课程内容还包括本科生匿名提交的诗歌读后感。学生对于文本的美学回应被情绪和形式感所驱动，被认为比专家所写的任何作品或作家评论更具权威性。如果细读基本、外向、勇敢的问题是"艺术的目的是什么"，那么答案则聚焦于读者自身的内在经历。

瑞恰慈的学生，也是他之后的同事威廉·燕卜荪（William Empson）在发展细读的过程中，界定了使文学文本之所以成为文学的特点。1930年他发表的《含混七型》（*Seven Types of Ambiguity*）首次在诗歌里寻找悖论、基调、反讽和二律背反，将批评的潮流从当时传统的文献式和档案式文本阅读，转向对于文本本身复杂性的精细式和聚焦式研读 [9]。

从一开始，欧美两个大陆便争论起这一崭新文学活动形式的本质。在美国，从 20 世纪 40 年代起，特别是在美国南部，细读的拥护者包括约翰·克罗·兰瑟姆（John Crowe Ransom）、克林斯·布鲁克斯（Cleanth Brooks）、T. S. 艾略特（T. S. Eliot）、罗伯特·佩恩·沃伦（Robert Penn Warren）以及他们的伙伴——其中一部分人为细读渲染了一层怀旧色彩，怀念当时早已不复存在的南部唯农论（agrarianism）[10]。20 世纪 50 年代早期，这一文学运动标榜完全聚焦式的阅读，主要针对的是诗歌，要求不去关注任何诗歌语境，也不去关注诗人人生经验中任何客观联系。新批评者致力于将诗歌阅读系统化，形成科学的分析。他们提出，在写作中寻找作者意图或读者对于文本的情感回应——他们分别称之为意图谬误和情感谬误——可能会错误地引导批评者对于诗歌的理解 [11]。

布鲁克斯在《精致的瓮》（*The Well-Wrought Urn*）中提供了对于十首诗歌的详细文学解读。这些诗歌都是英诗，成诗时间从 17 世纪到 20 世纪 40 年代不等。十首诗中包括多恩（Donne）、莎士比亚（Shakespeare）、弥尔顿（Milton）、罗伯特·赫里克（Robert Herrick）、蒲柏（Pope）、托马斯·格雷（Thomas Gray）、华兹华斯（Wordsworth）、济慈（Keats）、丁尼生（Tennyson）和叶芝（Yeats）的作品。不同于瑞恰慈和燕卜荪，美国的新批评者并不关注读者的境遇，他们倡导以一种象牙塔式的冷静认知方法来阅读诗歌，在意义发展的过程中将诗人和读者的存在最小化。例如，在讨论罗伯特·赫里克的诗歌《柯瑞娜去欢度五朔节》（*Corrina's going a-Maying*）时，布鲁克斯写道：

> 认为赫里克向读者"传递了"某件事情，这种说法扭曲了真实的情况。对于诗人早期的描述更为贴切且错误更少：诗人是制造者，而非沟通者。诗人探索、巩固并"形成了"诗歌的全部经验 [12]。

渐渐地，英美细读派的理念相互影响。话虽如此，但这并未缓和两者之间的矛盾，却扩大并复杂了各自的视阈。布鲁克斯和沃伦 1936 年出版的《理解诗歌》(*Understanding Poetry*)于 1960 年再版，其《前言》写道："诗歌赋予我们知识，这是我们与经验世界相关联的知识，与那个并非以数据而是以人类目的和价值来考量之世界的关联……只有当我们让自己臣服于诗歌整体庞大、深邃的影响时，我们才能获得诗歌的知识[13]。"他们在这一版中着重考量了诗歌的创作情境、诗歌的历史时刻以及个体读者在识别形式含义时的行为。因此，细读的历史不仅勾勒出了有关诗歌阅读意义的深刻分歧，还勾勒出了相互关联和相互影响的文学进程。

20 世纪七八十年代波涛汹涌的文学研究理论变革改变了读者对于自身阅读行为的理解，影响这些变革的包括克洛德·列维-斯特劳斯（Claude Levi-Strauss）和罗曼·雅格布森（Roman Jakobson）的人类学和语言学[14]，罗兰·巴特（Roland Barthes）和乔纳森·卡勒（Jonathan Culler）的结构主义[15]，雅克·德里达（Jacques Derrida）、让-弗朗索瓦·利奥塔（Jean-François Lyotard）和茱莉亚·克里斯蒂娃（Julia Kristeva）所引导的解构主义转向[17]，弗雷德里克·詹明信（Fredric Jameson）的马克思主义历史学，雅克·拉康（Jacques Lacan）的后弗洛伊德精神分析[18]和米歇尔·福柯（Michel Foucault）对于权力和制度的宏大分析[19]。新批评学派一开始的反应更多的是抵制而非兴奋，因为正如安德鲁·杜布瓦（Andrew DuBois）所总结的：

　　向理论本身推进的标志是向语言学推进而与美学脱离，这或许便是为何众多批评家认为理论对于文学阅读有害的原因，鉴于"阅读"与"文学"并不只与美学交缠，也与审美赏析交缠。对于一部分人来说，去除审美赏析这个基本批评考量相当于消灭了我们以往所认识的阅读[20]。

　　尽管存在着上述保留态度，当时的文学学者从当代的理论中获益，发现了进行文本细读的全新方式，并将这一方式置于作品可能隐藏的一切潜台词或历史/政治/心理暗影之中考察。后现代时期积累的大规模和生发性转向使我们能够探索将社会权利、个体身份和政治统治与失权纳入考虑的阅读方式。这些批评流派包括新历史主义、女性主义批评、酷儿研究、马克思主义批评、自传理论、读者反应与接受研究以及精神分析批评法等。它们拓宽了作者与读者所依托的领域，开拓了文本及其行动中的可提问范围。

　　在细读兴起的 20 世纪 50 年代及晚近，文化研究学者、自传理论家和世界文学的倡导者都在对细读进行批判。部分批评者认为，新批评通过对于少量文本的仔细关注而为一些狭窄的精英文学经典作品背书，认为它们可以作为适宜的研究对象。这些作品一般局限于白人男性的英语写作。其他批评者则表示，如果只有纸面上的文字才有意义，读者就不需要借助时间、空间或个人来将作品情境化；种族、语言、阶级或性别等因素被视作不符合细读要求读者所关注的对象。

　　尽管存在这些批评，课堂和学界从未放弃细读。相反，智识性与创造性的文化运动不断在推进、加强、挑战并打磨着细读[21]。经受了后现代语言的不确定性以及意义和指称偶然性洗礼的细读读者会继续审视自身的阅读行为。弗兰克·伦特里奇亚（Frank Lentricchia）和安德鲁·杜布瓦（Andrew DuBois）在 2003 年出版的《细读》（*Close Reading*）一书的前言中表示，他们想

　　　　再现并削弱 20 世纪文学批评活动的主要冲突：即所谓的形式主义阅读模式和所谓的非形式主义（尤其是"政治的"）阅读模式之间的冲突……两者的共同基础其实都是对于文本机理及其所体现意义的细致关注。我们强调延续性，而非去批评各大流派之间的冲突……我们认为一名理想的文学批评者能够运用并缜密地结合

两种阅读风格 [22]。

　　细读的课堂教学持续至今，关于细读的批评对话也在蓬勃发展。在某种程度上，伦特里奇亚和杜布瓦的希望可能已经成为现实，因为当前的细读研究结合了形式主义和文化 / 政治批评的问题与方法。2009 年，《再现》(Representations) 杂志出版了题为"我们现在的阅读方式"专刊。在引言中，斯蒂芬·贝斯特 (Stephen Best) 和莎伦·马库斯 (Sharon Marcus) 讨论了对于保罗·利科 (Paul Ricoeur) 怀疑阐释学的反转。在细读理论方兴未艾之时，怀疑阐释学占主导地位，指导批评者以一种一贯近乎偏执的状态进入文本表层之下展开挖掘，似乎文本的任何意义方面都被压抑了 [23]。他们认为，这类症候式阅读（即在文本中寻找"疾病"症状或问题的迹象）已经被"表层阅读"的形式所取代。后者否认掌握文本及其所有秘密的必要性，转而去辨识文本外显的复杂性和全能性——事实上，这就是又一次的螺旋转向，转而去关注纸面上的字词。D.A.米勒 (D. A. Miller) 注意到，"过于细致的阅读"是一种强迫性的干扰，读者由此无法忽视文本的任何内容，但也发现自己处于某种受欢迎的状态。这几乎是知之甚密的艺术作品所提供的友谊，似乎是作品认识了读者 [24]。有关当代阅读的这些描述展示了对于"细"与"读"本质的全新概念，并一同形成了一个研究脉络。这一脉络不再将阅读视为怀疑，而是视为修复、认同和愉悦 [25]。

　　伴随着在文学批评内部兴起的种种运动，对于阅读情感和共情的关注激增。这两点都是细读最初出现时的核心维度和争议维度 [26]。意识研究、心智理论研究、大脑活动的神经科学研究和文学行为的心理调查都引发了兴趣，吸引了资金，以解释阅读与书写的生物性后果 [27]。报纸的通栏标题上写到"研究证明阅读小说而不是非虚构作品能够激发读者脑部的共情活动 [28]"。神经科学家试图定位大脑中负责这些发现的区域，虽然现有的影像方法仍然十分初级。类似"国际文学实证研究协会"(The

International Society for Empirical Research in Literature）等主体和 "文学科学研究"（Scientific Study of Literature）等领域向文学学者和神经科学家提示了一个全新的方向，以掌握阅读的机制，仿佛阅读能力确实只存在于大脑内部。他们中的一些人为此而感到担忧，另一些人则认为该方向前途无限。

利用大脑影像测试来测绘复杂的人类经验具有极度还原论的倾向，但涌现出的针对阅读之情感和道德结果的兴趣颇具前途[29]。对我而言，这似乎是近来对于读者反应批评的复归。这一批评流派兴起于 20 世纪70 年代，在 20 世纪 80 年代后期到达顶峰，但在 21 世纪之后很少再被人谈起[30]。在其兴盛的短暂时期内，读者反应批评试图理解读者的内部活动，认为在读者与文本之间同时存在美学和道德交换（露易丝·罗森布莱特，Louise Rosenblatt），对于读书痴迷的类催眠经验之普鲁斯特式描述（乔治·普莱，Georges Poulet），针对读者性格学行为的心理学研究（诺曼·霍兰德，Norman Holland），对于读者解读群体运作的关注（斯坦利·费什，Stanley Fish），读者经验的现象学研究（沃尔夫冈·伊瑟尔，Wolfgang Iser），阅读的性别研究（伊丽莎白·弗林，Elizabeth Flyn；帕特里西奥·施韦卡特，Patricio Schweickart），对于阅读主体经验的探究（戴维·布莱奇，David Bleich），还有在修辞过程中定位读者的私人反应（布斯，Booth）等。以上所有一起构成了一个充满活力、产出丰富的批评领域。读者反应批评脱离了新批评客观性、分析性的目标，转而研究阅读的主体性，并致力于对其进行探索并理解[31]。

我们纳入细读作为叙事医学训练和实践的中心方法，融入了近几十年来对于阅读方法研究的多种趋势。在任何对于文本的严肃阅读和聆听之中，都应该重视细致入微、训练有素地去检视诗歌或小说的形式特征。此外，对于情感的关注兴起于读者反应批评，并沿用到了如今某些主体式和哲学式文学行为研究之中。这对于达成某个文本与某个读者之间的独特理解至关重要。无论是在研究生课上，在病房，还是在临床照护的医患两者中，通过当代关注读者本身的细读方法，阐释共同体内各成员之间的主体间联系成为可能。这样一种批评立场将永恒的细读实践同关注读者在阅读过程中的情绪和主体间性结合起来。我们希望能够保持文学批评主要阅读理论中深厚的学科根基，同时推进临床工作检视书写和口头文本性的复杂场域。我们希望朝着伦特里奇亚与杜布瓦所谓的"掌握并无缝整合两种阅读方式"的状态而努力，同时引入瑞恰慈对于普通读者经验的关照、布鲁克斯对于文本形式特征的精准关注、读者反应意识中对于读者 / 文本交换的复杂性，以及政治和文化批评不同学派间的后现代流动性，以了解我们如何体验文本，我们阅读之后的经验以及阅读行为如何改变世界。

叙事医学为何致力于细读

在 2007 年美国现代语言协会（Modern Languages Association）杂志《职业》（*Profession*）上发表的一篇文章中，女性主义学者简·加洛普（Jane Gallop）写道："细读……通过文学文本实践习得，在文学课上习得，是一项广泛适用的技能。细读不仅对其他学科的学者有价值，对不同发展方向的各类学生也有价值。据悉，受过细读训练的学生将细读应用于各式文本——报纸文章、各科教材和政治演讲，从而发现他们原本忽视的事情 [32]。"

如果细读可以帮助人们"发现他们原本忽视的事情"，也许它也可以帮助医务工作者注意到病人试图传递的信息。如汤普金斯（Tompkins）所言，细读者逐渐变得更容易赏析文学之外的文本。她继而表示："对于许多工作和生活来说，这种精益求精的高强度阅读都是无价之宝。"叙事医学的阅读实践超越了细读的传统疆界，从文学文本向外延伸，审视并试图理解视觉艺术和音乐艺术、个人对话、房间内的情绪，以及表演和手势中的无声交流 [33]。

　　细读为叙事医学带来的收益体现在这样一些特征之中。它们将细读与那些随意、技术性或信息获得式的阅读区别开来。细读者吸收文本，毫无遗漏。无论是读小说、抒情诗，还是读《美国医学会杂志》(*The Journal of the American Medical Association*, JAMA) 的论文，细读者都会注意到体裁、措辞、时间结构、空间描述，以及词语所完成的隐喻和音乐效果。细读者会注意谁在讲述文本的故事——无论是第一人称还是第三人称叙述者，无论这个叙述者是否参与了情节活动，无论这是疏离的、亲近的、可信赖的、诱人的还是争辩的叙事。细读者欣赏文本的节奏和韵律，注意到该文本是否暗指了其他文本。读者仿佛在同作者对话，意识到了自己在文本中的位置，并针对与作者签订的文本契约而提出问题。读者在叙事伦理的关键问题上发问，阅读这本书会为我带来何种责任 [34] ？

　　细读会使纸面上的单词效果变得更加丰富，更加复杂。文本被视为是一件美丽的事物、一个幸福的场合和一种结合了罕见细腻与原始力量的造物。或者，文本也可能被视作是有害的、令人反感或诋毁了读者所秉持的价值。抑或是，文本遭遇了漠视，读者尽管付出了努力，却对文本的力量无动于衷。有时候，读者会遇到一本不想翻开的书。文学评论家韦恩·布斯是伦理批评的倡导者。他坚决支持读者的权力，认为任何人都可以拒绝成为特定书籍所要求的那种读者——读者只需要合上这本书即可 [35]。文本的所有这些方面都有助于某个读者找到其最终意义，并有助于揭示这位读者在阅读时的经历。

　　我们在哥伦比亚大学已经证明，可以在临床环境中教授和习得严格的细读，而细读的已知收益便是改善了病人照护 [36]。但教授医务工作者成为细读读者并非仅仅能提高他们的问诊技巧，这便是我们发现了叙事医学实践具有的转变性潜力。细读读者逐渐发现了文本世界是真实的，无论是小说、报纸故事、个人日记，还是病人在急诊室内的疾病叙述。创造性的再现行为如写作、讲述、绘画或作曲不仅反映真实，而且创造真实，一件艺术品是一个产物，而不是一个复制品。通过语言和在语言中实现真实的创造性是激进而令人不安的。这挑战了还原论式的客观性，可能还会震撼到那些毫无准备的新人读者。严格的细读训练——至少是叙事医学版本的细读——提高了读者的注意力，并彻底改变了读者在生活中的位置，令其从检查过去事件日志的旁观者成为大胆的现实事件参与者。学员逐渐意识到，事件在被讲述、被书写或以某种方式再现之前，都处于未被听到、未能成形、因而便无法理解的状态。这种未成形的混乱经历无法为人所知。但是，慌乱一旦被语言、图像或曲谱塑造，无形一旦被赋予了形式，目击者和倾听者都能够识别混乱。混乱一旦再现，至少就能够得到理解，这之后便是承认混乱。

细读成为叙事医学教学和实践的基本方法之一，因为细读服务于读者技巧的所有不同用途。当然，细读使学生能够专注而熟练地阅读复杂的文学文本，甚至能够带着细微而深刻的理解力来阅读或倾听疾病的叙述。与此同时，细读履行了一项更为重要的职责。细读不仅表明而且证实：关注病人的人，其行为源自于一种"自我"，而一名被罗斯科（Rothko）的画、巴赫的变奏曲、弗吉尼亚·伍尔夫（Virginia Woolf）的小说或者艾莉森·贝克德尔（Alison Bechdel）的图画小说所感动的人也拥有同样的"自我"。最终，细读读者将会拥有更为深刻和更加强大的适应力，适应意识内外、念想内外、身体之内、心灵之内和身心之外的所有。这一适应与他者的声音和在场相关。细读也许是进入充实生活的门槛。

细读及其衍生：关切的倾听

细读发展了关切聆听的能力。亨利·詹姆斯（Henry James）有一句针对小说家的格言："要努力成为毫无遗漏之人 [37]。"这句话适用于读者，同样也适用于听者。在诊室里，我一次又一次地认识新的病人。我有一种非凡而显著的"进入关注"的经验，让病人所说的话冲刷我，冲进我，这通常是某种形式的疾病叙述。我臣服于它，放松警惕，不去关注围绕在提及新病症时候的临床责任（在头脑中疯狂地寻找某种疾病的症状，对病人可能提到的药物的羞愧无知，听到棘手症状时的焦虑），而只是简单地吸收所有自然显现的东西。当"像医生一样听"转变为"像读者一样听"时，我的自我在身体和意识之中转换。我把椅子搬离电脑，把双手放在膝盖上，我不再处于无知和挑战的边缘，我感到了病人的召唤：这是她的叙述吗？这是她的话吗？她在这里吗？她来找我是因为她认为这样也许会带来理想的结果吗？我被召唤到了一个似乎不尽相同的自我面前，即我的读者自我。我想这就是两者的区别，一边是作为一个指指点点的局外人，遭遇考验，需要知道如何来处理某种问题；另一边则是作为一个乐于接纳未知的接受者，愿意承受未知的所有难题。

诊室内的顺序和细读的顺序并无区别，读者或听者需要同样的警觉和创造性的在场。对于所有叙述特征的注意力同样需要被唤醒，叙事的创造者和接受者之间将会实现同样的亲密。相比于关切的倾听，讨论细读更加容易，这也许就是我们从细读开始的原因。当文字出现在纸面时，当讨论班的所有人都同时低头阅读这些文字时，每个读者都经历了一种平行体验，或者至少是一种从平行灵感开始、并可以被观察到的个人体验。当两人对话而其他人只是倾听或听到这个对话时，被动的听者无法拥有和对话者相同的体验，对话不能像文本那样分享。也许这就是我们从阅读开始的原因，即便最终的目标还是倾听。

阅读可以传授，阅读是可见的，人们慢慢地沿着文本前进，注意到了动词时态，框出特定的单词或者短语，画线连接相关的图像，兴高采烈地读出双关语或内在的韵律，或者念出声来，聆听大声朗读的词语，体会韵律，享受节奏。当学生或同事在小组之中这样做时，每个参与者都会了解自身的读者反应，同时也能获得宝贵的收益，见证同事的思想如何运作。这些互惠的认同让我们清晰地认识了个体，建立了主体间性。

人们在阅读一篇故事、观看一部电影或者欣赏一台戏剧或舞蹈表演时，会感受到各个方面的知识、知觉与情感。观者向这些艺术作品的创作者敞开自我，完全献出自我，接受并探知一切。这并不是说读者或观众都是太空中的雷达屏幕或卫星天线，而是说讲述或表演中所提供的证据都没有浪费。

细读的习惯提供了跨越个体间未知鸿沟的方法。文学学者兼写作教师彼得·帕尔西西（Peter Parsisi）指出："文学研究的真正目的不是为读者带去信息，而是将他们带入一种关注模式 [38]。"作者写作，然后读者阅读。读者的心中总是神秘地带有作者的思想、观点、感觉和印象。也就是说，作者的思想、观点、感觉和印象以最奇怪的方式被读者吸收，以便从内部体验。这就好像反复的高强度阅读能使读者感觉到自己以某种方式消化了书写——吃掉文字，用变形虫的手臂将其吞没，使之成为自我的一部分。弗吉尼亚·伍尔夫在许多文章中几乎是神秘地书写了这一过程。她称阅读的场域是个体时间和历史时间的有力同步，使得超越死亡界限的旅行成为可能 [39]。罗兰·巴特描述了"文本的愉悦"和阅读的幸福，凸显了消化过程的多种方式，声称文学行为包含身体性成分 [40]。

这些主体间性的过程解释了一个令人惊讶的发现。刚接触细读的学生在第一次阅读亨利·詹姆斯时，会发现自己写出无休无止的句子，充满了括号和横线；或者，在花了一个学期阅读《到灯塔去》（To the Lighthouse）之后，学生会惊讶于那些难以抓住的自然意识流无意间就进入了他们的学期论文。这并非像听上去那么神秘，语言的要素如时间结构、措辞、意象、叙述情境、情节和声音都在作者和读者之间来回传递着信息。它们或是信息的载体，或是信息本身。这需要大量的解释性工作。但在教学中，我们注意到，刚接触细读的读者可以在相对较短的培训期内变得非常擅长仔细、慢速的阅读。如果向读者介绍了需要寻找的文本元素，他们很快就会适应文本、图像或景观的时间、意象、类别、空间和透视。

关切式读者的所有技巧都可以转换为关切式听者的技巧。我从一位病人身上学到了这一点。她患有高血压、背痛，还有乳腺癌病史，她在我的照护之下大概有十年了[41]。她平静地应对乳腺癌，几乎不为之所动。她的左侧乳房进行了肿块切除，完成了一个疗程的激素治疗，我们庆祝了她五年无癌的成就。又过了几年，她的左侧乳房第二次患癌，尽管她勇敢地接受了乳房切除术和再次化疗，身体也从手术之中恢复，却耽于癌症复发的恐惧。她几乎每周都去看乳腺外科医生或来找我，担心着乳房组织的微小变化，并确信第三次癌症正在发生。

我清楚地记得那天，她气势汹汹地描述了她的感觉，似乎有什么东西蓄势待发，马上就会猛扑过来。我记得自己靠在检查室的水槽上，听她说话，了解她对于这样一个无形追赶者的惊恐。那时候我已经非常熟悉她了，于是我趁机问她是否害怕死亡。我们谈到了死亡，谈到了死亡的确定性，谈到了围绕死亡的恐惧。我记得这一关于死亡的坦率而无畏的讨论让我也受益良多。我们在关于死亡的预测之中找到了一条共有的道路，尽管在当时她似乎比我更加接近死亡。她意识到乳腺癌的复发折磨着她，她终究会在某一天死去，但直到现在，她才能说出了这一确信。奇怪的是，这次谈话给她带来了平静，因为她觉得自己更清楚地知道是什么给她带来了这种痛苦。我写了一段话来描述这一情境，试图让自己更好地理解。当我给她看这段描述时，当她读到这个故事时，当她帮助我让故事更加准确时，她也更好地理解了自身的经历。她再也不需要一直去看医生才会安心了，从那天起直到我写这篇文章时，她都一直保持健康，安然无恙。

回想起来，我那天在听她讲话时，纳入了细读读者对于隐喻、形象语言、语气和情绪的关注。我很庆幸自己没有屈服于工具性的安抚手段："你看，你的癌症标志物并没有升高，你的 X 线片复查很好。"相反，她的言语、情绪和行为向我揭示了另一种真相的存在，一种尚未被察觉的潜在恐惧。就像我在进行质性研究项目中的叙述性调查访谈那样，我把她的话语作为一个整体来看待，尽管其中存在着由悖论所带来的破碎，但它仍然具有潜在的统一性。我们那天的谈话增加了自那以来我们相互为对方所带来的收益，因为它强化了我们关系的基础，而传统的医学方法不可能做到这点。

细读的内部过程

如果细读跨越了两人之间互不了解的鸿沟，它也是跨越某人知其所知与"未知其所知"之间鸿沟的方法。后者即尚未觉察的知识[42]。了解意识之外知识的途径有很多——梦境解析、精神分析和审美创造或许是其中最有效的途径，细读也能揭示意识之外的知识和自我的某些方面。在创作过程开始时，作家或艺术家尚不知道最终的走向。与此类似，细读和创造性的读者会随着每本书而展开一段未知的发现过程。

细读使读者能够仔细地看待自己赋予意义的方式：我的心智如何运作？头脑使用的、选择的或既定的行动是什么？如果读者注意了自己的阅读，就会知道自己的认知方法、情感方法和性格逻辑方法是如何汇合在一起来创造意义的。无论是阅读、倾听还是行动，人们都在使用各自独特的方法来识别和体验外部刺激，并以某种自己的方式来对它们排序，然后摸索出自己的方式来了解这一现象。当接受精神分析的对象在讲述，而分析员在倾听，更在无声地参与时，他／她可以求助于第二人的心智框架。读者阅读时，他／她可以求助于该文本的其他读者，可以求助于作者的其他文本，还可以求助于在其他时间阅读这一文本的自己。因此，细读读者在阅读的旅程中并不孤单，他／她并不一定有别人作陪，给予回应，陪伴他／她的是一个同样专注的存在——即愈加知晓的自我。

许多神奇的过程经由细读产生。一个阅读几百年前外国小说或诗歌的读者，怎么能在其中的角色或处境中认出自己呢[43]？为什么读者可能会感觉到与一位早已逝世的作家产生强烈的关联呢？吸收他人的言语能够向读者揭示出自身某些强大的东西，此人或许在几个世纪之前就已逝世，或许用读者并不知道的语言写作，或者恰好生活在同样的时空。这听起来似乎不同寻常。当我读亨利·詹姆斯的时候，我怎么能清楚地看到那些此前并不知晓的自身危机的各个方面呢？这并不仅仅是认同。这位19世纪末20世纪初的美国小说大师和我之间并无相似之处，然而，他的句子为我打开了自身的视野。这些句子的韵律，它们的毫无终结，其中不断退回的结论，永远合理的第二、第三乃至第四个想法，让我从中发现了某种熟悉感、某种归属感和某种联系。这不是一种信仰或生活方式的联系，反而是思维的联系。我对詹姆斯的细读使我能够欣赏自己的某些思维方式。罗兰·巴特在《文本的愉悦》（ The Pleasure of the Text ）中描述了这一现象，验证了我在作者手中所经历的一切："文本选择了我，经由一整套不可见的筛选机制和选择性困惑：词汇、参考和可读性等；隐匿在文本之中而不是像机械降神（ deus ex machine ，即突如其来的扭转乾坤之力——译者注）那样藏身于文字之后的，总是他者，也就是作者 [44]。"

　　我想起了一位叙事医学硕士生。他是一名成功的商界领袖，在一家知名医疗保健公司公关部的一个大部门中担任经理。他被福楼拜《一颗简单的心》（ A Simple Heart ）中的全福所打动，这位商业家被小说中这个体弱多病但自食其力的农妇深深地吸引了，这位农妇最后爱上了自己的鹦鹉标本。对于关切的读者来说，读者与角色之间的神秘共鸣可以是深刻意义和自我认同的源泉。另一个学生是一位物理治疗师，他创立并指导了一种综合保健实践，提供物理治疗、针灸、按摩和其他护理形式。他从未接触过英国现代主义小说。在刚接触叙事医学时，他觉得自己既不知道如何去阅读，也不能真正地学会阅读弗吉尼亚·伍尔夫。但出乎他的意料，他将自己代入了《到灯塔去》。他狂热地阅读这部小说和伍尔夫的其他作品。在论文中讨论伍尔夫的作品时，他从伍尔夫的性格和形式之中发现了自身的关键方面：

　　　　伍尔夫将小说置于默默无闻且鲜有提及的人物内心生活之中。

她允许我们进入思维和灵魂，进入焦虑和情绪。这是我们每个人不为世界所知之处，是一个人和其他人的分离之所。这是该小说唯一能够存在的地方。时空连为一体，正如巴赫金在《对话性想象》(*The Dialogic Imagination*) 中所说，"时间和空间关系的内在联系巧妙地在文学之中表达……展示了空间和时间的不可分割性（时间是空间的第四个维度）"(84)。《到灯塔去》中的空间和时间存在于人物的内在生活。

当读者允许自己被带进文本时，这种自我发现就会出现，这不是意志的行为而是审美的投降。经过努力和训练，这种专注和细读逐渐为读者打开了自我表达和自我审视的大门。用韦恩·布斯的话来说，我们通过"我们的群体"来认识自己。

细读确立了叙事医学的原则

叙事医学作为一个整体有几条总体性原则，在我们确立细读作为本领域标志性方法的过程中，这些原则至关重要：①实现社会公正的行动；②学科严谨性；③包容性；④容忍模糊性；⑤参与性和非等级式的方法；⑥关联性和主体间性过程。现在看来，这些原则确保了我们坚持细读，而细读则加深了我们对于这些原则的遵守。我们对于这些原则的坚守体现在研究生项目的设计和执行之中，体现在哥伦比亚大学内外科医学院课程的设计和执行之中，体现在执行外部资助研究项目的操作之中，还体现在与国内和国际合作伙伴的多项合作之中。通过逐一阐明这些指导性原则对于细读的贡献，我希望能够说明细读对于整个领域所做出的贡献。

实现社会公正的行动：让我从我们工作中的首要目标开始——叙事医学首先致力于公正和有效的医疗。我无须在此赘述不健康与不平等、种族主义、性别歧视和其他不公正相关联的证据。我无须详述世上诸多痛苦和疾病的根源便是各种形式的创伤、针对个体的暴力、国家暴力、公司或私人的贪婪和剥夺。我们创造的叙事医学从一开始便致力于在医疗领域内实现平等，这一平等跨越了阶级、性别、种族、性取向和健康状况的界限。我们认为细读是寻求医疗公正的重要工具，代表他人采取行动，培养尊重和谦卑见证者的接受立场。这些前提都是想象他人境况的能力，这便是细读的力之所及。

学科严谨性： 在将叙事医学与细读的联系进行概念化时，毛拉·斯皮格和我依靠一些基本的批评方法来检查和分析阅读行为，或者将阅读行为理论化。我们的工作越是严格地遵循文学批评和叙事学两大学科以及它们不断扩展的相邻学科，如关系性精神分析和认知神经学，我们和学生越是熟悉当代批评话语和由此所产生的思想谱系，我们的工作便越能够参与当前的潮流。我们为叙事医学所做出的努力便更可能收到回应，也更能承担责任，更能够被听到和产生影响。同样，在叙事医学中教授和实践细读的一个目标是欢迎学生和同事，欢迎他们进入这个批评空间，即有关文本性和叙事行为的思想、争议和话语的空间，并了解这些思想如何影响了医疗界。我们不局限于某一狭隘的文学批评和叙事理论流派与方法。我们试图开放大门，迎接读者阅读文本或听者聆听故事时所发生的复杂状况。

严格的理论基础及其清晰的表述避免了仅仅"为情节而阅读"的倾向，避免了忽视权力问题的倾向，还避免了由于缺乏强大概念模型而产生贫乏或寡淡阅读的倾向。我们的实践并非是为了理论而理论，而是要呼吁对我们所研究的文本或文学行动的各个方面提出经过检验的、崭新的观点，从而收获我们所参与的阐释共同体的全部收益。

包容： 我们的原则包括对于理论方法、流派、艺术家和观点的包容性，让学生和同事了解批评方法、文本和文本实践的概况。作为独立的学者，每一位教师都培养了自己的坚守和偏好，例如，我偏好詹明信叙事学和受精神分析影响的阅读实践，但我们的教学尝试了一种包容性，超越了个体教员所选择的特定专长。我们和学生试图保持知识和个人的灵活性，而不是进行限制和论断。这一包容超越了智识框架，还包容了审美趣味、关注领域、智性活动和创意活动的形式以及所追求的具体目标。

容许模糊性：模糊性是我们工作中的一个常量，也是我们细读教学与实践的一个必要方面。我们对文学文本的阅读、对他人创意写作的反馈以及对医疗事件的见证，其背后都有一个非总体性的偶然元素作为基调。我的同事萨扬塔尼·达斯古普塔（Sayantani Dasgupta）发表了很多关于叙事谦逊的文章。叙事谦逊就是要意识到不可能准确地获知他人全部的叙述，"我们永远无法声称能够理解别人故事的全貌，这不过是他人自我全貌的一种近似……叙述谦逊承认，病人的故事并非我们可以理解或掌握的对象，而是我们可以接触和互动的动态实体，我们同时对它们的模糊性和矛盾保持开放，并不断进行自我评价和自我批评[45]。"无论是在诊室听故事，还是阅读詹姆斯的小说，叙述的接受者只能模拟、接近、推断和猜测故事讲述者的想法。接受者也适应了故事对于自己的影响——挑战信念，支持假设，引发对于自我的担忧，唤醒记忆以及带来快乐和痛苦。在《模糊性的道德》（*The Ethics of Ambiguity*）一书中，西蒙娜·德·波伏娃（Simone de Beauvoir）指出："为了获得真理，人不能去消除自身存在的模糊性。相反，人必须接受实施模糊性的任务……说（存在）是模糊的就是断言它的意义从未固定，必须不断获取……正是因为人的模糊状况，他才会通过失败和愤怒来拯救其存在[46]。"因此，适应模糊性即是人类自身发展的一种运动，叙事医学从各个方面都试图予以支持。

临床工作和批评活动实践的核心是容忍模糊性。容忍模糊性就是鼓励对不和谐的宽容，使相悖的解读或解释得以共存，并被实践群体所容纳，研究生讨论课或门诊医务人员都是如此。这种集体性"包容"赋予了群体容忍差异的力量，使每个人都能面对手头问题的各个模糊方面，并能更清楚地看到自身立场。以下两个原则——参与方法和关系过程——都来自对于模糊性和疑虑的认识，两者居于叙事医学的核心。

参与性和非等级式的方法：叙事医学事业尽最大的努力去拥抱参与性平等主义（participatory egalitarianism）。在教授和学习细读时，任何时候都必须允许特异的解释、相反的解读和个体对某段文本理解的频繁转变。在我看来，细读尤其提出了一项绝对的要求，即所有人都要参加，任何人都能发声，并且小组成员拥有均等的发言时间。上述标准导致了一些相当激烈的讨论，但这并不会引发分裂，因为小组已经集体创造了容忍分歧的方式。

我们在细读教学时，无论是在"叙事医学方法"的研究生必修研讨课上，还是在哥伦比亚大学和其他医学中心的讨论班或工作坊上，其教学价值都在于每一位参与者各自进行并确立其阅读经历。我经常问参与者："阅读本文之后，你经历了什么？"我们通常会高声地朗读大段文本，仔仔细细地研究在文字背后可能成为关键的叙事特征，然后在文本的影响下写作。文本是一种强大的手段，我们通过密切接触文本来发现自身所领受或所感悟的是什么。在大声朗读自己的习作时，小组其他成员会对作品进行反馈，借此分享各自的意见，并补充作者在写作过程中可能领悟到的东西。通过这些方式，细读教学的重点仍然是参与，设计一个过程去纳入所有人的偏好。

参与性和非等级式原则的最终目标是权力的对称。这一对称也有其边界——教师要为学生论文打分，主治医生要对实习医生进行评价。然而，在这些二分组合中，那些被授予了传统权力地位的人可以选择改变常规，趋向平等。由于临床或大学惯例倾向于传统的权力非对称结构，假如有人含蓄地寻求非等级式参与，那此人不得不打破常规并挑战传统。我们希望，我们和志同道合的同事们的实践能够有效地挑战学术界和医疗系统的内在等级结构，或至少使人们能越来越意识到，无法弥合分歧的零散孤岛会带来高昂的群体代价。

关系性和主体间性过程：学习者会共同进步，自我在与他人的关系中成为自我。遗世独立、没有根源以及自成一体的个体是那些害怕与人接触的人所编造出来的幻想。说与听或写与读等叙事行为表明，没有观众，便没有艺术作品。正如詹姆斯在一篇评价乔治·艾略特小说的文章中所写的那样："一半功劳归于读者[47]。"我们甚至更为大胆地指出，叙事共建存在于专业交流、教学交流、个人交流和社会交流之中，听众、读者或观者是所说或所写之物的积极塑造者。

细读是关联性和主体间性的具体体现。前文提到的神秘过程，即作者选择读者，读者"吸收"作者的思想和情感，使之成为自身的一部分，或者读者在某些由陌生人所想象出的虚构人物中认出自己，这些都是细读所实现的人与人之间不可避免又不可逆转的接触实例。在医学学习的初期，哥伦比亚大学的医学生往往不习惯叙事医学的方法，在修读叙事医学必修课程时，在深入参与有关文学艺术、视觉艺术或哲学主题的小型研讨会时，他们会惊讶于同学之间所建立的亲密关系与开诚布公。一项质性研究调查了医学生对于叙事医学讨论班的反馈，证实了这些讨论班所采用的主体间性过程的重要性：

> 我……感觉最重要的是让我们意识到了如何与同学合作，如何与他们交流，以及如何在普通课堂思维之外活动。我也意识到了这些人可以信赖，当……我们同死亡和临终进行斗争时，我们并非独自一人[48]。

无论是在实践中还是在教学中，叙事医学的临床程序都受到了叙事疗法和关系性心理疗法的影响。面对弗吉尼亚·伍尔夫《到灯塔去》的复杂性，参加细读研讨会的研究生运用了包括迈克尔·怀特（Michael White）和斯蒂芬·米切尔（Stephen Mitchell）在内的叙事心理学家和关系分析师的概念与实践[49]。在治疗中，细读和关切倾听的两种叙事法之间的界限可以渗透，这并不是说读者要对人物、作者或文本进行诊断。相反，它表明读者和作家之间的交互过程是单一的、形成性的、变化的，类似于一个人和其治疗师之间的互动过程。细读训练确实是一个强大的序曲或准备，帮助临床工作者了解和关心病人、学生或心理治疗的来访者，并与他们产生关联。

以上六大总体性原则阐明了本领域的反思过程和发展。随着叙事医学的成熟，这一领域越来越明确地包含了创伤、国家暴力、全球卫生不平等和医疗差距等问题。我们与哥伦比亚大学口述史研究室和"叙事"（Narativ）项目的伙伴关系促使我们参与国际工作，倾听沉默者的声音，为一个公正的世界添加所必需的证据。其中有一个教育和宣传项目，针对边缘人口的医疗问题，包括欧洲罗姆人（即吉普赛人——译者注）。我们越来越多地与美国退伍军人事务部接触，致力于应对创伤，特别是以美国人的名义所承受的创伤。对主体间性的关注和对他人苦难的见证使叙事医学能够有技巧地对创伤和不公正叙述做出反应，为听者提供非论判性的关注力。

我们意识到，世界在政治、文化、经济、宗教和民族方面的两极分化越来越多地破坏了一切潜在的人类团结——譬如逊尼派对什叶派，乌克兰对俄罗斯，99%对1%。乐施会（Oxfam）在178份简报中指出："全球最富有的85个人拥有1万亿英镑，相当于世界上最贫穷的35亿人口的财富[50]。"我们已经逐渐认识到，拥有人类的身体提供了一个难得的团结基础——我们拥有同样的身体和同样的器官，遭遇同样的疾病，并终有一死。在一个外交基础似乎正在消失的世界里，身体和精神健康的问题如今可能是最有希望的组合，可以在其中发展共同的价值、意义和目标。身体可能是仅存的全人类真正共有之物。当今的许多全球司法工作都与身体或精神痛苦有关，无论这些痛苦的源头是国家还是自然灾害。这并非是一种偶然，我们的身体正在同时成为护理的对象与工具。也许，平等医疗保健终将不仅被视为是一条通向健康身心的途径，还会被视为是一条通向健康世界的途径。

　　一个人能够理解另一个人所言或所指，这一观念是科学最深邃的部分，也是艺术最深邃的部分。这一观念是语言、美、知识、政府、文化和爱的源泉。在人类经验的元视角下，我们将叙事医学置于一系列边界之上，意识到我们的努力总是为了弥合分歧，为了寻找可渗透性，为了打开通道，为了给双方都带来意想不到的好处。无论分歧的双方是精神药理学还是精神分析学，是医生还是病人，是退伍军人还是护士，抑或是一首诗的两个读者，我们的努力都是超越攻防两方，在矛盾中而不是在争论或统一中接触对方。这种接触不会有确定答案，而是会产生锻造思想的容器，在锻造的过程中产生了关系。

　　在作为护士、理疗师或医生而从事临床工作时，我们的行动包括了我们在阅读时的行动。与步态训练和糖尿病管理一样的是费尔斯基"对语言和形式细节的强烈关注"，是观看原创作品的审美感受，是情感和情绪过程。在没有其他方法的条件下，这些过程能够开放主客体之间、观察者和被观察者之间、被照护者和照护者之间的孔隙。

结语

　　2014 年春季，小说家亚历山大·赫蒙（Aleksander Hemon）访问哥伦比亚大学，出席叙事医学圆桌讨论。他几乎完整地朗读了他的个人作品《水族箱》（*The Aquarium*）。该文详述了他的幼女伊莎贝尔罹患脑癌去世的事件 [51]。标题中的水族箱是一个绿色玻璃水箱，他和妻女都感觉被困其中：

　　　　一天清晨，我开着车向医院赶去。一群跑者身体健康、精力十足，沿着富勒顿大道向着阳光充沛的湖边前进。我有一种强烈的感觉，觉得自己在一个水族箱里面：我可以看到外面，外面的人也可以看到里面的我（假设他们居然会注意我的存在），但是我们在完全不同的环境之中生活和呼吸。伊莎贝尔的疾病和我们的经

历与外面的世界没有关联，对外面的世界更是毫无影响（201、202
页）。

在读书会后的讨论中，一位小说家抛出了一个令人生畏的问题："写
作是为了什么？"赫蒙回答说："为了接触，为了实现参与。"几轮问答之
后，我忍不住提问："医疗是为了什么？"赫蒙毫不迟疑地回答说："为了
接触，为了实现参与。"

细读把我们带到了一个边缘——身份的边缘、自我知识的边缘以及
他者知识的边缘。它引领我们，召唤我们，把我们从狭窄的区域解放出
来。一旦具备了做好这项工作所需要的必备技巧，细读就提供了一个与
其他人群、其他时间、其他观点和其他自我紧密接触的机会。于是，我
们无疑相信，当我们在照护病人时，以及推而广之，当我们在进行接触
时，在实现参与时，细读都是我们意图所完成事业的标志性方法。

注释

[1] 有关不同年代病历的种类，见 Hurwitz, "Form and Representation"。本文反映
了被视为临床工作核心的倾听的方式变化。亦见 Starr, *Social Transformation of
Medicine*; Relman, *When More Is Less*; Gawande, *Being Mortal*。

[2] 这类教材包括 Newell, *Interviewing Skills for Nurses*; Lipkin, Putnam, and Lazare, *The
Medical Interview*; Cassell, *Talking with Patients*; Fortin et al., *Smith's Patient-Centered
Interviewing*; and Coulehan and Block, *The Medical Interview* 等。这些书代表了许多
类似的指南，它们得出临床病史，实现理解病人所必需的人际关系。

[3] Felski, *Uses of Literature*, 52.

[4] North, "What's New?"

[5] Ogden and Richards, Meaning of Meaning; Richards, Richards on Rhetoric.

[6] Richards, Principles of Literary Criticism, 11。引文中所引瑞恰慈作品中出现的内部
引证出自黑格尔的《历史哲学》(History of Philosophy)。

[7] Richards, *Principles*, 16-17.

[8] Richards, *Principles*, 4.

[9] Empson, *Seven Types of Ambiguity*.

[10] Ransom, *New Criticism*; Eliot, "Tradition and the Individual Talent"; Cleanth Brooks,

Well Wrought Urn; Cleanth Brooks and Warren, *Understanding Poetry*.

[11] 见 Wimsatt 与 Beardsley 所作的两篇影响深远的文章，"The Affective Fallacy" 和 "The International Fallacy"，收录于 *The Verbal Icon*。

[12] Cleanth Brooks, *Well Wrought Urn*, 74-75.

[13] Cleanth Brooks and Warren, *Understanding Poetry*, xiii.

[14] Jakobson and Halle, *Fundamentals*; Levi-Strauss, *Structural Anthropology*, Vol. 2.

[15] Barthes, *S/Z*; Culler, *Structuralist Poetics*.

[16] Derrida, *Of Grammatology*; Lyotard, *Postmodern Condition*; Kristeva, *Desire in Language*.

[17] Jameson, *Political Unconscious*.

[18] Lacan, *Écrits*.

[19] Foucault, *Order of Things*.

[20] Lentricchia and DuBois, *Close Reading*, 34.

[21] See Parisi, "Close Reading, Creative Writing"; Bialostoksy, "Should College English".

[22] Lentricchia and DuBois, *Close Reading*, ix.

[23] Ricoeur, "Freud and Philosophy"; Best and Marcus, "Surface Reading".

[24] D. A. Miller, "Hitchcock's Understyle"。见 Ferguson, "Now It's Personal"。该文研究了特别仔细的阅读成为了接受作品欢呼的方法，类似于友谊。

[25] Sedgwick, *Touching, Feeling*; Jurecic, *Illness as Narrative*; Philip Davis, *Reading and the Reader*.

[26] 有关情绪的历史，见 Reddy, *Navigation of Feeling*。有关批判采取神经科学方法来描述情感或界定其在大脑内的产生，见 Leys, "Turn to Affect"。亦见 Keen, *Empathy and the Novel*。关于心智理论作品的增加，见 Zunshine, *Why We Read Fiction*。

[27] See Kandel, *Age of Anxiety*; Chalmers, *Conscious Mind*; Dehaene, *Reading in the Brain*; Oatley, *Such Stuff as Dreams*.

[28] Kidd and Castano, "Reading Literary Fiction".

[29] Felski, *Uses of Literature*; Rudnytsky and Charon, *Psychoanalysis and Narrative Medicine*; Brockmeier and Carbaugh, *Narrative and Identity*; J. Hillis Miller, Reading for Our Time; Royle, *Veering*.

[30] Harkin, "Reception of Reader-Response".

[31] 有关这一复杂领域的标志性作品，见 Rosenblatt, *Literature as Exploration*; Poulet, "Criticism and Experience"; Holland, *5 Readers Reading and Dynamic of Literary Response*; Fish, *Is There a Text?*; Iser, *Act of Reading*; Flynn and Schweickart, *Gender and Reading*; Bleich, *Subjective Criticism*; Booth, *Rhetoric of Fiction*. Tompkins 的 *Reader-Response Criticism* 是本领域权威性的指南和导读。

[32] Gallop, "Historicization of Literary Studies", 183.

[33] Tompkins, *Reader-Response Criticism*.

[34] J. Hillis Miller, *Ethics of Reading*; Booth, *Company We Keep*.

[35] Booth, *Rhetoric of Fiction*, 138.

[36] See Charon, Hermann, and Devlin, "Close Reading and Creative Writing"; Devlin et al., "Where Does the Circle End?"; Sarah Chambers et al., "Making a Case".

[37] James, "Art of Fiction", 390.

[38] Parisi, "Close Reading, Creative Writing", 65.

[39] See Woolf's "Reading," "How Should One Read a Book?" and "On Re-Reading Novels."

[40] See his Pleasures of the Text, and the essay "Reading" in The Rustle of Language.

[41] 在病人的监督和同意发表的情况下，我在其他地方写了关于她和我一起学到的东西。她允许我分享她的故事，以帮助其他病人。见 Charon, "Membranes of Care"。

[42] Bollas, *Shadow of the Subject*.

[43] Felski, *Uses of Literature*。亦见文学中对于痴迷和去魅的研究，如 Bennett, *Enchantment of Modern Life*。

[44] Barthes, *Pleasure of the Text*, 27.

[45] DasGupta, "Narrative Humility", *Lancet*, 980,981.

[46] de Beauvoir, *Ethics of Ambiguity*, 13,129.

[47] Stein, *Appreciation*; James, "Novels of George Eliot", 485.

[48] Eliza Miller et al., "Sounding Narrative Medicine," 339.

[49] Michael White and Epston, *Narrative Means*; Mitchell, *Relationaly*.

[50] Wearden, "178 Oxfam Briefing Paper".

[51] Hemon, "Aquarium".

第八章

细读的教学框架

丽塔·卡伦（Rita Charon）

我有幸和一批一年级医学生共同阅读戴维·福斯特·华莱士（David Foster Wallace）的佳作《无尽的玩笑》（*Infinite Jest*）。在解剖尸体和学习致命、残酷的疾病之余，学生们阅读了华莱士对日常生活事无巨细、尖锐、PET-CT 般的检视，揭示了在愤世嫉俗、荒诞不经和习惯使然中那些一闪而过的超现实、疯狂和断裂式的多重顿悟[1]。一个学生在第三堂课上轻声说道："阅读本书能让我更加了解每天发生的事情，但我还不清楚这会令我付出什么代价。"大家纷纷赞同他的疑惑，也同意他对所见之物价值和代价的不确定性。

这个学生的问题既取决于正在阅读的文本，也取决于阅读的方式——细读，关注每一个单词，同时关注这本 1079 页小说中所有的时间、空间、隐喻、典故、情感和结构。我们对这一文学文本所做的事情与学生们在托付给他们的尸体身上所做的事情并无不同——尊重结构，又进行拆解，理解整体之中还存在着无法通过部分而了解的生命，但是必须看到部分才可以发现整体。从阐释的角度看，阅读这部小说的努力成为了动态性思维和创造性思维形式的典范，即记录细节，建构模式，容忍混乱，接受比例、平衡和反差的影响，以情感为小说着色，并赏识思想者在思想之中的在场。

我希望自己摆出证据，告诉学生，看到日常生活的更多细节会开阔生活，从而获得更多的真和美。这还会令人受伤，让人兴奋，向人介绍一个永远处于形成之中的自我。这不会延长生命的天数，而是通过每一个瞬间的深度来拓展生命。我告诉这个学生，有证据表明，经过细读所获得的眼界增强了人们如实认识生命的能力，而认识生命则是活出生命的前奏 [2]。

细读教学的一种方式

细读教学的方法大概和人体解剖的教学方法同样纷繁，我在此并非提议去梳理所有的方法，而是提出传授该技能所必需的几个要素。细读读者需要抽象思维、文本判断力和心理洞察力，并自愿臣服于一本书。进行细读需要承诺，即便在刚开始时毫无头绪，也要相信花在某本书上的时间和精力会带来快乐、智慧、探索或发现。细读需要一种特殊的自由——自由地把自己献给未知，自由地把自己交付给一个并不在场的因素。细读带来信心，读者因而能够召唤出理解作品所需要的知识广度与深度。细读读者从不浪费任何意义的证据，无论证据是来自句子还是话语中的语言、结构、隐喻、典故、诗意或修辞方面。文学学者爱德华·萨义德（Edward Said）写到，在巴赫的音乐里面，"每一个音符都很重要……从整体结构到细节修饰都明确而有意识地表达出了形式的概念 [3]"。书写作品就是如此，口头语言和表演语言大概也是如此。

一开始阅读时，读者就会被引导至几乎存在于任何文本之中的一系列特征：时间、空间、体裁、隐喻、声音、情绪以及与文本本身的关系。为了清楚地认识这些特征，我们可以人为地将它们分离，正如钢琴家必须分别使用左右手来练习一首曲子，细读读者也可以阅读一段文字，尤其关注其中一个或几个关键特征，以便从细节上把握文本意义。读者可以审视文本的时间框架，再关注文本的感官细节，然后看它的措辞、隐喻、叙事策略、声音或者情绪。读者通过掌握文学批评、叙事学和哲学的关键要素来加强对于文本特征的审视。在结合了文本的这些方面之后，读者对于文本的意义便有了深刻而难忘的把握。通过细致、系统地关注文本的以上每个叙事特征，读者就找到了进入文本的门道——无论是读、听还是自己书写。

　　实践叙事医学需要细读的技巧。正在进行的研究揭示了细读通向关切倾听的机制和渠道。我们也在探索关切倾听是如何提高普通医疗的有效性，也将最终获得强有力的证据，证明阅读技巧对于医疗保健的突出意义。通过哥伦比亚大学的叙事学医学研究项目，我们越来越多地了解到自身教学方法所带来的结果。通过参加叙事医学的培训，学员们发现，他们与同事和病人有了更紧密的联系，对个人困境或偏好有了更多的认识，对自己所目睹的事情有了更强的好奇心，对自己的经历有了更大胆的探索，在工作中获得了一种愉悦的美感[4]。

　　多种特定文本的叙事特征都值得详细考察，以下部分将主要介绍针对这些特征的教学，对某些文学理论和叙事学著作的严格训练和研究强化了上述考察。通过一门课程，不论是持续一个学期的研究生研讨课、每周的职员培训项目，还是医学生或护理学生的临床实习，学习者可以熟悉一些标志节点，以便考虑时间结构、空间元素、形象语言或叙事策略。虽然文本特征的具体列表并非固定，而是会根据个人的教学目标、设置和文本进行调整，但严格训练这些获取意义的多重途径持续地助益于叙事医学教学，并深化了教师和学生的收获。

　　在下文的例子中，我描述了几大主要叙事特征的教学顺序——时间、空间、隐喻和声音。我简要地总结了与这些特征相关的重要问题，并仅仅尝试在文学和叙事理论的既有知识框架之内发现基础，以方便进一步的研究。我为每一种特征都选择了一个特定的文本，并描述了真实小组教学的实际情况，学员可能是研究生、社会工作者或医生等。不言而喻，教学环境决定了叙事特征的选择，决定了对于理论背景的深入程度，还决定了在每一个特征上所花费的时间。我希望以下对于实际教学的描述能使读者了解叙事医学的理念基础如何诞生于叙事医学的教学实践之中。

文本选择与按提示语写作

我们常被问及选择叙事医学授课文本的标准是什么。首先，绝无必要将教学局限于关注治疗、医学或健康的文本。可以说，非医学文本的教学更为容易，因为文本的临床维度或疾病维度有时候会转移对于形式考量的关注，选择与疾病无关的文本可以强调这一点。在我们的研讨会上，内容或情节并非重点。我们研究词语如何取得意义，以及如何培养习惯，去注意诗歌、故事或对话话语中的所有内容。

为了有效地让学习者群体切实地参与文本学习，该文本必须能够回馈学习者对它的重视。它必须是一部"伟大的文本"，无论人们如何定义伟大的文本。小说、诗歌、戏剧、视觉形象或音乐作品必须经得起推敲。作品不仅要令读者惊讶于在之前阅读时所隐藏的方面，而且还要向他们揭示自前次阅读以来他们自身的改变。我们教授的文本需要有深度、维度、内在共鸣和模糊性；文本的形象语言必须是鲜活的、挑衅的、微妙的，并贯穿整部作品；文本还需要有时间的复杂性，如快叙或倒叙，时间旅行或时段重叠。我们可以考察动词的时态和情态来有效地找出文本的意义或影响。

我们有意识地纳入通常被整个文化所压抑的声音。这包括不同文化或种族的作家、不同语言、阶级和时代的作品。后殖民理论家佳亚特里·斯皮瓦克（Gayatri Spivak）的"属下"（Subaltern）概念适用于叙事医学教学[5]。在教学中引入被压迫或被剥夺者的声音，这挑战了传统医疗权力的不对称性，那些直面不公正的作品、将暴力暴露出来的作品以及讨论偏见的作品能够结合我们的教学实践与教学原则。叙事医学在传达文学和临床技巧的同时也提出权力的问题：在这篇文本或这间教室中谁是主人？谁的声音被听到了？谁有可能缺席？文本的选择取决于教学需求、课堂要进行的社会和文化检视，以及在课堂环境和最后的临床环境中培养公平权力关系的努力[6]。

对于视觉或听觉文本需要同样的考量。罗伯特·舒曼（Robert Schumann）"D 小调小提琴协奏曲"的第二乐章从一段来回穿插的小调展开，音乐似乎毫不费力地从日光移入黑暗，这种变化有时发生在同一个节拍下，而主调与小调之间并无冲突。专注的倾听者可以同时理解这些情绪，接受通常被认为是对立情绪之间的互不排斥。我有时候会用马克·罗斯科（Mark Rothko）的"彩色线条"画系列教学。这些绘画的抽象表现主义完全排除了内容的问题，观者得以被召唤而进入极其饱和的颜料所带来的浮力、平衡与活力之中。这超乎想象，这就是超越。

当然，教师根据教学目标选择相应的文本：在讨论关系性的研讨课上选择第一人称的叙述，或者在叙事伦理课程中选择能够开放读者/作者契约的文本。教师和学生一起构成的课堂偏好无疑也有作用，教师擅长教授心仪的文本，把学习者所提供的文本纳入教学也总能深化课堂的合作与平等。

我们的叙事医学实践已经发展到在几乎所有教学之中都纳入创意写作[7]。我在下面的例证中将显示，邀请学生在一篇细读文字的影响或启发下随意书写，可以拓宽文本的力量维度。在课堂上讨论文本之后，授课人会提供一个写作提示语，邀请学生花四五分钟的时间，当场按照提示语任意书写。与写作课或专业写作研讨课上的提示语不同，叙事医学讨论班的提示语简明扼要，旨在广泛地邀请学生打开思路。提示语越能引起注意、越是模糊就越有效果，因为学生并未被告知要写什么，怎么去写，或者写作中所需要涵盖的要点是什么。相反，每个学生都接受文本，

臣服于文本让读者具有的超越能力 [8]。学生按照提示语进行书写，如此便
开始理解阅读在自己身上的作用——引起了哪些解释，唤起了哪些情绪，
听到了哪些典故，解开了哪些记忆，发现了哪些美感，激发了哪些思想。
学生大声地朗读刚才写下的内容并相互回应。他们意识到自己如何利用形
式来表达了内容：一个人写了一张清单，另一人则写下一段祷文；一人
从后往前写，另一人则完全使用虚拟语气写作；一个人的书写进入了主
人公的内心深处，另一个人则在写作之中秉持着超脱和客观的叙事立场。
因此，他们认识到，自己的创作过程并非完全刻意，形式和内容在写作
过程本身的混乱之中出现 [9]。我们发现，文本阅读和创意写作的结合是
学生发展细读能力的最直接方式，并且这种方式还能帮助他们理解自己
文字的力量。学生还意识到，身为作者的他们需要忠于读者，展示自己
的创作；他们同时也体验到了阅读和写作这一对创造性过程的相互作用。

时间

　　自人们关注故事的机理伊始，叙事研究便一直痴迷于时间。圣·奥古
斯丁（Saint Augustine）的《忏悔录》（*Confessions*）写于公元 398 年。我
们从中学到了横亘在记忆与期待之间当下的那把细长刀刃。"有三种时间；
过去之事的现在，现在之事的现在，未来之事的现在……过去之事的现
在是记忆；现在之事的现在是目视；未来之事的现在是期待……然而，既
然时间没有体积，我们该如何去度量？我们在时间经过时度量，而在时
间流逝时无法度量；因为并不存在任何可度量之物。以时间作为度量时，
它从何处来，往何处去，又经过何处？往何处去？只能够源自未来 [10]。"
在面对时间的生活体验时，这种可怕的不确定性或许标志着对人类状况
的存在主义或现象学思考的发端。千百年来，奥古斯丁的问题吸引了各
时代最优秀的神学和哲学头脑：1744 年，詹巴蒂斯塔·维科（Giambattista
Vico）在《新科学》（*The New Science*）中将时间、历史和理念重构为创
造性过程；1889 年，亨利·柏格森（Henri Bergson）在《时间与自由意志》

（*Time and Free Will*）中认为持续性和继承性是人类意识的要素，依赖于人类有意识的鲜活见证。伯特兰·罗素（Bertrand Russell）受 20 世纪初的物理学和心理学思想启发，将"时间知识所基于的直接经验"概念化[11]。与对于时间本质的哲学思考一起出现的是人类再现时间的能力。文学批评家乔治·卢卡奇（Georg Lukács）指出，小说的发明是为了解决时间的问题："意义与生活在小说中分离，因此本质也与时间分离。我们几乎可以说，小说的全部内在行动只不过是在与时间的力量进行斗争[12]。"

这种从宗教研究、哲学和文学研究之中涌现出来的研究与对自然界现象的研究交织在一起，也与对时间和空间在重力、速度和持续性上的关联之研究交织在一起。爱因斯坦在 1915 年提出的相对论改变了我们之后每一次理解时间"流动"的经验，从根本上不可逆转地影响了我们的叙事概念和经验概念，改变了生活在时间和空间中的意义。正如哲学家保罗·利科（Paul Ricoeur）最近所阐述的那样，"时间既会消逝，也会流动；但另一方面，时间还经久不衰，一直留存[13]"。

继奥古斯丁、维柯、柏格森和罗素之后，对时间性的叙事学研究业已成为叙事理论的支柱之一：包括米哈伊尔·巴赫金（Mikhail Bakhtin）的《对话性想象》（*Dialogic Imagination*）、热拉尔·热奈特（Gérard Genette）的《叙事话语》（*Narrative Discourse*）、弗兰克·克莫德（Frank Kermode）的《结尾的意义》（*The Sense of an Ending*）、珀西·拉伯克（Percy Lubbock）的《小说的技巧》（*The Craft of Fiction*）以及保罗·利科的《时间与叙事》（*Time and Narrative*）等[14]。利科建议，让"时间成为人类，直到它通过一种叙事模式表达出来。而当叙事成为时间存在的一个条件时，叙事就取得了它的全部意义"。这是一份宣言，表明叙事性的使命与时间不可挽回地联系在了一起[15]。在研究时间的运作方面，比理论家更有影响力的或许是文学家自己。弗吉尼亚·伍尔夫（Virginia Woolf）和詹姆斯·乔伊斯（James Joyce）所发明的现代主义、普鲁斯特（Proust）对记忆的勇敢挖掘、贝克特（Beckett）和博尔赫斯（Borges）的超现实主义，以及莎士比亚（Shakespeare）、约翰·多恩（John Donne）和T. S.艾略特（T. S. Eliot）的诗学等都是对时间悖论进行语言描述的实验室[16]。在哥伦比亚大学的叙事医学理学硕士课程的细读教学中，我们通常会阅读伍尔夫的《到灯塔去》，慢慢地阅读，用整个学期来读，将本书作为文本基础，不仅用来研究时间，而且用来研究空间、声音、隐喻、情感以及主体间性。

最后，在叙事医学的演变中，我们发现自己超越了文本，在视觉艺术和音乐之中审视时间的叙事本质。叙事医学的学生和学者已经写过关于《到灯塔去》和大约同时期出现的毕加索（Picasso）和布拉克（Braque）的立体主义（Cubism）之间的相似之处。我们习惯了通过巴洛克对位（Baroque counterpoint）和爵士的即兴演奏来实现时间延展。图画小说的当代媒介允许不可言说的时空段落在一帧画面与下一帧画面的空隙中张开，从而同时改变了时间和空间。转回到人的身体，我们看到通过技术干预延长寿命，通过寻求干细胞的不朽帮助可以无限地产生自身的替代器官，改变生物钟使得中年妇女能够怀孕以及无限延长青少年生长期。归根结底，这样的科学探索在文化上对在生活中经历时间做出了贡献。如果一个人确实要继续活在当下，那么此人就必将将这些贡献整合到个体的存在概念之中。

我想描述一下最近的一次叙事医学教学，这次教学戏剧化地展现了在文本中寻找时间的某些考虑。本次讨论班在纽约长老会医院社会工作服务部举行。来自这家大型医院不同部门的12~15名社会工作者每月参加例会，进行一次细读和创意写作的讨论。这一天，我们的文本是露西尔·克利夫顿（Lucille Clifton）的《弗雷德·克利夫顿之死》（*the death of fred clifton*）：

弗雷德·克利夫顿之死

11/10/84

享年 49 岁

我似乎被吸引到了自己的中心

把我的边缘留在了妻子手中

我用最为震惊的清晰度

看见

于是我没有眼睛，只有

视觉

我上升，我旋转，

穿过我的肌肤

萦绕周围的并非是

事物的形状

而是，哦，终于是

事物本身 [17]。

　　读者在阅读这首诗时会有什么样的体验？文字的精简、诗行长度的精简，甚至行数的精简似乎都与所描述的事件不成比例。读者发现，无论这首诗里的"我"是谁，这个"我"似乎都在这首诗之中濒临死亡。也许专业医疗工作者的身份让我们以肉体的方式解读了这首诗，但那天在场的大多数人想到了在重症监护病房里的一张床，或者是一个收容所，一个男人在那里濒临死亡，而他的妻子则坚守着他在尘世的存在。"我上升，我旋转，/穿过我的肌肤"，似乎神秘地唤起了一种在死亡之时的灵魂飞升。我曾给一个重症监护医生小组教这首诗，一位医生非常迅速地确定"我上升，我旋转，/穿过我的肌肤"指的是护士在床上重新安放病人，以避免病人的皮肤溃烂。这位医生在后来的讨论中写下了一篇见证。

这篇见证比喻深刻，与存在有关，证明了生命的意义，展示了临床工作
与文学意识的结合，而这种文学意识不可避免地来自于临床工作，也来
自于同时产生的个体意义和语境意义。

　　我们想知道这首诗的声音：与死者同姓的诗人是否在讲述她濒死丈
夫的声音？她是在试着去想象他的经历吗？倘若如此，我们想知道通过
将死亡事件描述为一种世俗的重生，这样是否会将死亡事件过度净化或
者神圣化？这只是一厢情愿吗？我们想知道"我的边缘"可能是什么——
它可能是物质财产，或者是后代，是未结清的贷款，甚至可能是身体本
身？它会是未来吗？尽管语境庄重，但大多数读者在阅读这首诗的过程
中都感受到了一种亲密、平静的情绪。"我几乎可以看到爱，"一位社工
表示。

　　我们的讨论一直围绕着"现在"这一问题。诗中的讲述者"似乎"被
吸引到了自我的中心，然后清晰地"看见"。他"有"的不是眼睛，而是
视觉。动词的过去式证明了这一说法是一种回顾，但最后一句"哦，终于
是事物本身"读起来就像是在见证的时刻所说出来的话。正如一位读者所
指出的，这就好像是过去赶上了现在。如果露西尔·克利夫顿于 1987 年
发表这首诗，而弗雷德·克利夫顿于 1984 年去世，我们想知道这首诗是
否成为了一曲挽歌，让逝者从死亡中复生。奇怪的是，这首诗的关键似
乎出现在倒数第二行的那一句召唤："哦，终于。"

　　接下来我们开始了四分钟书写。他们知道每个人都会受邀来大声朗
读自己的书写，我给出的提示语是"哦，终于。"

　　一名社会工作者写道：

　　　　生命将逝
　　　　我发现自己不再恐惧
　　　　在那无数次想象此刻的年岁中
　　　　我是否曾经想过

我会获得

解脱

最终

做好准备

不再焦虑，不再哀恸，

不再去想我要如何离开你

啊，不再恐惧

如果我能更早知晓。

　　克利夫顿诗歌的情节和形式都启发了这位作者。她在诗中采取了精简的文字、精简的行数与精简的诗行长度，有两行只有一个字。然而，本诗言说者的位置经过了反转。这里的"我"似乎是作者在向挚爱的"你"致辞，平静的心情被紧张或遗憾所替代。不同于克利夫顿，这位作者使用现在时写下了诗歌的大部分内容——"我发现自己不再恐惧"。我惊讶的是"啊"（Alas）这个词。这似乎是一种自相矛盾的遗憾，以某种奇特的方式表明了作者对于恐惧的渴望：这是否应该是"终于"？我问了这个问题。讨论结束后，我和作者通过电子邮件继续着我们的对话：

　　是的，"啊"表示遗憾。在此，我浮想联翩——我一直在恐惧死亡，因为身边每天都有将死的年轻人，年复一年，都是如此。随着年龄的增长，我不再是儿子唯一的那个厉害的保护人。我总是为他而战，但他确实是一个男子汉了。他是如此自信，如此独立——也许我是说自己再也不会那样地被他需要了……我的这些生命阶段行将终结，"啊"，在生命尽头可以失去的是多么有限[18]。

　　我们对这首诗的解读非常深刻，比以往笼罩在克利夫顿神秘诗歌之中的意义更为深刻，因为在其中一位成员创造力的帮助下，我们如今感到死亡时恐惧或不恐惧是如此复杂。这首诗和在诗歌影响下的写作，至少使这位作者能够敏锐地体验到自己在奥古斯丁三位一体之中的地位，并以这样的勇气预言了失去、需要和恐惧的含混之处。

另一名成员则写道：

哦，最终——他找到了平静。哦，最终——我们找到了平静。每天如此反复就是折磨。看是一种折磨，听也是一种折磨。在自己的身体里，在自己褶皱的皮肤之中，他似乎无所适从。他坐起来，他躺下，他抓东西，他呼叫别人。他似乎已经做好了准备，但好像还有一件事情。他是否还想最后再听一次她的声音？她犹豫着……然后……最终——她走到他的床边，轻声地说出了他渴望听到的话……然后她离开了……他也走了。

该作者再次借用了克利夫顿临终诗里的概念，甚至还借用了其中的词语和细节，用来为自己建构一个黑暗的版本。这一段感官的细节——"他坐起来，他躺下，他抓东西，他呼叫别人"——让读者立即进入了这个痛苦的场景之中。对于医院社工来说，这的确是一个熟悉的场景。我们不知道这是工作场景还是生活场景，作者能够在不透露这个临终场景性质的情况下描绘这一场景，令写作更加清晰，更让写作成为了一种创造性行为，而不是一段忏悔或病例报告。

这就是写作的重要性。在医疗卫生的背景下，写作通常被用来向同事传达某个病例的临床事实。从本质上讲，书写或谈论病人要么是一种专业责任，告诉组员病人的临床状况，要么是由于个人压力，比如临床医生加入支持小组来帮助处理职业倦怠或医疗失误。相比之下，在叙事医学的课程中，创作的过程才是重点，参与者不一定要通过书写来减轻自己的负担，或者通过书写去将已知的内容传达给另一个人。相反，写作行为成为一种自我发现以及相互认同的形式。在对克利夫顿诗歌的回应之中，作者和听者都在思考最后一幕的解释：这是一种原谅吗？是对敌意的最终放弃吗？是期待已久的歉意吗？隐匿之事继续隐匿，耳语之言不可传播。身为旁观者，包括我们这些听者在内，所有人都有机会来独立解决存在的谜团。

空间

从时间转向空间加入了重力、对于质量的感知和向维度的致敬。虽然身体确实经历了时间，并且死亡或许还创造了时间（天使或鬼魂会经历时间吗？如果爱因斯坦可以永生，那他还能提出相对论吗？），但时间不可能被触摸、感觉或定位。另一方面，空间则具有无可辩驳的物质性。俄罗斯文学理论家米哈伊尔·巴赫金（Mikhail Bakhtin）在 1937—1938 年的《小说的时间形式和时空体形式》（*Forms of Time and the Chronotope in the Novel*）一文中，令人印象深刻地表达了空间为时间所带来的增量。在令人眼花缭乱的启示中，巴赫金将时间和空间融合为时空体（chronotope）的概念："在文学艺术的时空体中，空间和时间的标识被融合成一个经过深思熟虑的具体整体[19]。"巴赫金列举了道路、门槛、城堡、客厅和相遇等时空体例子，鼓励读者在特定的空间之中体验时间的流逝："时间，如其本质，渐渐醇厚，生出血肉，在艺术中显现；同样，空间也会呼应时间、情节和历史的运动，也因此而发生变化"（第 84 页）。巴赫金将柏格森 1889 年的建议运用于文学，即"在无限同质媒介形式下产生的时间只不过是萦绕在反思意识中的空间幽灵"。巴赫金提醒读者和作者，要想办法在感知和再现任何现实事物的时候扩展意识[20]。在叙事医学中，时空体的概念大有裨益，它将时间和空间的抽象范畴固化为可触知性。时空体提供了一种寻找意义的方法，因为任何种类的事件或情况都需要时间和空间的融合才能被感知，进而再现："正是时空体为事件的展现提供了必要的基础，即事件的可表示性。这正是来自时间标记的密度和具体性之特殊叠加——人生的时间和历史的时间——全部都发生在精心划定的空间区域以内"（第 250 页）。

有时候，小说甚至超越了时间、地点和空间，将读者吸引到叙事的世界之中，唤醒感官，以体验文本的"真实"。E. M. 福斯特（E. M. Foster）在《小说面面观》（*Aspects of the Novel*）中列举了几个句子，来展示空间向读者传递意义的能力。他认为《战争与和平》"已经延伸了空间及时间，令读者倍感振奋，留下了类似于音乐的效果。当一个人读了一段《战争与和平》之后，伟大的和弦开始发声……这些声音来自于幅员辽阔的俄国 [21]。"人是具身性的生物，他们占据着空间，因此偏好其他同样拥有这种能力的事物。福斯特认为，托尔斯泰的"桥梁和结冰的河流、森林、道路、花园和田野等在我们读过之后累积了宏伟和嘹亮"。它们认出了读者，实际上是在"为读者创造空间"，让他们走进想象世界的框架里（第 39 页）。

审视文学文本或视觉艺术作品中所描述的空间可以提供一把钥匙，打开隐藏其中的意义。弗吉尼亚·伍尔夫的小说《海浪》（*The Waves*）就其肌理而言也是"关于"时间的——情节是时间，驱力是时间。小说的结构就是对一天之中的几个时段进行交替的描述——从黎明到夜晚，伴随着人物几十年的生命，从童年到死亡。然而，伍尔夫精心地营造了空间，空间的私密和惊喜承载着极富想象力的内涵——孩子们躲在醋栗灌木丛下，蜗牛在教堂般的壳中，一位孤独的母亲受困于家庭生活，仿佛一棵被篱笆围住的树，这些都是读完这部小说之后所留下的画面 [22]。法国现象学家加斯东·巴什拉（Gaston Bachelard）以《空间诗学》这本书唤醒了文学学者对于空间诗学的认识。巴什拉热衷于对小屋、巢穴和贝壳等空间的精细研究，以此来思考居于这些空间中那些生物最深层次的驱动力。他们创造了一个自己的房间，在其中得到庇护，也召唤他人进入并得到庇护。"被想象力占据的空间不是无关紧要的空间；它不应受到观察者的测度和估算。它一直是生活的空间，这并非指它的积极方面，而是伴随着想象力的一切偏颇^[23]。"巴什拉认为，我们的空间宣示了关于我们的空间、形式、重力、脆弱性和传播之不可言说的方面。

关于人类使用空间的研究揭示，我们如何占据空间，如何描述它们，如何体验它们，甚至如何忍受它们，都具有深层的含义。叙事医学本身就是非二元论的，目的是在个体生物学的框架内，以及在社会、政治和职业框架内理解身体的空间性质。我们知道，医疗保健必须面向作为个人的身体和作为身体的个人，这是唯一的路径。非叙事性还原主义医学在器官、组织或细胞层面上阐释生理疾病，提供治疗，忽略了身体的空间性（照护重症病人的专科医生在病人的临床情况转差时，惯常通过器官免除自己的负罪感，心血管专家说"不是心脏的问题"，肾病专家说"不是肾脏的问题"）。混乱的身体及其独特的味口、激情、紊乱和衰老干扰着利落的逻辑还原。社会学家米歇尔·德·塞都（Michel de Certeau）提出的地点和空间的区分很有帮助。地点（Lieu）是坐标的几何定义，两件事物不能同时出现在一个地点；空间（Espace）则"考虑了方向矢量、速度和时间变量，空间由动态元素的交叉所构成。从某种意义上说，空间由部署在空间内的一系列动作实现……相对于地点，空间恰似言说之时的词语……简言之，空间就是实现的地点^[24]"。还原论医学把人体当作一个地点，叙事医学则将人体视为一处空间。

借用文学学者、现代主义者、现象学家和社会学家的思维方式，让我们走进叙事医学课堂，看看空间如何进入叙事医学教学。这种教学在叙事医学理学硕士项目中进行，是细读必修核心课程"叙事医学方法"的一个部分。这是几个空间叙事特征研讨课程中的一个，学生为此阅读了包括本章所引用的巴什拉、巴赫金、德·塞都、利科和伍尔夫等人的作品。

我们的文本摘录自亨利·詹姆斯的《贵妇肖像》（Portrait of a Lady）。来自纽约州奥尔巴尼的年轻穷女孩伊莎贝尔被富裕的阿姨带去见英国亲戚，她到达了位于泰晤士河上她祖先的庄园。那天晚上，伊莎贝尔的表哥拉尔夫带她去欣赏画廊里的画作：

> 她请拉尔夫带她去赏画，房间里有很多作品，大部分由他亲手选择。最好的作品放在一个橡木画廊里。这个画廊比例迷人，画廊两端各有一个起居室，通常晚上都有照明。照明的光线不足，无法充分展示这些画作，所以第二天看可能更好。拉尔夫大胆地提出了这个建议，然而伊莎贝尔看上去非常失望，但她还是保持着微笑，说："如果您同意的话，我就去看一下。"她非常渴望，她知道自己的渴望，现在似乎就是如此，她无法控制。"她不接受建议，"拉尔夫自言自语地说道，但并没有不高兴。她的压力逗乐了他，甚至让他高兴。灯放在间隔的支架上。就算光线不够完美，但还是很温和。光落在色彩丰富的模糊方形画布上面，落在厚重画框褪色的镀金上面，画廊抛光的地板也蒙了一层光。拉尔夫拿着烛台走来走去，指点着他喜欢的东西。伊莎贝尔倾身看着一幅又一幅的作品，沉浸在小小的感叹和低语之中。她显然可以判断好坏，她有一种天生的品位。他被这一点打动了。她自己拿着一只烛台，慢慢地四处看着，她把烛台举得很高。此时，他发现自己原地驻足，他的眼睛更多地注视着她而不是那些画作。事实上，在这些漫无边际的眼神之中，他并未有所损失，因为她比大多数艺术作品更值得一看[25]。

多么丰富的段落！这一段落邀请读者进入空间，这处地点恰如其分地运用了几何描述，但"驱动"此处的则是拉尔夫和伊莎贝尔的相遇。细读的读者注意到了非具身性叙述者的存在。该叙述者拥有自己的一套判断和评价，徘徊在离主角不远的地方，偷听并转录了他们的话语和思想。更具体地说，读者注意到了意识的转变，从伊莎贝尔"知道"转向了拉尔夫"自言自语"。同时，读者也注意到了场景所提供的社会经济细节，了解到拉尔夫过着富足的生活。这段简短的摘录让读者得以一瞥这次相遇的爱欲潜力，即拉尔夫被他堂妹的身体以及审美品位所吸引，而伊莎贝尔则宣示了自己是一个有想法的女人，不会轻易放弃自己想做的事情。

但所有的这些人物特征、叙事特征和爱欲特征相对于节选中那个引人注目的元素来说都是配角：光线。读者通过烛光和灯光看到了这个场景，烛光和灯光照在画作上面——"色彩丰富的模糊方形画布"这一令人惊艳的描述！照在沉重的画框上面，还照在画廊抛光的地板上面，最后照在了伊莎贝尔的身上。这种对环境空间某一方面的详细描述在读者的脑海中留下了场景的印记，并允许读者进入空间范围。灯光总监在此节选处因效果而受到好评。

为了让学生进一步体验詹姆斯这个写作决定的效果，我邀请他们和我一起在接下来的三分钟里按照以下提示语进行书写：

"只通过光线来描述一件事情或一个情景。"

我们会受邀朗读自己在三分钟内所写下的东西，于是我和学生们开始写作。一个学生描述了雨夜高速公路上的一起车祸；另一位则写到，新手术室的灯光如何让外科医生能够看到腹腔内部，以及再回想起来，旧手术室的黑暗是如何危险。有人写到笼罩在云层之中的纽约日落，投下阴影，于是让一切都变得更加戏剧化。一位执业护士写道：

我突然醒来，被房间里陌生的光芒吓了一跳。这光芒穿透了原本焦炭色的空气——焦炭色可能是因为路灯的光线偷偷地穿过了窗帘，那是行星的光芒。我走向大厅，离开此处。黑暗笼罩着我，直到我来到了她的房间。这里的空间是黑色的，漆黑一片。一个冰冷的小球发出光线，刚好让我看到房间那头棉被下的柔和起伏。一切无恙[26]。

　　在我们倾听作者大声朗读这一段的时候，我们就与她一起定位到了场景之中。每个读者都被这一陌生的行星光芒所吸引，跟随着人物的移动，朝向另一个球体的光芒，照出睡眠健康的潮汐。我们在场景之中相遇，共同作为读者和文本的作者而走到了一起。作者对写作的结果感到惊讶，直到读到提示语才"意识到"这一记忆场景中的光线问题。我们看到了詹姆斯的印记出现在长长的、永远精巧的句子之中，出现在意象的密度和延展之中——笼罩、球体和月亮的远端。在大声朗读了这一段落以后，读者坐下来开始欣赏。在我的记忆中，这次研讨课上的评论与睡着的孩子或家长的警惕毫不相关。这些评论关注了写作本身——细节的层次以及传达静止的能力，简而言之就是文字之美。

　　我和学生受到伟大文本的启发而书写空间，我们体验到了空间所唤起的力量，创造了情绪、意义、语境乃至情节。我们将更加适应文学文本中的空间细节，适应它们可能带来的印象与意义。如果继续一起阅读《贵妇肖像》，我们将准备关注这两名角色如何成为彼此"色彩丰富的模糊方形"，以及人物将如何继续运用神秘和不可知的视角来看待彼此。伊莎贝尔面对画作和拉尔夫面对伊莎贝尔时所展示的正是这种神秘和不可知。

声音

　　谁在进行叙述？谁在接受叙述？注意叙述的声音就是同时提出许多复杂的问题，如叙事的创作者（作者、说话者和表演者），创作者选择来呈现叙事的叙述者、接受者（读者、听者和观察者）和创作者在叙述行为中的作用，以及创作者和接受者之间的联系。声音的概念强调叙述从一方传递到另一方，叙事的结果通过某种语言进行吸收，无论这语言是词语本身还是它们所表达的心境、音调或音乐。声音原本是一个物理范畴，在文学研究中被用作概念性的工作，但声音仍然承载着空气流经特定声带组并通过口腔而发出响声的意义。因此，声音不仅被思维的大脑所记录，而且也被倾听和辨别审美的耳朵所记录。声音不一定来自一个人，而是可以来自希腊合唱团，来自集体社会思维和多元思想，或者来自非人类的动物、机器或其他可以想象的实体[27]。

声音是一种社会文化与伦理关怀，也是一种文学关怀。心理学家卡罗尔·吉利根（Carol Gilligan）研究了女性谈论道德决策的方式，发现她们的方式与男性的谈论方式不同，她在《不同的声音》（In a Different Voice）中记录了其开创性研究[28]。克劳迪娅·兰金（Claudia Rankine）的《公民：一首美国抒情诗》（Citizen: An American Lyric）在一种演讲体裁之后加上了解说。于是，本诗不仅暴露了存在于正义和特权鸿沟之中的种族主义，而且还暴露了存在于不平等的"可言说性"之中的种族主义，描述了通过不可见和沉默造成社会暴力的方式。

这个陌生人问，你为什么要管这事儿？你只是站在那里，盯着他看。他刚刚把星巴克里喧闹的青少年称为黑鬼。喂，我就站在这里，你回应说。你并不期待他会转向你。

他一只手端着加盖的纸杯，另一只手拿着一个小纸袋。他们只是孩子而已，算了吧，你说，不需要对他们弄出 3K 党的样子。

又来了，他回应说[29]。

延斯·布罗克迈尔（Jens Brockmeier）和罗姆·哈瑞（Rom Harré）在他们开创性的著作《叙事身份》（Narrative Identity）一书中，从道德和社会背景以及承诺的角度描述了作者的声音：

故事从某个"位置"讲述。也就是说，它们"发生"在当地的道德秩序之下。在这种秩序之中，讲话者的权利和义务决定着最权威声音从哪儿发出。它们必须被视为特定叙事的发声，来自于特定的视角和特定的声音。这种视界论的意义还没有得到充分的

认识 [30]。

　　吉利根、兰金和布罗克迈尔都认识到了声音在叙事生活之中的力量。与吉利根交谈的女性声音不仅传达了她们的话语，还全面地传达出了价值、地位和立场属性。兰金提供了种族主义的原始数据，言语本身就造成了暴力，她引用了拉尔夫·埃里森（Ralph Ellison）的话："言语也许就是最隐蔽、最不被理解的种族隔离形式 [31]。"

　　布罗克迈尔和哈瑞告诫说要注意声音发出的位置，并考虑说话人的权利和义务。这对于在医疗卫生环境中所听到的声音、发出的声音以及经常沉默的声音来说尤其重要。阶级、种族、性别认同、偏爱的语言和健康状况的权力不对称，使得因为这些缘故而被边缘化的人之声音是否能被听到变得很复杂，上述任何一个因素就足以让个体保持沉默。医疗专业人士可以忽略病人在接受倾听时所面临的困难，病人使用的可能是非主流语言，不能流利地使用机构式的措辞，对健康和生活方式抱有非传统的信念。病人和家庭成员如果问了太多问题，想要太多证据，或者挑战了医学的观点，就很容易被禁言。医疗卫生的权力等级分明，由医生和越来越多的集团利益所主导，这可能导致特权和影响的严重失衡，使医疗帝国主义成为可能，阻碍了病人和其他医疗专业人员的声音被听到。

　　自从亚里士多德在《诗学》（Poetics）中讨论模仿和宣泄的概念以来，对声音的文学研究，以及更大的母概念视角或角度一直是叙事学提出的基本问题，这一问题也延伸到了叙事医学之中 [32]。当代声音研究的近期史源于俄国形式主义者，包括弗拉基米尔·普罗普（Vladimir Propp）。他们在 20 世纪 20 年代研究了俄罗斯民间故事的叙事结构，区分了"本事"（fabula）和"情节"（syuzhet）。前者是一种描述中的事件，而后者则是用来表示这些事件的文本。法国结构主义者后来也使用"故事"（histoire）和"叙事"（récit）这对术语来进行了类似的区分。这些文学上的区分启发了医疗卫生的一般性工作，凯瑟琳·蒙哥马利·亨特（Kathryn Montgomery

Hunter）是这样描述医学实践中病例汇报的："这不是对'现实'的透明描述，其高度组织化的惯例性结构为它所整理的事件加入了意义[33]。"

热拉尔·热奈特在1972年的《叙事话语：方法论》（*Narrative Discourse : An Essay in Method*）中提出了叙事研究的三要素：故事（story）、叙事（narrative）和叙述（narrating）[34]。他的"故事"概念与俄语的"本事"和法语的"故事"平行，描述的是事件本身，而他的"叙事"概念则与俄语的"情节"或法语的"叙事"平行，即这些事件的文本再现。然而，"叙述"，这第三个术语使"本事"与情节中"真实"和表现之间的二元对立更为复杂。对人类发出和接受叙事行为的关注不仅揭示了人类感知和再现的不可预测性、多能性、任意性和视角性，而且揭示了人类关系的不可预测性、多能性、随意性和视角性。

读者反应批评的兴起为热奈特叙述中的事件提供了概念上的复杂描述。这一批评理论结合了语言学、心理分析和美学，关注"说话"的作者和"倾听"的读者之行为[35]。罗兰·巴特和瓦尔特·本雅明（Walter Benjamin）等不同批评家的作品都有助于理解读者如何运用了作者的言语[36]。我们现在知道，在后结构主义和解构主义之下，事件不会被静止不动地记录，而"真实"是凭借被感知和再现创造的，感知者的视角改变了被感知的事物[37]。小说家兼评论家约翰·伯格（John Berger）漂浮在市政游泳池的水面，看着蓝天，此时的他注意到了卷云的漂移。"卷云的运动显然来自每朵云的内部，而不是来自外部的压力：人们会联想到沉睡中身体的运动[38]"。当游泳者凝视云朵时，这些想法可能已经出现，也可能尚未出现，但也许只有当他再现自己的凝视时才会有如此联想。他接着说："我盯着卷云看的时间越长，它们就越让我想起无言的故事。无言的故事就像手指可能会说的故事，但实际上此处的故事是由微小的冰晶在蓝色的寂静之中所讲述的。"此处的"本事"是一种气象或大气科学事件，而"情节"不仅是对卷云的一次非凡冥想，也是对主体性和叙事性本身的一次非凡冥想。我记得，在读到这几行文字时，我也经历了一些事

情——我感觉到了自己内部的运动，就像是一种安顿，一种静默，一种
体内某种生物的蜷缩，既平静又活跃。作为读者，我的行为对这一叙事
的意义做出了贡献。我对伯格文本的接受永远不会被其他读者的阅读所
复制，这就是叙述的力量。

　　热奈特的故事 / 叙事 / 叙述的类型学已经被更强大的概念框架所取代，
用于描述视角、聚焦、立场、倾向和叙事行为的其他方面，并将其理论
化 [39]。尽管如此，热奈特意识到叙事行为在理解故事中具有重要的地位，
这使得那些通过故事而生活的人（这不排除我们之中的任何人）能够提出
问题，进行批判，并认识到故事的讲述和接受。然后，我们就有能力完
成布罗克迈尔的使命：审视在社会情境、权力关系、历史时代、政治现
实、情感负荷和主体间性空间中所产生叙事的背景。

　　我想没有任何一个叙事医学的教学环节会不去审视叙述者或被叙述
者的声音。下面我选择的是一门在医院开设的课程，参与者是来自医学、
社会工作和健康教育等多学科的医疗专业人员。我选择的文本是美国诗
人高威·金内尔（Galway Kinnell）的《等待》（Wait）。

等待
高威·金内尔

此刻，等待。
如果不得不为，那就怀疑一切。
但要相信时光。迄今为止，
不是时光带着你去往各处的吗？
私人事件会再次变得有趣。
头发会变得有趣。
疼痛会变得有趣。
并不应季的花蕾会再变可爱。

旧手套会再变可爱，

它们的记忆给予了它们

对他人帮助的需求。而恋人的

苦痛也是如此：那巨大的空虚

雕刻自我们这样渺小的存在，

渴望被填满；需要

新的爱意，这是对旧爱的忠诚。

等待。

切莫太早离去。

你累了。每个人都累了。

然而没有人累到了极点。

再等会儿，听。

头发的音乐，

疼痛的音乐，

暗处的音乐再度编织了我们的所有爱意。

停在那里，聆听，这将是唯一一次，

最重要的就是聆听，

你全部存在的长笛，

由悲伤所演绎，径自演奏直至耗尽[40]。

　　"此刻，等待"，本诗的第一行用命令式语句要求读者回应。纵观全诗，叙述者不断用第二人称来向聆听者发出指令。在讨论班上阅读并讨论这首诗时，我们想了解这位聆听者："你"是谁？你是正在读这首诗或听这首诗的人吗？说话者是否有胆量命令我们去等待，命令我们别去信任，命令我们一直等待，命令我们不要太早离开，命令我们要等待、要倾听、要在场？诗中是否还有另一个聆听这些命令的不可见角色？命令之间插入的是预测，在质感上几乎像是占卜——私人事件会再次变得有趣，头发会变得有趣。这些诗行令读者思索"你"——为什么私人事件直到现在才会变得有趣？或者这首诗其实是一段言说者自言自语的内心独白？

读者注意到了各命令之间的空隙，言说者的情感生活响彻在这些空隙之中。旧手套的可爱之处在于它们能记住自己握过的其他手，这表明了与爱情或友谊相关的经历都是有价值的联系。除了失落的爱人，谁还会知道那痛苦中的巨大空虚？当说话的代词从指令者隐含的"我"转化为要求被填满的作为微小生物的"我们"时，这就跨越了说话者和听话者之间的鸿沟。这既是为了诗歌故事空间中的"你"，也是为了听者从外部阅读或听到诗歌，复数的"我们"将这两个听者联系在一起，同时也将他们与说话人联系在了一起。

诗歌第二节继续使用第二人称称呼听者，但"暗处的音乐再度编织了我们的所有爱意"一句中的复数称呼表明了诗歌的说话者和诗行中"你"之间的亲密，无论这是两个不同的实体还是自顾言语的独白。

在这个医院讨论班上，参与者花了很长时间来谈论管乐器。向口孔的孔穴吹气，使乐器内的空气柱活动，从而奏响长笛，就像通过吹瓶口来创造声音一样，音乐家演奏竖笛或单簧管时呼吸会进入乐器。不同于这两种乐器，长笛的声音已经存在于乐器的"内部"，音乐家只是将这种声音带入可听见的生活之中。这对我们来说似乎非常重要，因为有最后那一个顶端的形象，"你全部存在的长笛"。悲伤拿起了它的乐器——你——来演绎你，直到"你"或悲伤耗尽为止。当我们仔细审视这个意象时，我们感到敬畏，因为我们体会到了悲伤的力量，体会到了个体的能动，体会到了一个人如何来了解或"听到"自己的生活，体会到了我们每个人中间那个必须接受演绎的"你"。

讨论班的参与者都在医院工作，其中大部分人来自肿瘤学。诗中的头发和疼痛对他们来说，指向了非常具体的癌症治疗副作用。这绝不是将他们的阅读局限在疾病的背景之中，但一起阅读《等待》给这群人的获益，就是让他们正视病人一直在进行的那种等待。诗中所看到的对疾病之外生活的暗示——可爱的手套，不应季的花蕾，失去爱以后的空虚——提醒他们尽管还存在着严重的疾病，甚至是因为存在着严重的疾病，生命还要继续。正如我目前的讨论一样，我们的探讨集中在声音的问题上——说话人的位置、诗歌中"你"的身份、命令式语气以及读者的反应，因此，我的写作提示语是："写一写本诗所致意的对象。"

四分钟之后，我们互相朗读作品。这群人不平均地分成了两组，一组书写某些临终病人，他们的等待可能是最后的等待；另一组则想象远离医院的不同类型的等待。一位医生写到，一名年轻的飞行员选择在瑞士阿尔卑斯山上自杀，让一架满载乘客的飞机坠毁。大多数参与者都写了真实的人，或是自己，或是别人；或是个人的生活经历，或是医院的工作经历。

下面这一段的作者是一名教育学专家，也是我们硕士项目的毕业生。作者把诗中的"你"想象成一个"她"，给了她一个历史、一个现在，还几乎给了她一个未来：

她坐在医院的白色病床上，感受着薄薄的床垫和粗糙的床单——这是医院的气味，这是医院的声音。去年的这个时候，她即将毕业，憧憬着未来。去年夏天，她和朋友们一起，林中畅饮，笑看星辰。去年冬天，她进入大学，阅读，写作，大脑奔波在紧张与耗竭之间，她沉溺于这种快意。上个月，她重写了自己的现实——有人偷走了她的人生笔记本，她不得不重新开始。上周，她感受着自己的头皮，光滑，无菌，恰如医院的房间。昨晚，她撕碎了自己的新笔记本——一页又一页。最后一个小时……

此处的成就是在四分钟之内创造出一个世界。作者确实做到了有助于揭开"你"那层神秘面纱的事情：她想象了她。这一短篇小说向其他参与者展示了声音的不确定性如何激发了创造力。作者借用了原诗中的一些词语，特别是"耗竭"一词，因而在主人公叙事的所有片段中都提供了精致的感官细节——我们闻到了医院的气息，听到了笑声，看到了星星，意识到了思考的兴奋。当罪行发生时，特别是在疾病这一重罪面前，书本消失了，头发消失了，我们这些读者/听众被置于角色死亡的悬崖上。我们见过她对着星辰欢笑，但她正在进入留在这地球上的最后一个小时。

学员们在这一个半小时内学到了什么？我们学会了钻研文本，学会了如何找到叙事行为本身；基于对诗中声音的印象，我们体会了每个人赋予这首诗的不同意义；我们争论着：这是说话者的自言自语？抑或"你"指的其实就是我们这些读者？通过研讨桌周围所代表的多个视角，我们都增加了自己对于解读范围的认识。这首诗尤其帮助参与者形成了关于"谁在说话"和"谁在倾听"这些问题和想法——或许是让他们在下课离开之后更有准备。当他们听到或读到一个故事时，会想去了解说话者，想去了解说者遇到听者的后果，也许还想去理解这个听者。

隐喻

"隐喻（是）由想象力创造的相似性……隐喻中的相似性是想象力的活动。而在隐喻里面，想象即生活。"诗人华莱士·史蒂文斯（Wallace Stevens）在他的艺术宣言《必要的天使》（*The Necessary Angel*）中如此写到 [42]。隐喻将智力与想象力不可思议地结合起来，要求隐喻的创造者新颖地观看现实，并会刺激解释者的想象，释放其所有的潜在意义。史蒂文斯继续说明："（相似性）触动了真实感，增强了真实感，强化了真实感……在这种含混之中，现实通过相似性得以强化，增加了认知，从而令人愉悦……"（第 77、79 页）。

比喻性的语言源于发现事物之间的相似性。比喻的方式众多，包括隐喻、转喻、修辞格、修辞手法和类比等。语言由此超越了内容，将思想或感知从创建者传递给接受者。《约翰福音》以"太初有道"（The Word）开篇，对该句的理解需要读者搜索单词"Word"在普通意义之外的可能指向。从洞穴居民的绘画开始，文学和艺术一直依赖于语言的能力来暗示、引用和比较。它们用语言在别人可能看不到的地方找到相似之处，从而暴露出此前未知的东西。

小说家沃克·珀西（Walker Percy）表示，人类"必须通过一件事作为镜子来了解另一件事"[43]。隐喻使现实陌生化，通过将似乎并不相容的东西并置，使之成为一面镜子。文学学者德里克·阿特里奇（Derek Attridge）将阅读隐喻的活动描述为"对异常的标记，寻找适合文学语境的感觉，产生陌生感的体验。隐喻的不确定性使意义的丰富性成为可能[44]。"当读者遇到不同事物之间非比寻常或意想不到的比较时，他们经历了一个事件，他们进行了一个自己的创造性行为。

不确定性是隐喻的根源——这个事物被描述成为另一种东西了吗？抑或它既是它本身，又是某种不是它本身的东西？对隐喻的理解充满了含混，也许最初的冲动不是寻求相似，而是寻求对立，寻找无法解决的张力。这种张力本身可能就代表着史蒂文斯所渴望的现实[45]。如果只认为隐喻是一种比喻式语言的形式，这可能就误解了隐喻。也许，正如早期的新批评学者威廉·燕卜荪（William Empson）所断言的那样："隐喻或多或少都是牵强的，或多或少都是复杂的，或多或少被认为是理所当然的（以至于是无意识的）。隐喻是语言发展的正常模式[46]。"当代关于隐喻的批判性对话非常活跃，这不仅证明了隐喻本身的不确定性，而且还证明了围绕分析隐喻的努力而产生的张力。隐喻拒绝操控或支配，抵制还原，蔑视捕捉[47]。

那么，隐喻的目的何在？史蒂文斯可能会说隐喻是为了同时思考和感受。燕卜荪援引诗人、无政府主义者和艺术评论家赫伯特·里德（Herbert Read），认为隐喻是"复杂思想的表达。这种表达不通过分析，也不通过直接陈述，而是通过对客观关系的突然感知[46]。"上面这个问题有一个出人意料的回答，来自研究詹姆斯的小说家、散文家辛西娅·奥齐克（Cynthia Ozick）。她认为："与其说隐喻属于灵感，不如说它属于记忆和怜悯。我想指出，隐喻是道德本性的主要代理之一。我们在生活中越是严肃，就越离不开隐喻[48]。"这些观点扩大了这种表达形式的授权。隐喻可能是实现某种统一的方式。这种统一不仅出现在我们书写或阅读的诗歌之中，而且还出现在感知、解释、叙述和认识之中，存在于这个世界的行为之中。

20世纪的革命性思想剧变带来了众多成果——批评理论兴起，解构主义转向，语言学转向，叙事转向，以及现在的认知转向。其中之一就是极大地扩展了学者和实践者群体对于隐喻的兴趣。最近，认知转向为隐喻研究引入了对于"基本概念隐喻"的语言学和心理学分析，即在每个文化的口头或书面话语中都能发现常规隐喻（如"生活是一段旅程"）[49]。一般的文学研究，特别是叙事医学，都可以从这些全新的方法之中获益匪浅，以探索人们如何利用文字。我们的临床工作并非是在纯文学或者书面作品的领域中开展，而是在医疗卫生的环境中开展，在匆忙而重要的口语对话中开展。

隐喻和其他形式的比喻语言是实现叙事医学目标的必要守护神。接收者欣赏隐喻，理解记忆与感觉的结合，理解分析思维与自由联想的结合。这样的接收者无论是在倾听病人，阅读手术报告，研究疾病叙事，还是在阅读《鸽之翼》（*Wings of the Dove*）时，都会公正地对待文本。对于那些还没有适应欣赏隐喻光芒的读者或听者来说，他们只能听到一半内容。

下面讨论哥伦比亚大学硕士课程"叙事医学方法"讨论班上的一个教学环节。该环节将细读的学习与叙事医学的实践性训练相结合。十一名学生和我在春季学期中慢慢地阅读了两部小说。有时候，我们一周只读三十页。除了弗吉尼亚·伍尔夫的《到灯塔去》以外，讨论班还阅读了曼努埃尔·普伊格（Manuel Puig）的《蜘蛛女之吻》（*Kiss of the Spider Woman*）。毛拉·施皮格尔（Maura Spiegel）和我选择这两部小说进行慢速阅读，让学生在体裁、叙事情境、时期、兴趣、社会背景和文字运用等方面形成了丰富的对比组合。

该教学环节出现在讨论《蜘蛛女之吻》的过程中。普伊格将这一戏剧化的小说设置在了阿根廷的一处监狱内。作者几乎完全使用了对话，让莫利纳和瓦伦丁发声。前者是一个性向流动的（gender fluid）囚犯，被判处腐化未成年人的罪名；后者则是一个马克思主义活动家，现在是一名政治犯，对话发生在他们作为狱友相互磨合之初。为了打发时间，莫利纳向瓦伦丁描述了他看过的电影。普伊格以左派立场写作，在专制统治期间他曾因性指控而被监禁在阿根廷。

这两个角色似乎只是在谈论一部电影，但读者翻过几页之后便会意识到，两人在某种程度上都被拘留了：

　　——等一下……瓶子里有水吗？

　　——嗯，他们把我从厕所里放出来的时候我就把瓶子灌满了。

　　——哦，那就行了。

　　——你想喝点儿吗？新鲜可口。

　　——不了。只是明天早上可以喝茶了。继续说吧。

　　——别这么担心，这够我们喝上一整天了。

　　——但我已经养成了坏习惯。他们开门让我们去洗澡的时候，

我忘了带瓶子进去，还好你记得，不然以后我们就没有水喝了[50]。

读者拼凑出某种类似于牢房的场景。因为缺乏说明性的叙述，读者只能从这两种声音之中了解情况。渐渐地，他们入狱的原因变得明朗起来。对话之中加入了恐同症和高压政府的注脚，增加了情节的复杂性和矛盾性。这部小说慢慢地显示出自己是一部革命宣言。第二章的开篇是

下面一段对话：

——你是个好厨子。

——谢谢你，瓦伦丁。

——但你让我养成坏习惯了，这可能对我有害。

——你疯了，享受当下！享受一点儿生活吧！难道你要去想明天会发生什么，然后毁了我们的晚餐吗？

——我不相信活在当下这种事情，莫利纳，没有人活在当下。那是伊甸园的东西。

——你相信天堂和地狱？

.

.

.

——我不可能活在当下，因为我的生活注定就是政治斗争。或者，我们就说是政治行动吧。你明白吗？我可以忍受这里的一切，所有的这些……但如果你想一想酷刑，这些就都算不了什么……因为你完全不知道那是什么样子……

——然而我可以想象。（第 27 页，横向省略为原文所有）

　　小说中充斥着国家暴力、精英特权、官员腐败、贪婪、孤立以及内讧的主题。边缘化的人们因为文化习惯和生活方式而受到惩罚，并被社会偏见所禁锢，那些公开反对现行政治权力结构的人遭受禁言。实际上，小说所设置的监狱本身就是对控制所有人生活的社会、政治和经济腐败力量的隐喻。

　　每一周，我都会于在线课堂的网站上发布一篇关于本周阅读的写作提示语。学生不仅要发布对写作提示语的回应，还要在讨论班开始之前阅读彼此的回应。在读到小说的一半时，我的写作提示语是："形容莫利纳和瓦伦丁的牢房。"

　　这是回应之一：

　　　　小说几乎没有直接描写瓦伦丁和莫利纳的牢房，然而在这些
　　人物之间和人物周围的距离之中，在叙述的空间之中，小说创造
　　了一种地点感。第一次提及牢房是"黑豹……在笼中伸展"（3）。
　　莫利纳此时正在向瓦伦丁描述电影中的画面。普伊格并没有直接
　　告诉我们这两个人也住在一个相似的笼子里，但他铺陈了底色，
　　或者说他设置了基线。于是，当他填满当下的细节时，当他在各
　　处添加旋律的片段时，小说的物理背景便愈发清晰。线索一点点
　　地出现了——就像黑豹一样——瓦伦丁和莫利纳也被关在一个笼
　　子里，关在一间牢房里……虽然普伊格逐渐地以稀疏的细节揭示
　　了人物所在，以及他们为何在这间阿根廷监狱服刑，但他立刻令
　　人震撼地创造了这个世界的情感现实和想象现实。普伊格从文本
　　的第一页（3）开始就在读者的脑海中描绘，表示我们正处于一个
　　神秘的空间，"一些奇怪的东西"；一个危险的空间，"黑豹……来
　　回逡巡……伺机将她撕成碎片"；一个苦恼的空间，"不能掌握绘
　　画的暗部"；一个肮脏的空间，"被其他某些更丑陋的本能所驱使"。
　　读到第49页时，我们安全地降落在1969年的政治漩涡之中，"就
　　在布宜诺斯艾利斯"。此时，我们已经沉浸在心中那个神秘、危险、
　　麻烦而肮脏的布宜诺斯艾利斯之中[51]。

　　这个学生在回应中采用了普伊格的文体形式——一连串神秘、危险
和烦恼的空间，还使用了非传统的标点符号来分离个别项目，模仿了小
说的形式。无论是内容还是形式，这位学生都代表着对于大量含混相似
之处的接受——在笼子之间，在电影和现实之间，在布宜诺斯艾利斯这
座城市和心中的布宜诺斯艾利斯之间。其他学生则用精确的感官细节描述

了牢房本身——单人床的摆放、光线的质量以及蜡烛的臭味。小组成员齐心协力，整合出了一种对具体牢房和比喻牢房的强大再现，为彼此带来了证据和解释，极大地充实了小说丰富的隐喻内容。因为他们意识到了相似之处，收到了文本本身的多重矛盾信息，因此，他们做好了准备，准备好被作品安置在一种含混的状态之中。这种含混只能通过想象加以解决——他们准备好永远在疑惑，永远在多重的结局之中选择。他们接受了怀疑的状态，而这一状态毫无疑问就是作品创作者所期待的终点。

结论和进一步思考的空间

我展示了一些呈现细读的叙事医学教学实践。我们的研究生和临床同事不仅自己有所收获，还能够向他们的学生展示文学或视觉文本，我们因此而感到鼓舞[52]。在诸如高中课堂、家庭支持小组以及为临床实习生和健康相关专业预科生举办的研讨会中，他们能够调动学习小组，选择文本，选定写作提示语，并对在此过程中所产生的写作做出回应。

我们的目标是提高参与者关注事物的能力，让他们对词语产生好奇心，使他们毫无恐惧、带着关切地进入陌生的叙事世界，洞察自己在解读故事时的个性化动作，并对所收获的美好敞开心扉。我们并非是要在课堂上培养未来的小说家或诗人；我们也知道，并不是所有学生都会兴高采烈地阅读指定的理论文章和书籍。然而，教授细读的努力一次又一次地得到回报：收获了对病人的关注，对医疗团队同事的尊重，以及对自我的认识。这一认识来自于小组成员之间深厚的关系，让他们感到无论是在工作、学习还是生活中，自己并不孤单。

在学年即将结束的时候，我和医学生读完了《无尽的玩笑》(*Infinite Jest*)。从本书 1079 页的篇幅之中，我们共同获得的是对这位才华横溢、饱受苦难的作者的敬畏，我们也收获了坚韧。无论叙事的世界变得多么凄凉或丑陋，我们都坚守其中。我们还收获了感激，因为我们相互陪伴，经历了这场令人惊叹的征途，这就是叙事医学教学的收益。对于我和学生来说，唯一没有回答的问题是接下来要一起去读哪一部巨著。

注释

[1] Wallace, *Infinite Jest*.

[2] Keen, *Empathy and the Novel*; Kandel, *Age of Insight*; Kidd and Castano, "Reading Literary Fiction".

[3] Said, "The Music Itself", 7.

[4] 有关哥伦比亚大学叙事医学教学成果的研究，见 Arntfield et al., "Narrative Medicine as a Means"；Eliza Miller et al., "Sounding Narrative Medicine"；Devlin et al., "Where Does the Circle End?"；Charon et al., "Close Reading and Creative Writing".

[5] Spivak, "Can the Subaltern Speak?"

[6] See Tsevat et al., "Bringing Home".

[7] Charon et al., "Close Reading and Creative Writing".

[8] Gerrig, *Experiencing Narrative Worlds*.

[9] Berthoff, "Learning the Uses".

[10] Augustine, *Confessions*, 258-259.

[11] Vico, *The New Science*; Bergson, *Time and Free Will*; Russell, "On the Experience of Time", 212.

[12] Lukács, *Theory of the Novel*, 122.

[13] Ricoeur, "Life in Quest", 22.

[14] Bakhtin, *Dialogic Imagination*; Genette, *Narrative Discourse*; Kermode, *Sense of an Ending Lubbock*, *Craft of Fiction*; Ricoeur, *Time and Narrative*.

[15] Ricoeur, Time and Narrative, vol. 1, 52.

[16] 针对现代小说中时间的研究不计其数，囊括了哲学和美学的广阔领域。有关《到灯塔去》中的时间，见 Banfield, "Time Passes"。亦见 Woolf, "Reading"。另见 Borges, "A New Refutation of Time"。

[17] Clifton, "the death of fred clifton", from Collected Poems of Lucille Clifton. Copyright © 1987 by Lucille Clifton. Reprinted with the permission of The Permission Company, Inc, on behalf of BOA Editions, Ltd., www.boaeditions.org.

[18] 作者阅读了本段，并授权我在本章中收录这首诗歌和电子邮件的内容。

[19] Bakhtin, "Forms of Time", 84.

[20] Bergson, *Time and Free Will*, 99.

[21] Forster, *Aspects*, 39.

[22] Goyal and Charon, "In Waves of Time".

[23] Bachelard, *Poetics of Space*, xxxvi.

[24] Certeau, *Practice of Everyday Life*, 117.

[25] James, *Portrait of a Lady*, 60-61.

[26] 学生授权本人在此摘录文段。

[27] 参见 Palmer, Social Minds in the Novel; Richardson, Unnatural Voices; Ryan, Possible Worlds。

[28] Gilligan, *In a Different Voice*.

[29] Rankine, *Citizen*, 16.

[30] Brockmeier and Harré, "Narrative: Problems and Promises", 46.

[31] Rankine, Citizen, 122.

[32] 有关声音概念及其相关概念视角的详细综述，见 David Herman, *Story Logic*；亦见 Scholes, Phelan, and Kellogg, *The Nature of Narrative*, 第七章《叙述中的视角》(Point of View in Narrative)。Wallace Martin 的大作 *Recent Theories of Narrative* 回顾了叙事理论兴起的过程，其中包括了对于视角的讨论。

[33] Kathryn Montgomery Hunter, Doctors' Stories, 63.

[34] Genette, *Narrative Discourse*.

[35] Tompkins, *Reader-Response Criticism*.

[36] Barthes, *The Rustle of Language*; Benjamin, "The Storyteller".

[37] Hayden White, *Metahistory*; Barthes, *Rustle of Language*; Lyotard, Postmodern Condition; Derrida, *Of Grammatology*, Cixous, "Laugh of the Medusa".

[38] Berger, "One or Two Pages", 127.

[39] 关于当代视角理论综述，参见 Phelan, "Dual Focalization"。

[40] Kinnell, Wait, from *Mortal Acts, Mortal Words*, by Galway Kinnell Copvriehf © 1980, renewed 2008 by Galway Kinnell。获 Houghton Mifflin Harcourt Publishing Company 的授权版权所有。

[41] 作者授权本人在本书中使用该作品。

[42] Stevens, *The Necessary Angel*, 72.

[43] Percy, "Metaphor as Mistake", 99.

[44] Attridge, "Performing Metaphors", 25-26.

[45] 参见 Harries, "Metaphor and Transcendence", 对诗歌隐喻"碰撞"与"融合"的讨论。

[46] Empson, *Seven Types of Ambiguity*, 2.

[47] 参见致力于隐喻研究的几种期刊，包括 *Metaphor and Symbol* 和 *Metaphor and the Social World*。亦见 *Critical Inquiry*（1978 年秋季）和 *Poetics Today*（1999 年秋季）的隐喻研究专刊。

[48] Ozick, "Moral Necessity of Metaphor", 63.

[49] George Lakoff 与 Mark Johnson 的奠基之作 *Metaphors We Live By* 几乎是社会科学开展隐喻研究的起点。见 Fludernik, "Metaphor and Beyond"。她在文章中介绍了

Poetics Today 杂志的隐喻研究专刊，包括该领域专家 Raymond Gibbs、Mark Turner 和 Gilles Fauconnier 的文章，展示了心理学家和认知科学家对日常生活隐喻的研究发展。该领域已经在各方努力下打通了认知研究与文学研究，产生了诸如"理念融合"（conceptual blending）与"认知诗学"（cognitive poetics）等运动。见 Stockwell, *Cognitive Poetics*; Turner, "The Cognitive Study of Art"; Jackson, "Issues and Problems"。

[50] Puig, Kiss of the Spider Woman, 8.

[51] 学生 / 作者授权本人在此使用该作品。

[52] Moran, "Families, Law, and Literature"; Spencer, "All Creatures;" Hellerstein, "'The City of the Hospital'".

第五部分

创造力

第九章

创造力：定义、原理与目标

耐莉·赫曼（Nellie Hermann）

日常生活中的创造力

目前为止，你所做过最有创意的事是什么？

在纽约市举办的一场安排紧凑的工作坊上，我先把这个问题抛给了一组叙事医学的研究生，接着又抛给了一组医疗从业者。他们有三分钟的时间书写，之后一部分人会将自己写下的内容同小组成员分享。参与者的回答五花八门，从选择一条领带到选择一种妆容，在地铁上和陌生人打交道的一瞬间，在纽约市的一座桥上欣赏风景，或者心血来潮地去杂货店里买一杯橙汁。听完这些书写之后，我要求他们把这些回答作为跳板，进行头脑风暴，思考什么才是创造力（creativity）——我们都知道这个词语，但它真正的意义是什么？这一次的回答同样包罗万象：非常规的思考、灵活、开放、打破疆界、得出全新的想法。一名参与者表示，是"生命之本"。于是，我继续提问，如果创造力是以上的所有，如果我们能在生活的所有这些方面看到创造力，那么为什么人们这么频繁地表示他们不能创新，尤其是在医疗领域？为什么创造力如此频繁地被视作异质的、他者的、非我的、非此的？为什么会有那么多人害怕"创造力"这个词语？

上述问题非常复杂，根深蒂固，无法通过与一大群人的简短探索而得出答案。同理可知，这个问题也无法在本章之内作答。为了此处的目的，我们只需简要地说明一点，即医疗卫生与创造力有着尤其复杂的联系。许多原因导致了这一复杂状态，其中不少原因因涉及健康疾病工作本身的严肃性而显得合情合理，但也有为了最大限度控制的原因。譬如，医务界更愿意接受的短语是"反思性写作"，而不是"创意写作"（creative writing），即便这两个类别紧密相连（下文还有详述）。人们在面对一位有创意的医生时会变得紧张——训练有素的医疗行业和外行都有人对我说过类似的话，例如，"没有人想要一个胡编乱造的医生"，或"我不想医生在给我看病时有创意"，仿佛创造性思考就意味着在工作时不遵循伦理规范。这一类想法揭示了对于什么是创造力以及它如何在我们中间起作用的误解。

需要承认的是，"创造力"这个词在本质上便很不完美，因为不同的人对它有众多不同的理解，这是一个含义众多、意义宽泛的"大词"之一。实际上创造力也许应该被分解成一系列不同的词语。大量著作和图书馆专区都专注于这个词语意义的研究。许多艺术家，即那些从事艺术制作的人们认为，"创造行为"特指将某种之前并不存在的东西制作出来的那一瞬间，相信这一点的人或许可以争论如临时去超市买一杯橙汁的行为是否可以算作创造力。但在上述这些瞬间里，参与者都进行了与平常不同的心智思维活动，进行了能够振奋精神的活动。这就是我在本章中使用创造力一词时的所指。心理学家罗洛·梅（Rollo May）在《创造的勇气》（The Courage to Create）一书中写道："当我们专注（观赏）一幅画作时……我们体验了某种全新的感性瞬间，同画作的接触在我们身上诱发了某种全新的视野，某些独特的事情在我们身上诞生了。这就是为什么在欣赏音乐、鉴赏画作或观赏创造者其他作品的时候，我们也在进行着创造行为 [1]。"我在此处所使用的创造力一词与之类似，全新的感性瞬间和视野可以通过无数种不同的方式在我们身上诞生。虽然这个词语并不完美，但我们在此的目的是探究该词，让它能够展现出应有的广度，让更多人能够看到、也可以看到他们已经在生活中运用这个词的各种方式。

请设想一个平常的医患互动情景：病人告诉医生（或者是其他医务工作者）一个叙事，包括他的生活中发生了什么，她又是因为什么症状和烦恼前来寻求帮助的。医务工作者首先倾听，然后检查病人，搜集更多的证据，以确定诊断和之后的治疗方案。为了完成这一过程，医生有必要听取某些更有意义的细节，认真思考那些并未提及的可能事项，并进行追问以便填补空隙。依现有证据而进行鉴别诊断，决定还需要哪些证据，衡量哪些情况无法知晓，并且理解某些事情有可能是错误或误导性的——这项工作本身就是创造性的。它使得一种复杂的思维形式成为必需，如本书其他部分所示，其本质就是叙事。凯思琳·蒙哥马利·亨特（Kathryn Montgomery Hunter）在《医生故事》（*Doctor Stories*）一书中表示"医学本质上就是叙事"：

> 医生接收（病人的）故事，进行问询，并拓展这一故事，同时将其转换为医学信息。他们迟早会让这个故事回归病人，形成一个诊断。这是一种阐释性重述，指向了故事的结局。如此一来，照顾病人的大部分核心工作经由叙事的方式来处理 [2]。

在此基础上我还有补充。在叙事的创造和解读中，处理核心工作的方式是创造力。这类似于阅读一部解密小说（蒙哥马利·亨特便在书中大量使用了夏洛克·福尔摩斯的例子），搜集线索以猜测情节走向，形成符合或不符合现实的假说。这种信息搜集、合成与假设便是创造性工作。

哥伦比亚大学神经科学教授斯图尔特·法尔斯坦（Stuart Firestein）出

版了《无知怎样驱动科学》(*Ignorance: How it Drives Science*)一书，指出科学家实际上是由无知而非知识所驱动的——无知在此处意味着"知识的一种特殊状况：关于事物之现实、理解、洞见或条理的缺乏[3]"。他写到，实际上从事科学研究类似于在一间黑屋子里寻找一只黑猫——这项工作困难无比，尤其是在最后才发现黑猫根本就不在那里。他还认为"对不确定性之容忍、对科学谜团之喜悦与对怀疑之培养[4]"应当被更多的人接受，并且应被当作所有科学研究的一部分。法尔斯坦提出的不确定性与无知的论断又开启了一个更大的讨论。随着美国的医疗训练变得愈发"循证"和数据导向，这一讨论必然会越发频繁且激烈地发生。模糊性、怀疑、不确定，还有法尔斯坦所言的无知，无论喜欢与否，这些都是医疗世界里的事实。它们盘踞在每一个角落，追逐着每一项决策。从某种程度上来说，这也正是创造力登场的时机，因为我们需要人类的心智来把拼图碎片归位。

诚然，在涉及自己的健康时，所有人都希望可以一直是确定的、无疑的，但我知道这不现实。我想我们都会选择一位有理解深度、可容忍模糊性并能从病人的临床表现中发现不止一种可能性的医务工作者。承认不确定性难道不比假装其不存在更好吗？我当然并不认为医生应该把每种不确定都告诉所有病人，或者总是让自己承认所有的不确定，但我认为，从某个层面上看，接受工作中怀疑常在，才有力量面对它。

多年来的叙事医学让我们越来越意识到，我们的工作就是重新唤醒所有人身上的创造力。当我们走进一个房间并引导他人进行读写练习时，我们鼓励屋里的每个人都变得有创造性——放下他们严格坚持的执念，参与没有"正确"答案的练习，允许自己被拖进不同的处境之中，在那里也许不能看到最后的结果。通过这些行为，再通过审视自己完成的行为，最终，我们希望参与了这些练习的人可以认识到他们日常生活和工作中所使用和表达的创造力，并重新使用这一创造力，将创造力带入其他的工作和医患互动中。那么，唤醒和传播这种创造力的目的是什么？这便是我在本章中将要探索的问题。我将主要关注在临床语境下进行写作的具体原因。但需要指出的是，这种书写背后的基础能够（也应该）被运用于其他类型的应用型创造性工作之中。

罗洛·梅在《创造的勇气》（*The Courage to Create*）里写道："道德的勇气在于纠正错误。与之相对，创造的勇气在于发现新的形式、新的符号和新的形态，一个崭新的社会由此构建。每一种职业都可以并一定需要一点创造的勇气……对创造性勇气的需求与该职业所经历的变化程度成正比[5]。"对于我来说，这一引言概括了在医疗行业中进行创造性工作的所有个人看法，医疗行业就是一个由许多正在经历巨变的职业所构成的领域。

创意写作的意义是什么，特别是在临床背景下？

在叙事医学教学的诸多可选形式中，最常见的形式就是让一组人共同阅读一小段文字，一首诗、一个超短篇小说或散文选段。仔细研读了这篇文字后，再花上几分钟时间，就刚才所读的文章，按所给的提示语进行写作。写毕以后，邀请参加者分享自己的作品，并回应自己在他人作品中的收获。

这种形式自然存在着多种变体，可以借助视觉艺术、电影片段、音乐或任何的表现形式来完成教学，但不变的一点就是需要完成写作。写作往往是最令人困惑的一点，人们更容易理解的是共同阅读和讨论某个艺术作品，但很少能够立即理解写作的意义。这也是我最经常需要回答的问题：为什么要写？为什么医生、医学生或医疗行业的任何人需要知道如何写作？

从根本上来说，写作是一种外化行为。写作时，我们将内在带到了外界。无论是以多么间接、多么隐喻或者多么有缺陷的方式，我们都将词语赋予了自身的内在，即此前并不具体的感觉或经验。语言是思想的实现，是思想进入世界的方式，也是人们意识到思想的方式（第四章对此有详细阐述）。正如米格尔·德·塞万提斯（Miguel de Cervantes）所言："笔乃心之喉舌 [6]。"书写行为存在着多重副产品：第一，通过将内在转移到外在，特别是把那些令人烦恼、缩小我们内在空间的经验转移到外在，我们就为新经验的存在创造了更多空间。第二，通过将经验外化，我们创造了之后可经由多种角度检验的文字对象和纸面内容，如同将一个 X 线片置于亮光之下：这是否准确地代表了我的经验或我想要说的话？这是否与我所期待的类似？我在这里所看到的是否让我惊讶？第三，借由外化，我们允许他人分享自己的经验。这一分享不只是在事件发生的层面，还有作为个体的我们经由自身独特而具体的视角进行体验的层面。之后我们也会邀请其他人带入他们的视角，向我们展示我们自己并不知晓的自身情况：其他人从此处看出了什么我还没有看到的东西？

我的同事克雷格·欧文（Craig Irvine）曾写过一段经历，可以作为这里的范例。他教了一个名叫阿什利的医学生，在大四的第二个学期，阿什利交给克雷格一个故事，讲述自己如何被一位病人的痛苦所触动。克雷格写道：

阿什利的故事是她将近两年前的经历，当时她还是一名三年级的医学生。那天上午是她第一次去住院部轮转。早上，阿什利所在的楼层收治了一位名叫玛丽的病人。玛丽的年纪并不比阿什利大多少，化疗引起了免疫排斥，引发了脓毒症，导致她入院治疗。到达病房不久，玛丽就出现了急性呼吸窘迫综合征，整个团队都冲向她的房间。住院总医师让阿什利坐在床边，鼓励玛丽放松。在五个多小时里，医生和护士们进进出出，竭尽所能地抑制玛丽的呼吸衰弱。阿什利握住玛丽的手，一遍遍地说："吸气就好。放松，都会好的。吸气，试着放松，我们都在这儿帮助你。吸气。"玛丽停止呼吸的那一刻，住院总把阿什利从床边推开。他和团队的其他人开始进行心肺复苏，几分钟以后宣布了死亡。医疗小组突然离开了房间，只留下阿什利和玛丽受损的躯体，甚至都没有人和她聊过玛丽的死。

阿什利为我读完了这个故事，她抬起头来，满眼泪光，毫不讥讽地说："我只希望自己能像别人一样为玛丽做点儿什么，我觉得极度无助，我觉得自己毫无用处，碍手碍脚[7]。"

在阿什利写完故事并与他人分享之前，她并未意识到自己对所照顾的病逝病人具有中心作用。只有通过将叙事外化，让他人能够看到，再告诉阿什利他们从中所看到的，她才能够以另一种视角来面对这段令人懊丧的经验，而这一视角不同于她此前一直坚持的视角。在他人眼中理所当然的事情对于阿什利来说却难以察觉，这在很大程度上归结于故事还未经过外化。当故事只存在于阿什利内部时，它便不能被完全觉察，故事需要离开阿什利，成为一个可以被观察和被检视的物体。阿什利则需要成为自身叙事之中的一个角色，这样她才可以像其他人一样从外部来观察自己的故事。

书写和分享的另一个收益在于，相较于口头上、非正式的故事讲述，分享写作几乎总能让我们感觉更加脆弱，即便我们写出或分享的并非是自己的故事，即使这些故事并非是真实的故事，上述论断大致也能成立。为什么分享自己的书写会让我们感到如此脆弱呢？据我猜测，一部分原因是我们被迫专注于某件事情，专注于其存在方式的某一版本，专注于讲述某件事情的一种方式。一旦落笔，我们就无法轻易地"收回"。我们不得不以某种方式、某种形式来进行呈现，然后再向他人展现这一形式。这并非意味着只存在着一个故事，也不意味着一个故事只存在着一种形式——我们可以不断回溯，将同一个故事讲述无数次，并且每一次讲述都各不相同。然而，当我们写下某些东西时，写下的内容在某种程度上便固定了。也正因为如此，借由在叙事医学工作坊上最常使用的快速写作方法，我们邀请其他人看到的是一个更为粗糙、更少妥协、更不舒服的展示。

因此，在提供自己的这些零碎片段时，我们所抗争的正是失控。这不仅是要向他人讲述一个有关自身经验的故事，还要公开地请他们对此进行回应——邀请他们进入故事的空间，这就是它既困难又宝贵的原因，因为我们常常会惊讶于自己写出来的东西，继而惊讶于别人对文字的反应。在一组即兴书写的人之间，可以明显更快地建立联系。因为在分享的时候，我们所感受到的脆弱将自身置于他人的掌控之下——敞开心扉，接受聆听、误解和评判。我们收到的反馈常常见解独到并且出乎意料，这便建立了相互之间的信任。小组之中的权力、待遇、种族和性别往往不尽相同，因此大家共同面对的脆弱性就可能十分微妙并令人担忧。但这种情况的副产品是，一旦联系建立起来，这样的小组所锻造的联系在改善组内实践和交流方面则更加有力，更为关键。

此处，我们再次提到了本章开篇时所说的不确定性——也就是部分医务工作者觉得难于接受的未知之感。医学生总是认为只要学到足够多的东西就能保持确定性。他们认为要去除模糊性和疑惑，从而越来越少地受到工作情绪的影响。这些都取决于学到了多少内容和工作的努力程度。在《最后的期末考：女外科医师的九堂生死课》（ *Final Exam: A Surgeon's Reflections on Mortality* ）一书中，外科医生陈葆琳（Pauline Chen）以医学生在解剖实验室的经历为例描写了上述过程：

> 志向满满的医生们以尸体的方式来直面死亡。然后，他们将尸体分解，尸体的每一个细节——每一块骨头、神经、血管和肌肉——都经由未知世界而进入熟悉的领域……我们通过如此详尽的细节知晓了尸体，我们相信自己正在获取超越死亡的知识[8]。

类似上文所讨论的这些叙事医学练习让学生以一种可控的方式来揭

示自我，并迫使他们暴露在同伴的观点和回应之中。因此，这些练习能够成为有用的工具，帮助我们接受一直以来围绕在身边无数的有益观点和可能性，也帮助我们理解手头工作的各种现实。

此外，这一脆弱性在某一细微、可控的程度上类似于病人的脆弱性。这样说并非言过其实——病人被要求将最娇弱的自我置于陌生人之手。还有哪种信任比救助团队之间的信任更加关键呢？这也是为什么我相信，这些练习在帮助成长中的年轻医生熟悉工作方面存在着重要的意义：他们需要学会相互信任和相互依赖，需要学会打开自我。这些都是他们应该学会的最重要的技艺。

小说家理查德·鲍尔斯（Richard Powers）在接受《信徒》（*The Believer*）杂志采访时有如下阐述："故事是心灵从分散的、模块化大脑的混乱之中所塑造出的一种类完整性。与此同时，故事分享是所有人逃离自我束缚的唯一方式。好的医学从来都以聆听病史为基础，因此，任何理解受伤心灵的尝试都自然倾向于所有经典故事叙述的方式……只有进入他人的故事之中才能让我们脱离确定性[9]。"这一想法十分关键，我们需要通过进入他人的故事而脱离确定性，这也是叙事医学所有行动的根基。有人感到害怕，认为如果在他人的故事之中走得太远，投入太多，陷得太深，那该怎么办？如果我们过于熟悉不确定性以至于明白一切决定都不完美，那又该怎么办？

我大概会这样回答：即便如此，那又如何呢？如果将这种恐惧推向逻辑的极致，我们最终害怕的又是什么？我们会过于关心，还是会无比伤心？我们会不得不去面对自己的极限、自身的死亡，还是所爱之人的逝去？因为情感的代价过于高昂，我们就再也无法继续工作？这又一次开启了一场更为宏大的对话。然而我的直觉是，一名优秀的医务工作者在工作的过程中会经历上述所有的事情，这些事情都是这份工作的固有部分。医务工作者要如何才能避免这些事情呢？他们又要如何才能接受这些事情呢？我不确定这些问题是否有直截了当的答案，因为它们全都因人而异，但我确信这是一场值得进行的对话。

创意写作的形式和收益

诚然，写作的方法千差万别，写作的许多收益也因形式、动机和对象而不尽相同。身为小说作者，我在对事物的虚构之中找到了特别的安慰和自由——改变自己的经验，令其无论在表面还是过程都不同于我的经历，这让我看到了其他不同的方式。我同样享受"真实"与"非真实"之间的模糊性，而在小说作品中很容易展现出这一区分的含混性。可以毫不夸张地说，于我而言，写小说改变了我的人生，写作技艺的使用对我自身的健康至关重要，这是我个人版本的叙事医学。我还坚信，即便是对于那些一点儿也不愿意写作的人来说，这都会很有帮助。

年轻的时候，我经历了一系列降临到我家的悲剧。我利用写作来厘清发生的一切，厘清自己的感受。对于我来说，写作在当时比讲述更为舒适。在上五年级的时候，三兄弟中年纪最大的哥哥患了严重的心理疾病。五年以后，我进入高中二年级学习。由于脑癌，我在六个月之内先后失去了父亲和最小的弟弟。一直以来，我都是一名写作者。但在这些悲剧面前，我以一种全新的方式依赖写作。很多年来，我都无法讲出发生的一切，因为我觉得自己说出来的任何词语都是苍白无力的。在很长一段时间里，写作都是我处理这些事情的唯一方式。终于，十年之后，我的第一本小说《治愈悲伤》（*The Cure for Grief*）让我真正地从一直囚禁我的故事中获得了解脱。我如此利用这一技艺，于是它成为了我健康的核心。

当我尝试使用一个"真实"而正式的方式来书写自己的经验时，我总觉得会在哪里卡住了，即无论写了什么都不足以传达自己确切的经验、全部的"真相"：词语不足以胜任这项工作，我也无法超越这个觉悟。于是，我开始撰写小说，我把自己的经验当作发生在他人身上的事，这使我将自身的"真相"对象化，让我不需要再去准确地评测自己的经验。如此一来，我就不会再死死地抓住现实。（我在这里为"真相"一词加上引号，因为这个词语具有难以捉摸的不确定性，我们往往期待所有事情都拥有某种正确、直接的版本，但事实上每个故事都必然经由过滤、叙述，并在多种不同的视野之中折射。认为小说"虚假"而非虚构作品"真实"的想法有时是有问题的，下文对此还有详述。）

　　为了说明这点，我希望分享我还是研究生时所做练习的一个部分，这是著名作家马克·斯劳卡（Mark Slouka）在一个写作技巧工作坊上布置的练习。多年来，我都挣扎于如何书写自身经验，正是这个练习赋予我完成书写的勇气和声音——这一努力促成了我的第一部小说《治愈悲伤》。练习内容是先以非虚构形式、然后再以小说的方式书写一段记忆。如今，我在写作课的一开始也会经常布置这个练习，因为我发现它以一种最好的方式让学生不安，让他们解放，让他们去正视自己的记忆，也让他们用全然不同的方式来看待写作的观念。

　　这是我写下的非虚构段落：

　　　　哥哥从大学里发疯跑回家的那一天，我已经不记得自己做了什么，但我知道，从那天开始，我的人生就变得全然不同了。坐校车去学校时，我不记得街道那头的四胞胎是不是又吵又闹，我们是不是准时到达了年级教室；我不记得在学校里学了什么，那时候是不是在学埃及历史，或者那一天是否进行了性别教育，是否举办了拼字比赛；我不记得那天迈克尔·萨夫兰有没有和我讲话，但我很确定我希望他讲了；我不记得中午吃了什么，但我想应该是比萨，某种四边形的比萨，可能还喝了巧克力牛奶。

　　　　那一天，直到放学后等校车回家、父亲来找我的那一刻之前，那一天都和之前的每一天一模一样，快乐又平常的五年级某一天，毫不起眼。但有趣的是，我却很清楚地记得那一天父亲的样子。

从公司出来的时候，他身上的西装皱了。我站在队伍里等车，他
朝我走过来并把手伸给我的时候，我不记得他说了什么，我也不
记得他的面容是否真的看上去悲痛欲绝，但我感觉应该是；我也
不记得他有没有十分努力地掩盖悲伤和恐惧，但我想他应当如此。
然而我记得自己感到了困惑，父亲突然出现在学校，这是他几乎
从未光顾过的地方。他只是想来见我吗？他今天想早一点儿下班
吗？我记得握住他的手，离开了等车的队伍。

　　如果我必须要精准地确定人生改变的那个时刻，这便是那个
瞬间：握住父亲的手，离开孩子们的队伍。从这个瞬间开始，我
与这些孩子不再相同了：忽然之间，我是一个怀揣着秘密的孩子，
是一个从需要处理悲剧的家庭中走出来的孩子，是一个自己的哥
哥脑子不正常的孩子。

　以下是虚构的版本，我在小说中几乎原封不动地保留了这一部分：

　　哥哥从大学里发疯跑回家的那一天，露比赢得了拼字比赛。
那天上午，整个五年级都聚集在礼堂，露比一直待在台上。她的
同学一个接一个地拼错了单词。学校秘书亨德森夫人摇着小小的
手铃，示意他们已经被淘汰出局。露比的最后一个单词，那个帮
她赢得超大奖杯的词是享乐者（profligate）。父亲在那天沿着长长
的车道向她走来之前，她就是拿着这个奖杯走出校门去等校车的。
她以前从来没有听到过这个词，但她还是拼出来了：享—乐—者。
这个词可以完美地拆解出来，这是露比最喜欢的一类词语：单词
在她面前自我分解，她在拼读的时候能够看到每一个字母。那天
早上，露比就处于那个区域，单词浮现在她的面前，配合着她，
把自己分解成可以轻易读出来的规则小块。亨德森夫人坐在前排，
她的老师巴特沃思夫人坐在旁边。每当露比走到麦克风面前时，

巴特沃思夫人都露出笑容。亨德森夫人说出单词，露比重复单词，她朝巴特沃思夫人看去，后者微笑、点头，那个词就会在露比面前浮现，分解自我。简单至极。

拼字比赛之后，那一天的记忆一片模糊，奖杯放在露比书包旁边的地板上。她迫不及待地想用奖杯给父母一个惊喜，她想象着他们的面孔，他们的嘴张成 O 形。爸爸会说"我的扣子都跳起来了"，妈妈会在晚餐时做瑞士肉丸来庆祝。她回忆着拼字比赛，感觉那就像一场梦，她不敢相信那个站在台上征服单词的人就是自己，她就像骑在马背上用一把长剑把单词从空中击落一样。

可是，放学以后，露比朝校车走去，她走在孩子们的队伍里，队伍朝校外行进。她把奖杯抱在怀中，就像抱着她最心爱的毛绒玩具，那是一只她在展览会上赢得的小熊。父亲向她走了过来，他脸上的表情既不是好奇也不是骄傲，而是悲恸。他牵着她的手，带她离开的时候，他压根就没去看那个奖杯。朋友们朝她喊道——露比再见！她跟着穿西装的爸爸离开了他们。但这并不是她所想象的画面，完全不是。她也不记得父亲上一次来接她放学是什么时候了。他来过吗？没有，她非常确定父亲从来没有到学校里来接过她。

如上所示，书写非虚构的版本时，我由于自己不能准确记得当时的情景而无法超越，段落里充斥着很多"我不记得"这个短语，这一点让我烦恼，让我觉得自己无法将经验合理化。这还让我以极不舒服的方式大致理解了一个问题：写作的意义是什么？书写非虚构的版本并未让我从经验中解脱或转变，它只是让我因为无法正确书写而感到沮丧。然而，虚构的版本令我将记忆外化，从而让我设想记忆的可能形态，并接受这种可能性。当我把那一瞬间赋予露比这个角色时，我在某种程度上扮演了上帝：我可以宣布就是这样，然后事情便就是这样了。有意思的是，如今我很难去回顾那段记忆而又不去想到露比的记忆——我所创造的那种记忆。诚然，这是一种权力行为，我掌控着发生在自己身上的一个不愉快时刻，使之变成了一个自己所创造的时刻。于是，我将这一时刻置于自己的控制之中。

诚然，小说以我的经验而创作，这并不会改变已经发生的一切。对于我是谁来说，已经发生的一切至关重要，而我所创作的小说却非如此。然而，通过将自己的经验创作为虚构或非虚构的叙事，我稍微改变了自己与这些事实的关系。于是，我可以在另一类"真相"之中找到它们——不仅是事实的真相，还有经验的真相。

查尔斯·安德森（Charles Anderson）和玛丽莲·迈克尔凯迪（Marian MacCurdy）共同主编了《书写与治疗：面向知情实践》(*Writing and Healing: Toward an Informed Practice*)。他们在本书的引言中写道：

> 书写创伤经验时，我们发现并再次发现了这些经验，将其从言语转瞬即逝的流动和空间中转移，进入更为恒久的纸面。这些经验在纸面上被思考、再思考。它们被放下，又被拿起。书写拥有恒久与修改的双重可能性，因此书写的主要疗效恰是重视永远无法掌控的过去，并施以一定程度的控制。
>
> 我们在纸面上操控文字，向自己和他人讲述过去的情感真相。于是，我们就这样成为了自我疗愈的手段。如果书写的对象接受了我们的肺腑之言，并在我们写作和重写的过程之中进行了回应，我们就创造了一个团体。这个团体能够接受、论辩、评注、告知和发明，并且帮助我们发现、深化并改变那个经历了创伤的我们……疗愈并非回归之前的某种完美状态，也不是要发现某个神秘的自主自我，我们所理解的疗愈恰恰相反。单一的自我冻结在无法言说的经验时刻之中，而疗愈就是要变成更具流动性、更有叙述能力、更加融入社会的自我[10]。

　　这本书还收录了新奥尔良大学 T. R. 约翰逊（T. R. Johnson）教授的文章，其中特别提到了这类书写如何能够并应该被视为创造。这篇文章同时承认，由于"创造性"一词具有多重内涵，将其用于描述此类创伤书写时也承担着风险，即淡化了作品试图传达的极其严肃而又极其"当世"的真理。他表示："如果希望严肃地对待疗愈的概念，我们就必须去怀疑一条简单的分割线。这条线将'创造性'书写与声明是'真实的'书写相区别。我们必须要更全面地理解两者……"他认为，如果能够学习将自身视为活动、变化的存在，我们就能将自己从创伤及其后果中松绑，然后我们就有理由去创造希望了。他的结论是："我们因而可以将疗愈性书写视为这样一种书写：它帮助我们找回力量，理解起落与动荡，理解世界的多样性[11]。"我的经验也正如他的描述，我自己的创伤在我身上不发一言又不可言说地存在了许多年，造成了许多伤害，直到我让它离开我，在我之外发生变化，我才能够接受它，并且接受没有创伤的我。

　　这样的练习对于所有人来说都很重要，即便只是对于我们所有的日常干扰来说，因为那些并不十分刻骨铭心的创伤也会干扰生活的走向。每一位医护人员只是在其成长过程中就经历过很多创伤，这样说并不过分，因此在按照提示语写作时，创伤事件迅速浮出表面是很常见的事。在我经历的所有工作坊中，都有医疗工作者在三分钟的写作时间内写下了至少一个生动的创伤事件，我也一直都惊异于一篇即兴习作所能唤起的记忆。那些经年累月的记忆浮上心头，在不到一分钟的时间内就落在了纸上。

　　在一场长老会医院儿科医生参加的工作坊中，我们提供的即兴写作提示语是针对胡利奥·科塔萨尔（Julio Cortázar）的短篇小说《蝾螈》（*Axolotl*）进行回应。故事中的男子沉浸于在动物园里观察这些小生物，最后变成了它们中的一员。我们要求参与者写出自己被"另一种观察方式"所影响的时刻，以下是一名女士的回应：

　　我在检查室内。眼前的这个孩子不能说，不能看，还伴有不自主的活动，通过气管呼吸，通过导管进食。

　　女孩的边上是她憔悴的母亲。因为照顾孩子，她完全垮了，她还怀有身孕，快要生了。

　　我满怀忧伤与同情，害怕自己会变成她。

　　我提议进行舒缓治疗，她可以把这孩子在那个地方放上几天。（这孩子也许并不应该活着。）

　　她瞪大了眼睛看着我，十分震惊地对我说：“她是我眼里的光芒，她是我的小公主，我永远不会离开她……这是上帝的恩赐[12]。”

　　念完这段后，她表示这已经是十年前的事情了，而她现在将之视为自己的转变时刻。她说：“从那以后，我对待母亲们的方式截然不同了。”

　　诗人格雷戈里·奥尔（Gregory Orr）著有《作为生存的诗歌》(*Poetry as Survival*)。他如此谈到创意写作带给我们的秩序感：“我们经历的世界常常晦涩又混乱，尤其是在危机期间。”他写道：“我们每天的意识可以被视为一种处于无休止变化和摇摆的意识。它意识到混乱在我们生活中的力量和存在，或者意识到我们对于秩序感的需求。在生命大部分的时间里，我们中的许多人或多或少地与这两类意识日常的相互作用自然相处，但在某些事关存在的危机之中，混乱威胁着要将我们吞没[13]。”对于奥尔来说，在我们将这一痛苦“转化为”语言的那一刻开始，我们就继续存活下来。他写道：“在创作诗歌的过程之中，至少发生了两件不同寻常的事情：首先，我们将危机转移，让它保持着可以忍受的距离，把它转移到了富于象征并且生动的语言世界；其次，我们主动制作并塑造了有关自身处境的这一模式，我们并未消极地将其作为生活的体验而加以忍受。”

★★★

"于我而言，写作，文学写作，是一种抗议，一种抵制，甚至是一种背叛，以反对……将自己画地为牢的诱惑，设置一道几乎无法察觉之屏障的诱惑。这一屏障谦恭友善且十分有效，隔绝了我和他人，最终也隔绝了我和我自己[14]。"

——大卫·格罗斯曼（David Grossman）

多伦多大学认知心理学教授基思·奥特利（Keith Oatley）进行了一系列实验，以研究小说阅读对于成年人社会认知和情感知觉的效果。根据2006年发表的一项成果，他和研究伙伴发现，"读的小说越多，人们就能越好地识别眼睛中表达的情感，也能较好地解读社交暗示[15]"。一年以后，他的研究伙伴雷蒙德·马尔（Raymond Mar）发表的证据显示：阅读小说选段的成人组和阅读非虚构作品选段的成人组相比，前者在社交推理测试中的整体表现更好。这表明"即便是短暂的小说阅读，也能临时提高一个人的社交技巧[16]"。奥特利写道："我们逐渐累积的成果越来越证明了这样一个假设，即小说阅读有助于发展社交技巧，因为阅读小说提供了思考他人经验的机会。也就是说，我们认为小说的决定性特征并非是小说的虚构，而是小说关乎人类或类人的存在，关乎他们的意图和互动。阅读小说带领人们进入这一领域，类似于阅读诸如有关遗传或历史的非虚构书籍能够帮助建构在这些领域的专业技能[17]。"

在奥特利和同事的研究中，我尤其欣赏其中的一个证据，即小说的价值并非源自小说"虚构"、幻想的部分，而是源自小说一直以来同何为人类这个话题产生联系的多种方式。我经常遇见一些新入行的小说作者，他们真的认为写小说就得写一些不着边际的东西，但当他们以一种表达人类境况的眼光来探索小说写作时就迎来了突破。我还相信，在适用于小说阅读的同时，奥特利与同事所证明的和继续证明的每一件事情也同样适用于小说写作。唯一的区别可能就是，与阅读小说相比，作者在书写小说的时候会更多地意识到自己与他人相关的人性。

几年前，我们硕士项目的一个毕业生就在写作之中取得了令人鼓舞的突破。她是一位加拿大医生，此前从未写过小说。她受到了课程中非虚构／虚构练习的激励，尝试用第二人称小说来写下童年的记忆。这一记忆围绕着父母的离异而展开。她惊喜于从我和同学那里收到的阅读反馈——第二人称能作用于更多的层面，超越了她的理解。读者们很清楚地知道她在同自己对话，并且她还有许多话想要对年轻时的自己诉说。她表示，她之所以使用第二人称，是因为觉得第一人称过于亲近而第三人称又过于困难。当看到自己的行为带来了意想不到的收获时，她欣喜万分。

此处的关键其实在于写作技巧。这些技巧和故事的文字内容有关，也同样和如何讲述故事有关。开始认识叙事书写技巧的各元素也有助于我们认识到在口语中我们对这些技巧的使用。"技巧"一词也很难把握。大多数艺术家认为，技巧一定是某些刻意打造的东西，即经过加工的。我同意这一点，但我并不确定换哪一个词才能表现故事的形式和轮廓，因为我们所写的故事自发天成，并非有意而为。我刚才提到的毕业生并不是因为"效果"最好而刻意地去用第二人称写故事，她是无意而为，因为另一种方式看上去过于困难，而她的选择最后带来了惊喜的结果。我们书写的一切都经过加工，一旦诉诸纸面，就有了形状，也有了传达的模式。口述故事也是如此，来看我之前提到的那篇故事。儿科医生描写了残疾孩子的母亲：你从中发现了"技巧"吗？对我来说，这几行字里吸引我的是作者的方法。她成功地将故事里的孩子变成了一个生物，恰如她在书写中所回应的蝾螈故事——某种异世界的非人之物。这个类比的成果在结尾处显示出来——那位母亲极度惊恐地回应了她的感受。短短几行在不到五分钟内匆匆写就，这里面就是精湛而天然的技巧。不论我们用哪个词——技巧的意识、形式或语言选择，我认识到讲故事的方式会揭示故事的意义。这对于临床医生来说大有裨益，因为他们的任务就是全天候地聆听故事。

我为四年级的医学生开设了小说写作工作坊，这是一门选修课的一部分，持续一个月。到了月底，我就会让学生使用我们整个月都在学习的多种小说技巧来写一个真实的医学院经历。我第一次让学生做这个练习时，一个学生写了长期以来一直困扰她的一个病人。该病人在医院里对她极其粗鲁，在他家人的面前侮辱她，甚至还把她骂哭了。在作品中，她从病人的视角和家属的视角重现了这个情景。她向全班朗读了自己的文字，然后难以置信地表示，她终于理解了为什么病人会如此粗鲁，即便写下的文字都是她自己创造的。她还是认为，进入病人的内心释放了自己的内心，她终于觉得可以放下这段经历了。

以下是一个学生最近在做同样练习时所写：

他是被捕捉到渔夫船上的一条鲟鱼。他跳跃、扭动，挣扎求生，他的身边围着渔夫、水手和大副。他不能呼吸，血慢慢地涌入了肺里。他喘气，咳嗽，口吐白沫。毫无用处的 BIPAP 呼吸机（bi-level positive airway pressure, 双水平式呼吸道正压——译者注）打不开他的呼吸道。杆上的钩穿过脸颊，就是这东西把他拖上了甲板，他不该待在缺水的地方，他在这里不能呼吸。当我经过 ICU 的病床时，看见了他被渔网困住，织网的渔线浮在表面，连接着不同的药物。

他们恰好给了他足以维持生命的东西，防止他脱水而死。我看着他脊椎上甲胄般尖利的鳞片，他腹部的鳞片。他咧开没牙的嘴，嘴上是一层浅浅的胡子。不在这里的时候，他的触须会扫过河底的阴暗。当我进入他的房间时，他的尾巴被盖在医院的被褥下面，在他喘气的时候偶尔还会晃动。这再一次地提醒了我，此处不是他的自然生存环境，他请求我们让他离开，把他扔回去。他不是什么宝物，他渴望回归水中的清凉与自由。我宁愿尽可能地选择抓捕和放归，但我不是队长。我接受指令，因此我支持团队的决定，又增加了几天的高剂量类固醇。这是最后一搏，试图让他的肺适应这里的生活。后来，我听到了对讲机里的声音："心跳停止，冠心病重症监护室；心跳停止，冠心病重症监护室。"震耳欲聋的嗡嗡声。我三步并作两步地跑下楼。我知道这是他，他又一次地拒绝了我们对于自然的干预[18]。

　　她为病人构建了一种形象。这样做让她可以更清晰地表述自己如何看待病人的死亡。她将病人置于一种创造性的想象语境之中，可以更加准确地描述自己的真实感受，也可以更加准确地想象病人的感受。

　　写作是我们探索自己特定认知方式的途径，也是我们在现实时间中体验思想的途径。我前面也简单地谈到，写作是进入我们之前未触及到的各方面思维与经验的途径。小说家威廉·加斯（William Gass）写道：

　　　　语言不同于其他媒介，它是思维的根本工具、大脑的器官。语言不是柏拉图所认为的思想再现，因此也不是某种劣等的复制，语言就是思想本身。理性主义哲学家的错误在于认为语言结构是现实结构的镜像（语言和现实截然不同，两者来自于不同的体系），但他们的长处在于将语言与思维统一……读者在阅读时看到角色所看到的，但读者所看到的当然不是这个事物本身，而是一种建构。既然我们知道自己见证的是一种感知，我们实际上看见的是观看行为本身，而不仅仅是一个物体。这个物体可以有许许多多种观看方式，因为文本中的方式并不会比已经写出来的方式更多[19]。

　　这段话就回到了我前面说过的话——一切写作之中天然存在控制感，小说写作中存在某种特定的控制感。在写作时，我们呈现了自己观察的方式。在写小说时，我们将这一视野戏剧化，创造了一个整体世界来再现它。正如诺曼·梅勒（Norman Mailer）在一篇名为《在我的笔尖》（At the Point of My Pen）的文章里写到的："我只能在笔尖之上知晓真理[20]。"

　　即便不写小说，在临床语境中写作还有一个原因——写作能让我们的经验成为普世经验，也就是人性的经验，从而我们也得以松弛，不再紧紧地抓住这样一种感觉，认为这些经验都是我们自己的，并且只是我们自己的。我们可以通过多种方式的书写来分享经验，诸如幻想的人物、常见的意象或者不同的视角。有时候，这样做只是为了知道我们不必独自去经历一切；有时候，在临床医学的世界，这样做不仅对于书写者大有帮助，对于同事也非常有益。一份书写的叙事能让护士、医生和社工意识到照护某位病人的共同经验，这种方式在他们日常生活的语境中可能难以直接实现。继续往下深究，假如这一共同认识得以实现，共同经验能被"看见"，那这个团队便很有希望放开各自对于某个时刻或某种理解的"所有权"。这只会带来一种结果：病人得到更好的照护，因为此处不再是盲目的职业考量的战场。

　　写作的另一个收益是为医务工作者提供了一个安全的场所，思考他们的培养方式和医疗系统鼓励的行医方式。我以最近的一篇文章为例。作者是一名二年级的医学生，刚刚完成了叙事医学的选修课。哥伦比亚大学的所有医学生都被要求完成六周的叙事医学选修课以作为"临床医学基础"课程的一部分。他们在十多门不同的讨论课中选择，课程主题丰富多样，包括非虚构和虚构作品写作、冥想、三门不同的博物馆课程、电影、人物素描、哲学和平面艺术。几年前，这些课程结束时增加了一项期末作业，选不同叙事医学课的同学都要将他们在课堂上所学到的技巧运用于某个临床经历。从第一次实行时，这些作业就产出了令人惊讶的结果，证明了我们所做的事情确实产生了影响。以下这个选段来自一名选修了非虚构写作课的学生：

　　　　我写下的是："病人此前曾经在过马路时摔倒。"

　　　　我想写的是：W女士今年90岁。她从酒水商店里出来，横穿过纽约市的马路，朝着自己的公寓走去。她"一定没有注意到马路上的缺口"，于是她绊了一跤，摔倒在街上，她刚买的一瓶霞多丽白葡萄酒滚到了一旁。讽刺的是，尽管她的脸和手臂上都是肿块和擦伤，酒瓶却奇迹般地完整无缺、不留痕迹，随时可供享用。W 女士在讲到这个讽刺时哈哈大笑，并表示自己在回到公寓之前捡起了酒瓶。

我写下的是：三分钟后简易精神状态检查（mental status examination, MSE）显示，病人 0/3 物体记忆误差非常明显。

发生的事情是：我征求 W 女士的意见，鉴于她在过去一年内难以找到适当的词语表达，能不能测试她的记忆。她答复说："我知道，里面有一个词是士兵，没错吧？"我受她的节奏所感染，微笑着回答："是啊，可以啊，那我们就用士兵、苹果和钢笔吧。"她重复着这三个词，努力地记。但到了时间，她却无法回忆起任何一个。我给她打气，说："还记得你向我提议的那一个词吗？""士兵！"她骄傲地说。

我写下的是问题清单和评估报告，是这次丰富互动的缩减版、掺杂版、模式版。这个喜感十足、可爱顽固的瘦巴巴的女人"教育"了我无数次，但我居高临下，随随便便地就把她分解成了手指、手臂、眼睛和头部。我删除了角色，留下了疾病。我了解这位病人，但其他人呢[21]？

★★★

创意写作与反思性写作

写作如人生，都是一场发现之旅。探险是一种形而上的说法：它是一种间接贴近生活的方式，一种获得整体宇宙观而非部分宇宙观的方式……探险是由内向外穿过未知维度的旅程。在这个过程中的某处，人们最后发现，需要讲述的事情完全不如讲述本身重要。这一特质为所有艺术增添了一层形而上的色彩，使艺术超脱时空，将自身置于整个宇宙的中心，或者融入其中。这正是艺术的"疗效"：意义、目的和无限。

——亨利·米勒（Henry Willer）《论写作》（*Reflections on Writing*）[22]

　　我想首先讨论"反思性写作"与"创意写作"这两个短语，以及两者在医疗界的用法。正如我在本章开篇所言，使用"反思性"而非"创意性"的原因非常复杂，并不限于简单的术语界定，可能还反映了"创意"这一繁杂概念所带有的污名或不适。无论名目如何，越来越多的医学院正在将写作纳入培养方案，将其作为一种工具，让学生探索成为医生的复杂旅程（其他许多卫生相关行业也利用了写作，但为了简单起见，此处仅指医学院）[23]。但只关注"反思性"而非"创意性"，写作带来的一些简单却重要的收益往往会被曲解。医学生基本都有严格而系统的课程，他们在每个阶段都会收到成绩或评价，自然以为写作也会以同样的方式来评价，而写作指导教师的一个任务便是告诉学生并非如此。在理想的状况下，学生的写作（日常课程如论文或申请陈述等之外的写作）应该能够为他们提供放松和伸展的机会。他们在这里可以自由地探索自己的经历，发现自己的想法和感受。按照通行的做法，为一篇"反思"或创意写作评级或打分，这恰恰扭曲了上述情境下写作的最终目标——探索[24]。你如何评价一篇写作是反思多了还是少了？如果一个学生在反思与病人的互动时加入了祖父的记忆，而另一个学生没有这样做，这是否证明了他比那个没有加入类似记忆学生的反思更好、更深？倘若如此，那又是为什么？我认为这类问题过于主观。某人对于反思的满意判断可能同另一个人相左，因此，这样做不但毫无益处，而且还可能前后不一。该领域还在制定评分指导，这使创造性工作显得愈发紧迫。

　　这里的复杂状况是，学生需要读者，这样才会有人看到、听到和承认他们的作品，并予以反馈。于是，如前所述，他们才能更好地看到可以学习的东西。读者或接收人至关重要。但当读者对于学生来说是一个处于权威地位的人时，尤其是当环境让学生已经习惯了在每个阶段都接受评价和排名时，情况可能就很微妙，因为学生可能会甘愿写下自认为读者想要听到的东西，目标就是要获得一个"正确答案"，而事实上这样的答案并不存在。重要的是，作品的读者或指导者不去奖励这一行为，不以支持任何这一类型的评分细则来给予反馈。防止学生这样做的唯一方法，便是作为教师的我们鼓励他们不要为了任何一个结论去写，而是要去探索他们自己的未知，允许自己和学到的东西角力。这些东西显而易见，却时常难以定论。

　　从很多方面来看，鼓励学生在反思中进行创意和发散，而不是把记住的东西再复述出来，在医疗卫生环境中是一种激进的行为，而且无法一蹴而就。作为老师的读者需要进行阅读训练，以及对学生习作进行反馈的技巧训练，没有人文或写作背景的人可能会觉得这非常艰难（下一章对此有详细的讨论），但这是可行的，也是值得的。虽然一篇习作不会被打分或评估，但经由适当的介绍、支持和引导，学生很快就会珍惜这个机会，以一种受到认可的安全方式来延伸并探索他们的疆域。

　　事实上，所谓反思，不就是创意吗？如果我们真正、深刻地进行了反思，正如所有让学生进行反思性写作的人都一定希望的那样，那我们就是在以探索之名来检视自己的经验。创意性作品也是如此。事实上，同样也可以认为创意性作品就是反思性作品。作家帕特·施奈德（Pat Schneider）这样写道："当我们深入书写时，即当我们写下自己知道却并不知道自己知道的事情时，我们就遇到了奇迹[25]。"这种神奇的感受可能是"创意性"具有而"反思性"所缺乏的，至少是在医学院进行的反思性写作所不具备的。医学界的人可能会觉得"神奇"就像"创造力"一样可怕，但这两个词语都很关键。施奈德还写道：

　　每个人都有各自的内心生活，其中的秘密令我们成为了我们。旅者若要在灵魂的黑夜中识别、命名并发现自己的道路，写作并非是唯一的途径。但我认为，写作是人类最能向自己和他人显露自身思想之所。在那里，在线条模糊的纸页上，我们能够卸下自己的面具。讽刺的是，即便我们认为自己正在制作面具，创造完全虚构的角色，制作面具的过程也暴露了自我。有时候，我们带着恐惧和战栗，在写作中看到了我们曾经是谁，看到了我们真正是谁，并不时窥见我们有可能成为谁[26]。

　　需要指出的一点是，很多时候我们用来描述写作作为"发现之旅"的术语常常与之并不相关，我们使用工具的动力和我们接受作品的方式才是最重要的。形式就是将文字放在纸上的自动产物，从此诞生了先前并不存在的事物，创意性也是如此。这是一件非常神奇的事情，理应受到如此对待，尊重它的过程与结果，而这些过程与结果常常出乎意料、令人讶异而又神秘无比，不论探索的主题是什么。尊重过程不只是需要适宜的工具来鼓励发现与探索，还需要为接收者提供合适的训练，这样才能确保整个过程的收益。

　　以色列作家大卫·格罗斯曼（David Grossman）在第二次黎以战争中痛失爱子，这之后不久，他发表了一篇讲话。他的讲话里提到了许多我在本章中所要传达的内容，可以直接被认为是在临床语境下书写的原因。我将以他的话结束本章：

　　　　"写作的时候，我们感到世界是流动的、弹性的、充满可能的、毫无限制的。只要人的元素存在，无论哪里都不会有冻结，不会有瘫痪，也不会有定势（即便有时候我们会误以为它们存在，即便有人会极其期盼着我们认为它们存在）。

我写作，于是世界不会向我关闭；世界不会变得更小，世界朝着开放、未来和可能的方向运行。

我想象，想象令我振奋。我不会在前人面前固化、瘫痪。我发明角色，有时候，我觉得自己是从冰下挖掘人物，他们被现实封装在此，但最可能的却是，我在那个时刻挖出来的就是自己。

我写作，我感到每一种人类境遇之中都蕴含着多种可能，我感到自己在其中有能力选择。我感到自由的甜蜜，我一度以为已经失去了它……

我写作，于是我感到文字的精准用法如同灵药[27]。"

注释

[1] May, *Courage to Create*, 11.

[2] Montgomery Hunter, *Doctors' Stories*, 5.

[3] Blakeslee, "To Advance".

[4] Blakeslee, "To Advance".

[5] May, *Courage*, 21-22.

[6] Cervantes, *Don Quixote*, 568.

[7] Irvine, "Ethics of Self Care", 129.

[8] Chen, *Final Exam*, 8.

[9] Powers, "Richard Powers".

[10] Anderson and MacCurdy, "Introduction", 7.

[11] Johnson, "Writing as Healing", 86.

[12] 作者授权在此处使用。

[13] Orr, *Poetry as Survival*, 3-4.

[14. Grossman, "Desire to be Gisella", 36.

[15] Oatley, "In the Minds", 2.

[16] Oatley, "In the Minds", 2.

[17] Oatley, "In the Minds", 3.

[18] 作者授权在此处使用。

[19] Gass, *Finding a Form*, 36.

[20] Mailer, "At the Point", 4.

[21] 学生授权在此处使用。

[22] Henry Miller, "Reflections on Writing", 180-1.

[23] See Shapiro, Kasman, and Shafer, "Words and Wards"; Wald et al., "Reflections on Reflections"; Wear et al., "Reflection in/and Writing"; Boudreau, Liben, and Fuks, "A Faculty Development Workshop"；Mann, Gordon, and MacLeod, "Reflection and Reflective Practice".

[24] See Aronson et al., "A Comparison of Two Methods"; Wald et al., "Fostering and Evaluating".

[25] Schneider, *How the Light*, 10.

[26] Schneider, *How the Light*, 99.

[27] Grossman, "Individual Language", 65.

第十章

创造力可教吗?

耐莉·赫曼 (Nellie Hermann)

医疗行业中的写作策略

如前一章所言,创造性活动无处不在。在叙事医学的情景下,作为辅助和带领学习小组的人,我们的主要工作通常是向学生展示他们有创造力,并且已经在使用它。我们也要支持学习者使用想象力,向他们展示总是有更多的东西需要探索,正是在这种探索之中才有了发现。写作、创造力、想象力和探索——这些并不限于那些认为自己是"作家"的人身上,或那些从事专业写作和致力于出版的人,这些是对所有人都开放的工具。我们教授这些工具的一些方式就是由我们展示这些工具的使用——我们灵活地处理我们所做的,鼓励探索,因为我们也需要进行探索。

每一年,在哥伦比亚大学内外科医学院,大一学生都要花六周的时间来学习叙事医学必选课,可供选择的课程远远超出了人文学科的范围。这些课程包括冥想、卡通、小说和非虚构作品写作、哲学、电影研究,还有一些涉及当地美术馆视觉艺术制作或观察的课程。这些课程始于 1989 年（在 2000 年以前的名称是"人文与医学讨论课"）。直到 2010 年左右，课程都是按常规方式进行评估的。在课程结束时，学生需要填写一份问卷，指出课程中喜欢或讨厌的方面，以及自己学到了什么。然而，随着时间的推移，显而易见的是，由于这些评估的性质，它们事实上并不能展示出学生是否真的在课程中有所收获，也无法展示创意性互动行为是否给他们的医学训练带来了任何好处。此外，学生们经常抱怨，认为我们不需要帮他们划分界限，他们自己知道创意性工作和医学院经历之间的联系，他们不需要被要求直接将这些散点联系起来。

我们决定修改课程评估方式，并开始要求学生在每门课程结束时完成量身定制的作业，这些作业由叙事医学的任课教师创建。教师要求学生熟悉六周课程中一直练习的技能，在真正的医学院经历之中应用这些技能，最好是在与病人的交流之中。这些作业要求本身就很有创意，例如，摄影课要求学生拍摄两张自画像，一张是他们希望病人看到的自己，另一张则是他们认为病人眼中的自己；一门博物馆课程要求学生写下与某幅绘画作品的互动；小说课程则要求用虚构的形式写一篇与真实病人的互动经历。

这些创意性作业的效果立竿见影，令人震惊。一个学生写了一篇文章，描述了她在医院内与病人的互动。她描写了病房里死亡的幽灵，回忆了那些她曾经认识的人，那些以记忆和回声的形式与她同在病房的人，还有在想象中某个病人陪伴在他左右的人。另一个学生的非虚构作品记录了他去当地理发店理发，这个学生不会西班牙语，因此双方交流不畅。他回想起最近遇到的一位病人，当时的情况与此正相反，病人无法理解他。从一开始，作业的形式和内容就包罗万象，显示了学生通过多种意想不到和有趣的方式来完成作业。如果没有创造力，他们就无法展示这些结果。

我想完整地分享其中一个作品，以便最为清晰地展现学生所做的重要工作。这个学生选修了电影课，在 2014 年完成了下面的作品：

医院的房间内——白天

病人有九十多岁，斜靠在房间的床上，稀疏的白发几乎遮不住头。但除此之外，他看起来健康又强壮……他的名字叫艾迪。尽管插着输血管、生理盐水管和血压监测仪等各种各样的管子，他看起来仍然十分舒适，把双手放在脑后。坐在床脚椅子上的是詹姆斯，他是一名医学生，有些不自在，还有些紧张。他的白大褂太大了，领带也太大了。他看起来就像是从一个真正的成年人手中拿了这些东西来扮演医生的……他正在看一份检查单。

詹姆斯

我想我把你所有的药都记下来了。所以现在，嗯……不好意思，我忘了刚才要问什么了。

他把目光从病人身上移开，看上去好像是在努力回忆，这并不难，他只是因为忘记东西而太紧张了。艾迪注意到了这一点，并且鼓励着他。

艾迪

没关系，慢慢来，你干得不错。

詹姆斯

哦，对了，您对什么药物过敏？

艾迪

只有青霉素。

詹姆斯

好，我马上记下来。

詹姆斯拿起钢笔，草草地写了一些东西。他把钢笔放回原处时，不小心把笔掉到了地板上。这也太笨了，全部都糟透了。我们的视线跟着他的头，看他快速低头。他抓起钢笔，顿了一会儿，闭上眼睛，对着自己叹了口气。这只是一次谈话，他一直都在进行这样的谈话，但是和这位病人谈话为什么会有不同的感觉呢？他坐直了身子，为下一次失误做好了准备。

詹姆斯（继续说）

不好意思，我今天实在是手忙脚乱。药物方面，我需要问的就是这些。您方便讲讲您的家庭吗？

艾迪

当然可以！你想知道什么？

詹姆斯

唔，我们就从您有没有兄弟姐妹开始吧。

艾迪

我当然有。我有三个妹妹。

（垂头丧气）

等等。不是三个。

艾迪把双手从脑袋后面抽了出来，放在身旁。他把头靠在枕头上，闭上眼睛，显然抑制住了情绪。詹姆斯看起来非常关切。发生了什么事？他不确定该如何反应。大概过了十秒，艾迪睁开了流泪的眼睛。他再开口时，声音听起来有些虚弱。

艾迪（继续说）

我现在只有两个妹妹了，另一个妹妹几个月前去世了，她82岁，是我们中最小的那个，我的小妹妹。

分屏特写两人面部——连续

艾迪的眼睛还在流泪。他想起了小妹妹。现在詹姆斯眼里的某种东西受到了感染，他全神贯注。我们缓缓地将镜头推进两只眼睛。与此同时，艾迪的屏幕过渡到黑白色。现在：

分屏，两段人生的蒙太奇：

——十二岁的詹姆斯和两个弟弟在医院站在刚出生妹妹的小床旁。/艾迪和两个妹妹站在为刚去世的妹妹守灵的仪式上。

詹姆斯

（激动地低声说）

我的小妹妹。

艾迪

(庄重地低声说)

我的小妹妹。

——詹姆斯看着妹妹跳着舞长大。她做着一系列杂技般的后空翻,每转一圈就变老一岁。/ 艾迪和年迈的小妹妹在公园里散步,她用着助行器,每当她拿起助行器又放下的时候,她就年轻一岁,站得更直一些,走路也更平稳一点,直到她不再需要助行器。

——詹姆斯帮助十六岁的舞者妹妹从膝盖手术中恢复。/ 艾迪帮助六十多岁的妹妹从髋关节置换中恢复。

——场景开始加速出现。詹姆斯的妹妹越来越老:毕业、舞蹈生涯、婚姻、孩子、孙子,她慢慢地越变越虚弱。/ 艾迪的妹妹经历了同样的人生故事,但反过来,随着每件事情的倒退,她变得更加年轻,更加强壮,更加健康。

——现在,詹姆斯老了,陪在他八十岁妹妹的床边。她重病在身,卧床在家。他们一起看她最爱的舞蹈,而她昏昏欲睡。/ 艾迪现在是个小男孩,在床上挨着蹒跚学步的妹妹,给她读睡前故事,而她昏昏欲睡。

——最后,詹姆斯和弟弟们都上了年纪,他们一起站在妹妹的守灵仪式上。/ 艾迪和妹妹们则站在刚出生妹妹的婴儿床前,这是 20 世纪 30 年代。

詹姆斯

(庄重地低声说)

我的小妹妹。

艾迪

(激动地低声说)

我的小妹妹。

蒙太奇结束

医院的房间内——连续

镜头拉出詹姆斯的眼睛，回到现在。艾迪的眼睛还在流泪，詹姆斯虽然没有哭，但看起来也感同身受。奇怪的是，他似乎也更加放松了。

詹姆斯

听到这个消息我很难过。

艾迪

她很棒。她一直都是我的小妹妹。

詹姆斯

她们一直都是家里的宝贝，对吗？

艾迪

是的，我非常爱她。

詹姆斯

我能看出来您很爱她。我也有一个妹妹，我能想象。节哀顺变。

艾迪

没关系。我们一起有过美好的生活。

过了一会儿，艾迪镇定了。他把一只手放回脑后，松弛了下来。

詹姆斯看上去则更加自如，他坐直了，更有自信。这只是一次谈话，同另一个和自己一样的人谈话。

艾迪

（微笑）

好了。接下来是什么问题？

詹姆斯

能告诉我一些您的相关支持体系的情况吗？您和谁住在一起？

当他们继续无声交谈时：

画面逐渐退出，幕谢[1]。

在一个精心制作的场景里，这部作品以一种非常特殊的方式向我们切实地展示了病人和医学生之间的联系，还展示了这种联系带给医学生的显著变化，这是我最喜欢的部分。整部作品都从医学生的角度出发，尽管蒙太奇里也包含了艾迪的生活场景。在体验了两人的共同经历后，变化最大的是医学生。作者通过这种方式展示了他的经历，通过他的分享，我们几乎也体验到了这段经历。

以上作品只是众多类似作品中的一例，它们展示了这些作品所成就的，它们所呈现的是仅靠打钩式的评估无法做到的。这些作品为我们展示了创意性作品如何作用于学生，创意性的道路正在被打开，也正在被使用。这不是为了让医学生远离医学（也许，利用业余时间去上艺术课可能会有这般效果），而实际上是为了帮助他们探索和反思日常生活和学习的内容。这些创意性的活动邀请学生从多个方向来参与和思考他们正在开始的工作。这些活动或许会邀请他们去使用自己可能还未掌握的问询方式，这其中有着内在的自由，这里不存在禁区，不存在期待，只是希望学生伸展他们的翅膀。也许，这就是结果如此不同凡响的原因。

我们经常被问到，如何去评价叙事医学所做的工作，以及这类工作是否带来了改变。有时候，使用创意性的方法来评估这项工作可能会取得令人惊讶的成功。如果电影课上的学生提交了以上作品，你会怎么想？你会认为创意性手段帮助他表达了一次很难应付的医患互动吗？你认同这个学生对自己的经历进行了充分的反思吗？你认为他已经综合并再现了自己学到的东西吗？于我而言，如果要理解学生所要表达的内容，我们需要的只是他写下的文字，而不需要其他任何说明，这才是他取得成就的真正标志。

另一个创意性评估方法的例子来自纽约长老会医院举办的工作坊。工作坊为期两年，由我与当时的妇产科住院医师艾比·温克尔（Abby Winkel）一起主持。我们一开始将这个工作坊作为艾比的住院医师研究项目，这就是为什么妇产科能从住院医师的日程抽出时间来安排我们的工作坊[2]。在工作坊的第二年，为了更好地研究我们正在进行的工作，

艾比和我决定尝试一个实验。她向我介绍了医学研究生教育认证委员会
（Accreditation Council for Graduate Medical Education, ACGME）所规定的
能力——这是住院医师应该熟练掌握的六种能力："病人照护能力，医学
知识能力，基于实践的学习和进步能力，基于系统的实践能力，职业精
神能力，以及人际交往技能与沟通能力"。

　　描述这些能力的语言往往难以理解，艾比认为住院医师通常无法理
解这些能力的内容，我们的实验就是将这些能力作为学习目标。我们开
设了六个工作坊，每个工作坊都以一种能力作为主题，并附有与该能力
相关的文本和写作提示语。我们想了解阅读和写作是否改变了住院医师
如何看待这些能力的意义——我们是否真的可以这样来教授知识。在这
一小时工作坊的开始，我们让住院医师写一个句子来定义当天讨论的那
种能力；然后，在读完文本和完成书写之后，我们会要求他们再写一个
定义。

　　我想分享几件这样的作品，它们都来自那年我们的第一个工作坊。
该工作坊关注的是"基于实践的学习和进步能力"，我们读的这个故事是
牙买加·琴凯德（Jamaica Kincaid）的短篇小说《女孩》（*Girl*）。故事基本
上是由某种权威人物——可能是一位母亲——写给一名年轻女孩的指示。
在读完并讨论了这个故事之后，我要求住院医师按照故事的风格来给自
己写一些指示。

　　以下是两个回应：

1.　一名第四年的住院医师的回应：

"基于实践的学习和进步能力"的第一个定义：

"用照护病人的日常经验来指导进一步的决策。"

下面是她根据提示语所写的内容：

不要在医院之外穿手术服。如果你想要合身的手术服，你得把它们都带回家。一定要吃早餐。如果不吃早饭，到了中午你就会脾气暴躁。别发脾气。当我冲你大喊大叫的时候，你要点头微笑。我没有对你大喊大叫。你为什么要做那种事情呢？在大查房中得把这份清单展示出来，把故事说出来，让我知道你在想什么。你为什么会这么想？就这么做吧。等等，我还有别的事要告诉你。等一下，还有另外一件事。不要迟到。动作快点，产科那层现在有很多病人。你真的应该看看初级住院医师有没有检查过那间实验室。我需要你为这个病例做好手术消毒准备。教给你的实习生用另一种方式做事。上周二你为什么要那样做呢？别走，在你回家之前还得把这些弄好。你为什么要超时工作？在回家之前换回你的人字拖。

在阅读和写作后写下的第二个定义：

"将日常工作的经验与周围的经验和所学到的技术知识与认知知识结合，形成一个更完整的医生形象。"

2.一名第三年的住院医师：

第一个定义：

以实践为基础的学习和进步能力是指在医疗环境中通过病人照护和临床经验而获得的知识。

这是根据提示语所写的内容：

不要用脚去指指点点。经过比你年纪大的人一定要低头。身
体挺直。削皮时刀口向外，不要向内。不要随果皮带走太多果肉。
不要在果核上留太多水果。切勿用砧板切水果。把米饭都吃完。一
粒粮食也别剩下。

遮住膝盖和肩膀。你衬衫的领口太深了。走近僧侣时要跪下。
千万不要用脚指向佛陀。先点左边的蜡烛，再点右边的蜡烛，然
后再点香。僧侣先吃饭。信众晚些再吃。

住院医师吃不上东西。

第二个定义：

边做边学。从做得好的地方学习，也要从做得不好的地方学
习，再想想下一次能够怎么改进。

这个例子展示的也是检视创意性工作成果的简单方式。我从这两个
住院医师的回应之中可以看出，他们的第二个定义都异常清晰，更为宽
容，也更人性化。这表明发生了一个过程、一个转化和一个改变，在两
种定义之间的转移，其中写作的文字就是缓冲。在短短四十五分钟内，
住院医师通过创意性的工作经历了这些变化。

此处应该指出的是，要求这些住院医师所做的创意性练习（写那些能
力的定义除外）与我要求其他任何学习者群体所做的完全相同。在给医学
生开设的小说工作坊上，我给他们读的短篇小说与我在文理学院或叙事
医学硕士学位课程上给学生读的短篇小说完全相同。他们也需要书写自
己创造的小说作品，这也和其他任何课堂完全相同。这门课的内容完全
不以医学为中心，阅读的故事也并不关注医疗卫生。我想首先把学生当

作一群作家来看待，通过摆脱对医学的关注，他们很可能得以更清楚地理解所读的虚构作品，尤其不会因为内容而分散了对于技巧方面的关注。他们也有可能受其他故事和同学习作的影响，开始认识到自己的创意性工作在创意写作的长河中拥有价值，并且屹立不倒。在类似上文所提到的妇产科工作坊上，我们没有时间去制订完整的教学大纲，也没有时间来开展完整的工作坊（在完整的工作坊上学生可以深入地回应相互的作品）。我们所采取的策略有所不同。学生每六周左右上一次课，这次课还是被塞进已经排得满满当当的门诊工作中。在这样的课程里，阅读的内容需要足够短，以便能在小组中大声朗读，并且相当快速地消化。然后，学生需要将写作与阅读联系，接受阅读的启发。唯有这样，活动才能轻松流畅地依序进行。但是，即使课程的目标是教授 ACGME 制订的能力，阅读内容也不与医学直接相关。同时，尽管住院医师可以书写医院生活，但写作提示语几乎总是开放式的，有多种解释，能够把作者带到其他地方。例如，一个写作提示语要求住院医师描述一间等候室。一些人写到了诊所的候诊室，但有一个学生描述了她看牙的牙医诊室，另一个学生则描述了她的美发店（因为工作原因，她几乎再也没有机会去了）。

写提示语是一个要求精巧的艺术，在很大程度上取决于环境、上下文、目标和学习者，往往需要相当多的尝试和错误才能知道什么是好的写作提示语。但几条简单的指导方针几乎适用于所有情况：首先，写作目标应该一直都是发现和拓展思维，写作提示语永远不应该激发对某些特定答案的搜索，也不应该鼓励缩小思维的范围；写作提示语几乎总是越短越好，错综复杂且有多个着重点的写作提示语永远不如只有五个字的好。写写作提示语时，要牢记我们想要激发的是创造性，这总是很有帮助。我们在叙事医学中经常使用的一个写作提示语就是"写一间护理室"。这个提示语经常与迈克尔·翁达杰（Michael Ondaatje）的小说《英国病人》（*The English Patient*）的选段搭配使用。从这条提示语中就可以看出它成功的一些原因：该提示没有任何限制写者想象力的措辞。"护理室"这个短语足够宽泛,让人联想到许多不同的意象,甚至不是所有的意象都必然与疾病有关,同时提示语还跟所读的文本直接关联,这个文本描述了一位女性照顾一名严重烧伤的士兵。这是另一个非常重要的指导方针——如果内涵宽广的写作提示语来自已经阅读和思考过的文本,参与者就会比在其他情况下更容易进行创意性活动。通常,好的写作提示语可以直接取自阅读的文章,或者是以某种方式来要求参与者与已出版的作品进行互动式写作练习(如上文提到的写作提示语是与牙买加·琴凯德故事《女孩》(互动)。这就是我们经常说的在文本的影响之下书写。这就是为什么需要同时进行阅读和写作——在对已发表作品进行检视和讨论的过程中创造了一种特定的情绪,可以延续到写作中,鼓励开拓式的探索。在仔细审阅一部鼓舞人心的作品时,我们似乎已经为更多自由流动的想法和想象力奠定了基础。

需要指出的是,视觉艺术、音乐、电影——实际上,任何鼓励和塑造支持型创意性空间的艺术作品都可以采用,进而激发参与者自己去探索。

教学工具:创意性写作阅读指南

作者需要读者,在许多情况下,创作行为只有在经过见证之后才算完成。正如本书其他部分所探讨的那样,从某种意义上说,读者对任何作品的体验都是对该作品的共同创作。对于在临床环境中所完成的写作来说,这种共同创作尤其重要。这是真实的,因为如前文所述,认识到共同经验在临床环境中非常关键;也因为读者的洞察力可以对作者进行反馈,如果没有读者,作者便无法看到反馈。教员会阅读学生的写作,对于学生而言,所有这些都同样重要,尽管阅读的过程可能会更加复杂——教员在密切关注学生的经历时,可能更难专注于文本,也更难仅仅去泛泛地谈论所表达的内容,重要的是通过工作来学习。事实上,对学生写作的最密切关注可以展示出强烈的同情心,在这种情况下,这就是最为专注的倾听方式。

　　同样还需要强调的是，阅读和回应写作这两个工具的使用可以熟能生巧。通过越来越多的阅读、写作和回应来得到锻炼，读者不一定需要英语或写作硕士的高等学位才能让作者感到被倾听和回应，读者也不一定需要使用高级的文学术语，如技巧、形式和声音而让外行的读者/作者望而生畏，这些词不一定是教员与同事、学生或其他任何可能的参与者在写作工作坊的特定环境所使用的词。尽管如此，这项工作并不简单，阅读他人的写作和回应需要细致、专注和规范，需要集中精力，还需要重新构建整个倾听行为。这些技能无法在一夜之间习得，在许多情况下，它们最好也最容易由作家或有人文背景的人来传授。在本章的后半部分，我将展示此处所谈论的那种对于语言的关注。在这里，我只想说教学目标并非是赞扬、同情或建议。我们的目标应该是展示创造出来的东西——文本、或曰语言作品——是如何向读者展示自身的，创作品如何通过其创作方式为读者所接受，这就是语言的作用。换句话说，这就是读者对作者的反馈，这就是你通过你使用的语言所展示的。

　　从 2006 年开始，美国国立卫生研究院（National Institutes of Health）资助了哥伦比亚医学院的"临床医学基础"（Foundations of Clinical Medicine）项目［其他机构称为"行医"（Doctoring）课程］。这个项目的全体教员每周一聚，集中讲授社会和行为科学[3]。在丽塔·卡伦（Rita Charon）医生的带领下，每周活动的一个重要部分就是一起阅读和写作。多数教员在以前从未做过这项工作，他们也没有用这种方式来进行读写的经验。在临床前和临床阶段，细读和创意写作逐渐成为基础课程中多个方面的组成部分。2012 年，哥伦比亚大学启动了面向医学生的"档案袋项目"（Portfolio Program）。该项目的一个重要组成部分就是每月在课堂上进行阅读和写作练习，学生随后将练习成果放入自己的"档案袋"。引导这些小组的临床教员训练有素，他们受益于多年的实践，可以指导学生完成练习，并对学生的写作成果做出充分的回应。

　　我想分享一个工具，这个工具可能会帮助读者对一段文字做出最好的回应，无论这段文字是在何种情境中出现的。以下是一份"阅读指南"，希望可以引导所有读者去仔细阅读文字，引导他们带着一种向作者反馈的眼光去进行阅读，以回应文字的效果。哥伦比亚大学的教员制作了这份指南，主要目的就是为了帮助临床教员查看医学生的写作，但该指南的某些版本实际上可以用来查看几乎任何一段文字。

阅读指南

　　1. 观察　查看感知的迹象：是否展示了看、听、闻、触，以及这些场景的细节、描述和感官方面。

　　2. 视角　是否呈现、探索或猜测了多个视角？这些视角是如何传达的？

　　3. 形式　描述形式。这是什么体裁——故事、诗歌、戏剧、剧本、寓言、警示故事、鬼故事或黑色喜剧？注意任何隐喻或意象的使用。描述文本的时间结构——事件的发生是依照顺序、倒序还是乱序进行？是否包含其他故事或文本的典故？是否插入了其他文本（如引用、信件和子故事）？措辞如何——正式的、轻快的、官僚的，还是科学的？

　　4. 声音　谁的声音在讲述？叙事是第一人称、第二人称还是第三人称？叙述者的距离是近还是远？是亲密还是疏离？在阅读时，是否能感觉到叙述者的在场？叙述是否自我察觉？

　　5. 语气　文本的语气如何？阅读将你带入了什么样的情绪？

　　6. 动作　故事做了什么？讲述者从开头一直移动到结尾吗？故事的讲述过程之中是否将读者带到了别处[4]？

　　——丽塔·卡伦、耐莉·赫曼、迈克尔·德夫林（Michael Devlin），
2012 年

下面我来简要地解释以上条目。首先是观察。实际上观察就是对于文本的一切感知——发现作者纳入文本的所有感官细节。在文本之中看到、闻到、摸到、听到或尝到了什么? 文本包含了什么物件,什么样的身体感受? 细节的选择是否有意义,又是什么意义? 当然,总有一些细节会被遗漏。有时候,这些缺席可能就像在场一样可以说明问题。

接下来是视角。从某种意义上说,视角取决于文本内容,其实是一个共情的问题:作者有没有试图去想象其他人的视角? 作者如何想象其他人的声音? 如何探索其他经历? 作者是否只从外部呈现了他人? 抑或是探索了他们的内心独白?

第三个方面是形式。形式关乎文本如何构成——我也把它说成"文本如何运作"。文本是否平铺直叙、依次推进? 文本是否曲折? 文本有没有时间上的跳跃? 文本中是否存在对话? 文本的呈现方式是场景还是总结? 文本属于哪种体裁? 初学写作者通常不会意识到自己使用的形式,而读者或听者可以更容易去思考,因为他们可以更好地将文本视作整体。例如,医学生的反思有时候读起来会像报纸文章,即简单的事实报道,而学生陷入猜测的那一刻无疑是值得关注的时刻。又或者,学生会写一位神秘的病人,这篇文章读起来就会像一部悬疑小说。这些都是形式的问题。

第四个方面是声音。文本的声音是什么? 是谁在讲述故事? 故事是第一人称还是第三人称? 这一选择如何影响了文本的其他因素? 声音是亲密还是疏离? 叙述者进行了哪种程度的反思? 叙述者如何进行自我质疑? 如何质疑所见的事情? 如何质疑自己的行为方式? 对于医学生来说,声音无疑是一个非常重要的元素。

第五个方面是情绪。情绪更多地与读者有关:文本为你带来了什么感受? 出现了什么样的情绪? 情绪是悲哀、兴奋、迷茫,还是疯狂? 你对此如何反应? 很多时候,读者,尤其是学生习作的读者,会觉得需要置身于有关写作的讨论之外,似乎承认个人反应会损害文本一样。但在现实之中，这无法实现。读者总是参与其中，因为读者其实共同建构了作品。读者将精力倾注于文本之中，并通过自己的反应而创造了部分文本，对于一篇文字的个人反应永远不会从经历中消失，因此个人反应需要成为回应的一个部分。不过也要记住，文本的情绪有时候可能与读者完成阅读后的情绪大相径庭。比如，文本的情绪可能是愤怒，但读者会感到悲伤，因为读者会认为自己在学生的愤怒之中看到了他未能发现的东西，关注此处的差异或许会卓有成效。

最后一个方面是移动（motion）——作家是否在结尾时到达了不同于开篇的地方？这件作品有没有让你想起某个地方？

再次强调，此处提供的指南仅仅是一个工具，帮助那些不习惯细读的人审视文本，看看文本里面到底包含了什么。需要注意的是，这些都只是可以在文本之中寻找的元素，但它们并不是评估的要点。在临床环境中，我们最常遇到不太适应写作的人，还有经常书写非常敏感的话题和经历的人。因此，我们的目标并非是评估他们做了什么，或者告诉他们如何以不同的方式去做，也不是让他们成为更好的作家。相反，我们的目标是向他们反馈读者在他们的作品里看到了什么。相比于"我看到了你没看到的东西"，这当然要复杂得多，我们更多的是想向书写者展示我们所看到的东西，借以邀请他们去发现自身写作的新维度。例如，"我想知道你为什么从这里跳到那里"。这句话可能会让写作者看到自己忽略的东西，因为他们并不想在上面花费时间。

如何回应学生的写作

下面这篇文章是哥伦比亚大学内外科医学院一个三年级学生在妇产科轮转时写的。这篇文章和我在后文中给出的例子都是哥伦比亚大学三年级医学生必修课的一部分。课程是在临床实习期间开展的，一名教员加入学生，一起分享按提示语所写的习作。每节课上，他们都会对学生课后根据提示语的写作做出回应。写作提示语往往非常开放，例如，妇产科轮转时的提示语是"写一个痛苦的瞬间"。下文的作者是哥伦比亚大学内外科医学院的一名三年级医学生，该生在妇产科轮转期间写就本文。

在妇产科轮转期间，我遇到的大多数病人没有经历过巨大的痛苦。但有时候，医生必须意识到病人所经历的痛苦，这是生理和情感相互纠缠的痛苦，我认为这一点在周六的计划生育门诊最为明显。在那里，手术的心理方面很大程度上决定了病人所经历的身体疼痛程度。我见过这样一个病人。她的手术决定毫无矛盾，但她看起来确实非常紧张，对手术抱有合理的焦虑。在问诊期间，我没有对她和她的生活有太多了解，但我想在她的决定中可能存在着一定冲突。这种冲突可能来自道德、宗教、人际关系或个人内心，或许造成了她在手术过程中的不适。

带我的高年资住院医在病人走后告诉我，在手术过程中，该病人比其他病人更加痛苦。我想这种情况在某种程度上反映了她的心理状态，而不仅仅是身体状况。这位住院医非常善于减轻她的疼痛，告诉病人如何通过呼吸来缓解痉挛，说如果感觉太痛就告诉我们。我认为，医务工作者需要认识并接受每个人对疼痛的感受程度都有所差异，这一点十分重要，尤其是在分娩、手术和堕胎等令人情绪紧张的情况下。虽然我们可能最重视的是生理、体征和用药，但病人感受最明显的是疼痛（无论是生理疼痛还是心理疼痛），这往往是需要解决的最重要的方面，我认为必须牢记这一点。

让我们坐下来仔细阅读这段文字，花几分钟多读几遍。你注意到了什么？根据阅读指南的分类，针对这篇文字你可能会提出哪些问题？哪些是关于感知细节的问题？它检视了什么视角或挑战了什么视角？作品的形式是什么？或者它讲述的故事是什么？

　　我首先注意到的是第一段的这句话："我见过这样一个病人，她的决定毫无矛盾，但她看起来确实非常紧张，对手术抱有合理的焦虑。"这里提到的决定是什么？我假设这里指的是病人决定终止妊娠，但实际上并未说明，作者没有明确给出这里的手术是什么，我对这一事实很感兴趣。接下来，"她的决定"在同一段落再次出现，这一次也没有提供具体的情境。如果我和作者在一起，我会询问作者——为什么不说明该决定到底是什么？这一细节缺失是否揭示了对于此事还有其他方面的不适？造成不适的原因是源于手术室里的行为，还是因为反映了更宏观的文化耻感或基于情境的耻感？也许并非如此，也许作者只是假设了读者知道是什么手术，但经验告诉我，向作者指出这种缺失将会富有成效，也许会引发一些关于该主题和经历的深层思考，而作者可能还没有对此进行过研究。

　　我还注意到文本中普遍缺乏感知的细节。第一段提到了手术，读者被告知病人看起来"非常紧张，对手术抱有合理的焦虑"，但我们没有看到作者得出结论的证据。我会问作者，你为什么会这么想？病人看起来怎么样？她是不是绞着手，哭泣，走来走去？你怎么知道她"非常紧张"？我想看一看房间，看一看病人和医生，还想看一看作者。具体细节的缺乏是否反映了人们对手术室内情况所感到的更大不适？当然，我再次强调，这纯粹是个假设。上面提到的这句话里要求进一步的审视：如果病人对自己的决定满意，为什么她还"非常紧张"？她是担心手术会不安全吗？还是她实际上对自己的决定并不像她想要的那样自信？我希望看到作者深入地探讨这一点，因为这是对立的两方面，甚至作者自己都并未察觉，请作者进一步描述房间，而不是直接让作者来深入探索这个深层次的问题，这可能会促使作者个人审视更深层次的问题。

　　最后，我稍微谈谈下面这句话："带我的高年资住院医在病人走后告诉我，在手术过程中，该病人比其他病人更加痛苦。于是，我认为，这种情况在某种程度上反映了她的心理状态，而不仅仅是身体状况。"这句话引人入胜，结论也令人信服，充满洞见，观察敏锐，但一切都浮在表层。为什么"更加"痛苦的表现会让学生得出病人情绪不佳的结论？文本之中没有任何确凿的证据来表明病人的情绪困扰——如果说存在这样的证据，那就是她"对自己的决定感到满意"，所以对学生在此处得出的结论，我变得更加好奇。作者支持这一结论的证据是什么？我并不怀疑作者有理有据，但我想看到证据。我认为，作者在尝试书写时，尝试像算术一样试着证明结论合理时，会更好地发现自己得出这个结论的过程，超过了作者可能已经理解的证据。

现在，当我仔细审阅类似的学生作文时，我经常被问到和时间有关的问题：如果我们没有时间和每个学生一起深入讨论他们的写作，如果我们没有时间让他们在课下写一些东西，如果我们没有时间去让学生解释他们写的东西，怎么办？关于叙事医学工作，我们也经常被问道："如果我们没有更多的时间和病人一起，我们该怎么进行这项工作呢？"我对这些问题的回答与同类问题相似：这些工作并不像看上去那样耗时。从长远来看，如果处理得当，我们实际上会节省时间，而不是浪费时间。对于写作而言，读者的存在可能会有很大帮助——即使你没有时间坐下来跟进学生的写作，你也可以把你的想法和问题写在作业上，这样学生就可以根据自己的时间来跟进。如果学生感受到了别人对自己工作的兴趣，感受到自己影响到了别人，那么学生就更有可能回家去重新阅读自己的写作，甚至只是简单地在回家的地铁上对这段经历有了一些不同的想法。单凭这一点就可以改变他们的观点，说明这项工作的价值。

以下是几位学生的习作。他们在下面两篇文章中写到了神经内科的实习经历。神经内科的写作提示语是："写一段充满希望或绝望的日子。"

把下面这两篇放在一起读，你注意到了什么？

1. *房内灯光暗淡，巨大的透明窗户后面，太阳正在慢慢升起。D女士平静地躺在床上。在昏暗的房间中，虽然她看起来很舒服、*

很放松、很自在，但她的大脑里正在上演一场激战，战斗的双方是强大的神经元……和其他强大的神经元。它们相互射击，持续交火，死去的战友安然长眠，其他战士取而代之。D女士的癫痫已经持续了五天并无法缓解。她每天服用两次大剂量抗癫痫药，但这并没有给她大脑里的战场带去和平。我看着D女士躺在床上，她的女儿陪伴左右。我们回忆了过去的美好时光，视频里D女士在教堂高歌，她放声大笑，她畅快交谈，尽管当时她已经知道自己罹患了致命疾病——脑转移性腺癌。她的女儿们说，她们并不因为这个消息而难过，而是为再也听不到母亲的声音而伤感。母亲的声音迷失在癫痫中，她们害怕再也不能听到。第六天时情况开始好转。事实证明，她需要的是在混合药物中添加的第五种药物，这正是最终平息她大脑内部战争所需要的。到了第七天，她睁开眼睛，说了一声"你好！"她的目光一直追随着你在床边移动，虽然她还不能听懂很多指令，但她会望着窗外，大喊"阳光灿烂的一天！"她女儿在后面放声大笑。第八天变化显著，她的情况一直都在改善。现在，她的言语中又多了一些人性特征，她恢复了洞察力，她仿佛真的从药物中苏醒过来，察觉到了自己的处境，意识到阅读对于自己来说不再轻松。到了这时，她才终于苏醒了。到了这时，她才开始哭泣。

2.神经性疾病的本质似乎对病人和照护者都提出了特别的挑战。神经系统在我们是谁以及我们如何与世界互动方面扮演着核心角色。尽管如此，对于病人来说，理解神经系统仍是一个重大的概念性挑战。内科的常见疾病往往可以相当准确地类比为损坏的泵和过滤器，容易让人理解，而神经系统疾病则缺乏这样简单易懂的现实世界参照点。虽然可以把中枢神经系统比作电脑，把外周神经系统比作电缆，以此来阐释其基本功能，但这样只是引入了又一个既复杂又往往被误解的系统，使病人无法更深入地了解自身疾病。神经病学所能提供的预后解释有限，而这些解释往往还会使病人的理解进一步复杂化。在痛苦的神经损伤中，病人和家属面对着对概念的理解障碍、预后陈述的不确定性和不同的宗教/伦理价值观，往往容易陷入冲突。即使是最有经验的临床医生，也可能会对由此产生的冲突和犹豫而感到沮丧，但考虑这些问题并提供适当的理解和指导可能会有所帮助。

对我来说，这两篇作品一起说明了非常重要的写作观念。最为明显的一点也许是，第一篇作品清晰地讲述了一个故事，有完整的弧线，以病人的哭泣结束，还给出了一种定向；而第二篇作品几乎是完全抽象的，没有探索任何视角，也几乎没有给出任何感官细节。两篇文章的阅读体验有何不同？第一篇作品的第一句话就将我带入了场景——"房内灯光暗淡，巨大的透明窗户后面，太阳正在慢慢升起……"我可以看到自己所处的位置，感受到房间邀请我进入，见证并参与现场情境。第二篇作品中没有场景，从第一句话开始就是抽象的空间，读者没有真正的立足之处。"神经性疾病的本质似乎对病人和照护者都提出了特别的挑战"。注意这个词，"似乎"，注意它如何消除了这陈述中的一点点确定性。它"似乎"提出了挑战——这是否意味着它并未真正地提出挑战？难道只是看起来如此吗？提出挑战的是神经性疾病的"本质"，还是疾病本身？你可以看出我的意思了——即使是在这样的一句话里，我们也发现它反映了整篇文章缺乏阅读体验落地的坚实基础。我很清楚这个学生书写这个模糊反思的原因，这一定是基于他/她的真实互动和经历——"在痛苦的神经损伤中，病人和家属……往往容易陷入冲突"。类似的表达告诉我，作者多次目睹了这种冲突，远远不止一个。那么，为什么作者不多写几个这样的故事呢？为什么作者会选择如此极端抽象的写法？为什么文中甚至都没有出现具体的个体，连具体的病人和医生都没有提及？也许对于作者来说，再现一个如此熟悉的场景让人望而生畏。如果让我来回应这位学生，我会直接提问，我想了解是什么事件让作者得出了这些结论。我会要求作者提供真实的场景和细节——"展示而非说明"是一条古老的写作法则。从这篇文章里，我们可以看出它的重要性。

　　我认为对于细节的需要、对叙事的需要，是一个非常重要的教训。这个练习说明了这一点，但它的应用远超于此。尽管主题有所差异，但在某种程度上，第一篇作品可以被视为第二篇作品的说明，证明了后者面对的困难。我们从第一篇叙事作品中获得了什么？通过对场景和人物的全面呈现，我们又收获了什么？我们获得了理解，收获了洞见。我们在病人目前的境况里看到了这位病人。我们和她在一起，甚至看到了太阳正在升起，也看到了她在医院之外的状态。我们看到了她、她的家人还有医生正在对抗的冲突。换言之，我们获得了神经性疾病病人正在对抗的那种"冲突"的证据，这可能与第二篇抽象作品中所提到的冲突有关，讲述故事时可以探索故事的细微差别。我很想问问这两位学生在写作时的经历，想问问他们在写完之后有没有获得什么感悟，得到什么解脱。我的猜测是，第一个学生的答案是肯定的，而第二个学生可能会说，自己仍然在努力阐明这篇文章所想要表达的意思。

　　以下是另一篇学生的习作，写于内科轮转期间：

　　　　我在病房的经历可以说是一种文化浸入。我就像处于异国他乡的旅行者一样，在参与新体验时既感到兴奋，又害怕暴露了自己的他者性，于是便体会到了一种随时存在两种感觉之间的张力。虽然我那件过于丰满的医学生短白衣让我避免引人注目的努力功亏一篑，我仍然采用当地人的语言和做法，试图以此来软化我的"外国人"身份。这其中既包括学习新的术语和做法，也包括完善我对于他人的理解。一开始，我最大的挑战便是，我理解的医患关系概念与医院中医生角色的现实之间存在脱节。我以前的观念在很大程度上受到了"临床"这一常见短语的影响。我的期待是，医生一天中的大部分时间都会花在与病人的互动上面。于是，我当然会惊讶于医院生活的现实，即回应病人最直接需求的是其他照护者，而非医生。我很快就理解了这种分工，因为它让医生有更多的时间来统筹照护。虽然如此，即便是对于住院最为频繁的病人来说，他们似乎也希望医生能更多地出现在床边。这种脱节似乎造成了病人和医生之间的张力，病人感觉到被忽视，医生则觉得自己在病房之外的努力得不到赏识。虽然这两种立场都可以理解，但重要的是要理解病人目前似乎是难民，他们发现自己身在异国他乡，他们有比同化更为迫切的担忧。也许我们应该做出更大的努力，主动告知病人医生在远离床边时的工作，这将有助于减轻这种跨文化误解。

这段写作首先抓住我的，是学生对隐喻的巧妙使用。按照上面的阅读指南看，这里的体裁几乎就是一个寓言：医学生是旅行者/外国人，其最大的愿望就是同化，而病人是难民，"有更为迫切的担忧"，两者间的比较引人注目。我特别想问问作者，他/她是如何想到这个比喻的。我想知道作者是否在作品一开始就充分考虑了这个比喻，还是随着写作的进行，这个比喻变得更加充实。换句话说，该比喻是不是什么发现的载体？我还想要作者继续推进这个比喻——如果病人是难民，医学生是外国人，那么医生是什么？我感到奇怪的是，医生在这里并没有担任明确的角色，尽管文中多处讨论了医生的存在，并且我们知道医生感到"自己在病房之外的努力得不到赏识"。文章结尾，这名学生希望病人更好地了解医生在病房之外的努力，但我还想知道，如果作者花更多的时间在隐喻本身，让医生像其他人一样被赋予明确的性格角色，这样会如何扩展结论？如果作者真的把比喻推及至此，去想象此处的全部异国风貌，想象其真实的寓言性质，那么作者对这片"异国他乡"还会有什么进一步的见地呢？或许我们还可以看到一个场景来说明此处的"跨文化误解"？这篇文字充

满了可能性。我的预感是，如果作者在已经写出的东西上多花一点儿时
间，他／她极可能得到极深的洞见，这个回报将是巨大的。

结语：聚焦创意性的火花

我希望，即使是这几篇学生在临床情境所写的例子，也足以说明阅
读指南在帮助读者阅读一篇作品时具有多种使用方式，也能说明任何作
品和作家都可以使用同样的眼光来阅读——通向创造力、挖掘力和洞察
力。除了说明他们所经历的事情、对自身经历进行批判性和创造性思考
之外，我们期望学生最终得到的是什么？学生在挖掘自己作品的过程中，
在收到关于自己作品的反馈时，将会不可避免地获得更多的洞察力。某
些版本的阅读指南条目可以应用于所有文章，上述对文章内容的探索过
程中也可以使用这个指南。我们把这些内容反馈给作者，从而使他们可
以更深入地思考自己可能没有想到的内容。当然，课堂环境不同，互动
对象不同，要求也就不同，我们在其中扮演的角色可能是教师、讨论引
导者、同事或是参与者。我们对他人写作的回应越多，阅读不同作者所
写就越从容，并越能理解作者所写需要什么样的回应。我希望这不仅说
明了可以如何阅读，而且也说明了这些阅读对于完成写作练习来说是多
么重要——没有读者，探索便不完整。

在所有这些工作中，一个很好的方针是始终记住要聚焦在创造力的
火花之上。在组织工作坊、设计写作练习或提供写作提示语甚至在给学
习者反馈时，如果你问自己，提出的建议是否会激发他们的创造力，那
么你就会被引导到更好的方向。我们的目标始终都应该是延展，而不是
收缩。熟能生巧，你渐渐就会变得更加应对自如，这项工作也会逐渐变
得更为流畅。

2014 年的一个春日，叙事医学硕士班上的一个学生把一只死鸟带进

了教室。她坐在某处，等待上课，这只鸟从附近的空中坠落，她用报纸捡起了鸟，鸟完好无损，看上去就像在睡觉，她把鸟放在了旁边的桌上。学生把一只死鸟带进了教室，老师此时应该如何反应？那一周我们读的是马克·多蒂（Mark Doty）的诗歌——与海景的互动引发了对于探索自然的热爱和对于死亡的沉思。一位自然界的使者来到教室和我们共聚一堂，我不知何故觉得非常合适。学生说她想留下这只鸟，下课后把它带回家埋葬。虽然这很奇怪，但让她必须把鸟放到外面也不合适，像往常一样继续上课似乎也不合适，鉴于这只刚刚死去的鸟就躺在桌上，这毕竟是叙事医学课堂，其中一个内容就是直视死亡。

所以我让学生们起立，围在躺着那只鸟的桌子旁边，花几分钟的时间来观察。有人认出了这只鸟的种类——北部扑动䴕，并在互联网上找到了证据。然后，每个人都回到了自己的座位。接下来，我让学生针对这只鸟来写一首五行到十行的诗。写完以后，我们轮流分享了作品。这些诗歌很精彩——多种多样、深刻、复杂、个人化。以下我将分享一些诗歌的前几行，还有一首完整的短诗，以便展示作品的多样性：

> 我想知道鸟是否也有眼睑？
> 我们怎样才能画出
> 那痛苦斜视之上的阴影，
> 那并非血迹的模糊红色条纹，
> 他的王冠？他似乎撕裂了
> 缝合线——一路向下喷涌，
> 仿佛一只旧泰迪熊的侧面，就是那种
> 退居阁楼盒子里的泰迪熊。

★★★

我的猫经常捕鸟

我试图阻止它

我经常从他的嘴里扯出鸟来。

鸟儿有时候活着,

鸟儿基本上都死了。

我安慰自己说:

"这不过是只麻雀而已"。

★★★

"当我伤害你的时候,看着我的眼睛。"死去的眼睛,爬行动
物的眼睛,鳞片沿着睫毛线串联。"我想看见你

哭泣。"潮湿挥之不去,抚平了凸起的毛茸茸的

眼睑。

★★★

就是如此,这只美丽鲜活呼吸的鸟儿

并未完全地捕捉到

死亡的所有本质,现在呢?他的血液朝着底部积聚,

他的身体现在

已经僵硬。

★★★

逝去的啄木鸟

北部扑动鹬

想被埋葬

从天上下落

落入地表

脱离骨头滴落

颜色渗入土壤

黄色流过

羽毛的脉络

血液固定在身体

一簇白色

从僵硬的鸟儿中

逃脱

　　每首诗都反映了学生的个体声音。他们经历了如此奇怪和意想不到的事件，然后一起发出声音，带来了一次真正的启示。这再次提醒我，课堂和创造力教学中的灵活性绝对必要，我有幸能与这些学生一起进行美妙的即兴创意性工作，无论他们如何看待自己的创造力（许多人此前从未进行过创意写作）。这一次又一次地向我证明，我们称之为创造力的东西就存在于我们的内心深处，它只是在等待得到邀请来表达自己。

注释

[1]　本章引用的所有学生或作者都已经明确同意在此处使用他们的作品。

[2]　See Winkel et al., "No Time to Think".

[3]　获准的名称是 "Human Experience and Behavior in Health and Illness," NIH NHLBI 5K07HL082628.

[4]　Charon, Hermann, and Devlin, "Close Reading and Creative Writing".

第六部分

质性的认知方式

第十一章

从防火梯到质性数据：
敦促性教学、具身性研究与叙事医学的心灵之耳

埃德加·里韦拉 - 科隆（Edgar Rivera Colón）

叙事序曲

    无论是在社区开展民族志调查实践，还是在危机重重、资源缺乏的城市医学中心救治病人，这些与生命有关的工作常常是我记忆和梦境的素材。例如，我常常会在工作中想起新泽西州北部的一个贫民社区，那里是我在 20 世纪 70 年代出生的地方。每学期面对新一群叙事医学学生，教授他们质性研究方法的来龙去脉时，我头脑中都会浮现出儿时的声音、气味、景象、味道和零散的情感体验。我经常想象，如果能从 24 世纪的物理学系借上一台时光机，和学生们一起回到那条不超过 10 个街区的小街上，我的教学任务可能会更容易。这个 20 世纪 70 年代位于泽西市城区的地方，就是我作为一个波多黎各移民孩子的世界。

    但我应该带学生们去哪儿，他们才能从我的经历中学到东西呢？这些经历使我在几十年后成为一名民族志学者和一名质性研究方法教师。首

先也是最重要的，我会带他们来到草绿色的防火楼梯处，这个楼梯从姑妈家的三楼伸出。这个小楼也是我曾居住的公寓，位于韦恩街，有两个房间，绿色的油漆在红色的砖瓦映衬下格外耀眼。防火梯是我小时候最喜欢去的地方：那是一个可以在母亲热火朝天、纷乱嘈杂的厨房外感受习习微风的地方。在那里，可以以一定的距离观察、辨别和关注下面街道发生的事情。通过这种方式，我可以与室内"社会再生产"的各种形式互动，但同时又不被其吞噬；也可以在黑色柏油路的上方，为棒子球（孩子们在街巷内玩的一种类似棒球的游戏——译者注）和跳大绳游戏规则的细微差别与别人争吵。我想跟学生们坐在烈日下的防火梯上，一起探讨母亲厨房和韦恩街上发生的事情：这两块区域都可供我们做实地观察、记田野笔记和讨论问题。

　　他们会看到和注意到什么？会和谁交谈？会从交谈、观察、与居民相处中的各种繁杂活动中获取什么意义？在我们时空旅行后他们会讲什么样的故事？学生在民族志田野调查中的感知会如何重组？他们会注意到这个劳工阶层聚居区和家族社区在民族、种族、性别和年龄上的差异吗？而几十年前，时间的流逝以及残酷的中产阶层化已使这个社区几近消失。如果学生们勤于走动和观察的话，就能看到我叔叔工作的地方——迪克森·泰康德儒格铅笔厂的巨大建筑，那是标准化测试所用铅笔的第二大生产商所在地。和铅笔的颜色一样，这家工厂建筑物上也有绿色和黄色的线条标识，宣告着这里是世界上第二大铅笔生产王国。

　　除了从远处观察外，我们还会进入屋内，跟年轻一代的母亲们攀谈，还要到街上去跳绳，顺便偷听老街坊们的八卦，在晒热的柏油路上玩棒子球，同时还要避开会粘在鞋上的口香糖。我的绿色小防火梯可以作为一个发射台，一个跨时间的舒适区，从那里我的学生可沉浸于韦恩街的社会生活中，经历一天我在 70 年代童年时度过的许多炎炎夏日。在那个铁制平台上度过的无数时间使我成为社会交往的敏锐观察者，让我有机会摆脱作为儿子、书呆子和宠溺侄子的身份。可以说，这个贫民区坚硬的、些许生锈的防火梯是一个金属脚手架，让我攀爬进入了质性研究的大厦。

　　唉，要想如大学的馆际互借服务一样，轻而易举地借到时间机器，估计还有很长的路要走，肯定超过了我和学生的生命时间——即使我们都有幸活到迟暮之年。所以我把这个想象中的跨时空舒适区留给未来几代的民族志工作者们吧，就如韦恩街的邻居、在地下室酿酒的意大利马塞拉老人曾在生活中告诉我们的那样："有什么就用什么吧，孩子们。"那么，当我向叙事医学新一代思想领袖和践行者们介绍质性研究方法时，我有什么呢？每学期我都有幸拥有一群充满热情和动力的学生，其中许多人受过自然科学定量方法的训练或是医疗领域的临床训练，或两者兼有，有些人甚至是传教士和牧师。诚然，我目前并不拥有心爱的绿色防火梯，不过它是开展教学的一个良好引子。

揭开质性研究方法的神秘面纱

　　第一件事是揭开质性研究方法的神秘面纱。我让学生确信质性研究不是高难度的事，但需要层次分明、细致微妙。事实上，进入社会科学这条康庄大道的唯一正确入口是持续不断、训练有素的研究实践、对实践的反思、在更高层次上理解和重新表述，回归到有改变的实质行动中。我会提醒学生，我们都是这样或那样的社会科学外行，需要不断地审视，更重要的是解读我们自己的社会行为以及周围的人的行为，甚至还要解读我们不能亲自知晓的社会角色和情境的行为。在这个揭秘的过程中，关键是要提醒学生，我们在研究中是作为社会存在者和思考者，沉浸在社会科学的理论和推测中。这就是在一学期结束时，学生们播种和收获的丰厚土壤。

　　在过去的 20 年里，公共卫生文献和实践中的一个良好转向是推动了以现有资源方式应对公共卫生挑战，而不是以缺乏资源方式和病理复制为范式的应对方式。也就是说，人们已经在做自我和社区保健工作，并在这些努力的基础上建立了保健意识和力量。这种新的方式被描述为内部干预（intravention），而不是外部干预（intervention）。社会学家塞缪尔·弗里德曼（Samuel Friedman）等用"内部干预"这个词来描述他们多年实地调查纽约市贫困的静脉注射吸毒者得到的认识。他们的调查显示，"纽约市贫困社区的大多数居民积极敦促其他人，包括吸毒者和非吸毒者，采取某些行为来减少与艾滋病病毒相关的或其他吸毒和性行为有关的风险。这些'敦促者'包括吸毒者、酗酒者和其他居民……我们把这样的敦促称之为'内部干预'，指的是由社区成员开展的预防活动[1]"。

我在叙事医学课堂上使用的教学法就是"内部干预"，也可以称之为"指导性敦促"，帮助学生发现并修正他们不成熟的社会研究工具——质性研究技能，这个工具可以有助于我们穿越世界，在这一过程中我们不断寻求满足迫切的需求和变化的欲望。这种质性教学方法有一个非常明确和简单的要求：即我们已经对研究的事物有所了解，教学关键在于将这些隐性知识明晰化，调动学生的行动和情感能量，让他们认识到各自沉睡的知识。进一步来说，当学生置身于社会研究实践中，却不忘自己亲历的具体故事时，"内部干预"教学法是最有效的。这些故事更能激发他们对所选研究问题和所用质性方法的学习热情。

下一步需向学生澄清的是，质性研究方法不是从天而降的，不是个人的灵光闪现，而是来源于普通社会生活的交往互动，甚至是来源于他们作为研究生或医学生以及在纽约这个繁忙的全球中心穿梭往来的忙碌人群。总之，质性研究方法的物质基础是社会实践，它使主体间工作和日常生活乐趣结构化。例如，与朋友甚至陌生人就某些主题进行的深入和长时间的交谈，就可以遵循社会科学研究的集体审视、辩论、同行评议和确认等标准，转变为民族志工作者的深度访谈。同样，在曼哈顿一家繁忙的餐厅里，朋友或同事关于当时紧迫的社会问题展开的充满活力、具有争议的讨论，以后就演化为焦点小组的方法。如果我们在喧闹的夜总会或庆典仪式上，密切而仔细地关注人们的互动方式，或观察我们周围认识的人或不认识但希望认识的人的行为，我们就可理解参与者观察或"结构化进入现场"所应遵循的社会动力准则了。

质性研究的目的是了解社会生活的重要、具体的表现，以及从这些现象中产生的意义和结构，并在此基础上报告此现象。马克思是欧美社会研究和理论的奠基人之一，他在《政治经济学批判大纲》(Grundrisse)一书中写道："具体问题之所以是具体的，是因为它是许多决定因素的集中（或综合），因此是多样性的统一[2]。"质性研究方法正是集合了我们参与的日常交流互动的多样形式，随着时间的推移和实践的发展而逐渐形成的。

具身性、反思性的实践

丹齐（Denzin）和林肯（Lincoln）对质性研究做出如下定义："质性研究是情境化的研究活动，观察者身处所观察的世界中。它包括一套解释性的实质操作，旨在使世界可见化……质性研究方法是一套解释性的、自然主义的观察世界的方法。这意味着质性研究者要在事物的自然场景中研究事物，试图通过感知观察群体带给他们的意义来理解或解释现象[3]。"说到情境活动……那学生如何进入情境呢？通过回归身体，把身体重新置于文化中——这里的文化不是指民俗层面的文化，也不是 21 世纪企业管理中简单和断裂的多元主义文化；相反，它是指有根基的强健的文化，拥有较长的历史渊源，见证政治权力的使用和滥用，经历了日益分层的经济变革，代表了过去 40 年美国政治形态的文化。

从根本上说，学生必须认识到这个事实，即他们的身体是质性研究中观察和收集数据的主要工具。就像苦修派的小修士，进入修道院是为了逃离尘世，但发现尘世在他的记忆、梦境和欲望中永远存在，进入质性研究就似乎是以另一种方式进驻自己的身体；修士的修行之路不是离开尘世，而是通过一个不寻常的独特身份，强化式地沉浸于尘世。因此，对于叙事医学的新人，甚至是对于经验丰富的民族志学者来说，质性研究实践可使研究者的身体感觉被强化，并以新的、意想不到的、有时甚至令人不安的方式被重新塑造。随着通过不同的途径回归到具身性的生活，学生们必须在认知和实践中适应这样一种观点，即定量科学认识论和本体论上信奉的客体 - 主体分割根本不能轻易转化到质性研究实践中来。主要的问题是，主体和客体之间的任何区别总是依附于人类的经验和感知，没有更高的、超越经验的认识论的"法庭"可供申诉。我们所认定的客观和主观实在，不可改变地蕴含于经验和现实世界中。这些行为在其中展开、发展和衰落，然后以其他形式出现。我愿意想象，当学生们开始努力学习并不均衡地运用这种理念时，他们就可以跨越认识论的障碍，而在跨越之后，他们就真正进入研究实践的战斗了。

　　然而，在这里必须要提醒的是：如果学生对身体做出抽象的解释，而不是依据身体独特的、具体的历史性做出解释，那么质性研究实践要求学生为质性知识的生产而重拾具身性的自我就具有欺骗性。危险在于，学生们会以一种泛化的具身性方式进行实践，这可能会无意中进入黑格尔的概念之夜，即认为所有的牛都是黑色的，区分是困难的。要在质性研究实践中重拾具身性，每个学生在权力、特权和社会惩罚方面的独特性是不可或缺的。民族志学者的研究方法要求他们进行自我反省，即要明确界定研究者在这个社会的社会定位，以及反思他们如何融入或质疑这个相对稳定但总在变化、经济资源和象征资源不对称分配的美国社会。

　　因此，我一般会特别提醒学生我自己的社会定位：我是一个浅色皮肤、单一性别（cisgender，即性别认同与自己生理性别一致的人——译者注）但认同同性恋的人，是波多黎各劳工移民的儿子，在白人为主的中产阶级教育机构接受教育。这种提醒并不是自满地展示政治身份本身，而是一种理解物质性或象征特权和惩罚的多重象限或维度（如种族、阶级、性别和社会性别等）的方式。这些维度相互贯穿并产生了我的自我意识、偏见和意识形态。然后，我要求学生确定他们自己的具体社会定位，并让他们思考，他们将会把所有这些因素带入自己的质性研究工作中，这会有什么影响——好的、坏的、中性的还是矛盾的？反思性是指在美国社会的动态结构中如何诠释自身。美国社会在意识形态上认为人民作为公民主体、消费者，在政治上是平等的；但在各个机构，特别是在公司化、时间紧、困境重重的医疗卫生体系中却不断制造出压迫生命的实质性阶层分化。

一位格式塔治疗师与我的研究领域完全不同，她总结了 30 年的实践经验后告诉我，在生活中最困难的事情就是展现自己的生活和问题，因为展现别人的生活和问题要安全得多。同样，质性研究中的自我反思立场就是把自我真实地、无法藏身地在一个研究项目中呈现出来，特别是无法藏身在那个令人渴求的认识论隔离区——冷静的科学客观性和情感超脱性。质性数据的有效性不是通过否认自己的偏见来达到的，恰恰相反，承认个人偏见会更接近真相，研究者要找到产生和再产生个人偏见和意识形态障碍的结构性物质条件，并解释它们如何从始至终影响着研究过程。

使世界可见

质性研究使世界以新的引人入胜的方式呈现。叙事医学的学生从所接触的欧洲现象学知道，自我与世界交互，形成花团锦簇般的联系。作为一种物质性的、主体间性的生产社会科学知识的实践，质性研究以研究者的身体作为进入和抽离现场的点。通过他们的视角，披露特定时空社会人物的意义世界，并做出进一步分析和阐释。如果我们把研究者和研究对象想象为集体历史、经济力量和文化知识等的具体浓缩，表达网络或个体的表现点，那么就可以从这些具有明显差异的个体中采集的数据了解世界是如何繁茂的。叙事医学要训练学生开展深入的个人和团体访谈，进行参与者观察，因为这些方法收集的数据可揭示庞杂且具有层级的意义世界，感知生存在不平等和结构性暴力下的具有辩证张力的世界。

马克思主义文学理论家雷蒙德·威廉姆斯（Raymond Williams）在一篇讨论艺术对象的文章中谈到了"感觉的结构"。威廉姆斯写道："我们谈论的是冲动、克制和格调的特征要素。具体说是意识和关系的情感要素，不是以思想为基础的感觉，而是感觉到的想法，或以感觉为基础的思想。这是一种现实的意识，处于实时和相互关联的连续体中。然后，我们将这些要素定义为一个'结构'……然而，我们也会描述仍在进行中的社会体验。这些体验通常还没有被认为是社会性的，仅是私人的、特殊的，甚至是孤立的，但在分析中（很少有其他方法），这些体验会呈现出生发性、关联性及主导性，实际上就是其具体的等级性[4]。"

威廉姆斯在美学对象领域所捕捉到的意象和符号，正是好的质性研究者通过访谈和参与性观察所希望获得的数据。它们都是情感和思想的叠加，折射了形成过程中生机勃勃的社会性，最关键的是从独特自主的个体记录中蕴含或反映出来的社会现象。事实上，在这些个体生活和呼吸的主要社会结构中就充满了主流意识形态，并再现了强大和持久的社会阶层结构。如果人们能切实地认识到，语言有其自身的物质语域，思想会成为社会力量，那么言语作为行动方式就需要与可预测的关联性和权力模式相联系。这些模式构成了机构和社区运作的结构。

学生们会学习观察和倾听社会机器持续不断的轰鸣声，并问一些非常基本的问题：此时此刻我听到和看到的是谁、什么力量？这些声音和互动告诉了我关于社会大厦的什么信息？即使在最私人或最公共的场合下，我们都是社会大厦的居民。所有这些轰鸣声和嘈杂声都有外围吗？作为一个了解民族志的访谈者和观察者，我会见证什么新声音和行为？这些问题会产生数据，但同时又会成为启动杠杆，为新的问题和发现创造空间。

　　叙事医学是医疗卫生和医学教育中一种独特的新声音。医疗卫生大工业联合体像一个大机器，发出弥漫性的霸权主义声音，在这种声音中，穿插有叙事医学的轻言轻语。许多叙事医学的学生参加我们的硕士项目是为了训练自己的耳朵，来聆听这些前沿的音景，获得新的词汇，以更加有效和人文的方式成为临床工作者、艺术家、教师、研究人员、作家和各种各样的践行者。叙事医学诞生于新的市场威权主义所引发的危机（即新自由主义困境），这是 20 世纪 60—70 年代开始的、寻求经济补偿和社会包容的旷日持久的大规模斗争，其影响一直延续至今。北半球的经济精英和政治精英对此回应的武器就是新的市场威权主义。20 世纪 70 年代末，大西洋对岸的玛格丽特·撒切尔（Margaret Thatcher）和她的保守党成员开始削减普通英国人的社会收益；而此时大西洋这一侧的罗纳德·里根（Ronald Reagan），这位上镜的、看似仁慈的总统和刚恢复活力的共和党也开始削减并最终摧毁了社会安全网络，剥夺了劳动者收益。这些收益是通过罗斯福新政（New Deal）、伟大社会（Great Society）计划和民权运动（Civil Rights Movement）所累积的。其中，民权运动被认为是当今人们为纠正历史上排斥女性、性少数群体、残疾人、美洲土著人、拉美裔人、亚裔美国人和其他身份人群所做的诸多努力的前身。这场由少数人攫取多数人社会利益的战争非常有效，北半球资本和权力中心的政治通用语里充斥着里根主义和撒切尔主义的词汇，以前善意的改革者也采用了这些话语。过去四十年精英阶层收复失地的举措产生的结果被当作经济和政治常识，其实质是服务于财富集中和意识形态统治。

　　美国在过去的四十年里，财富的再分配倾向上层阶级，几乎每个机构都为此付出了代价，削减和退还措施给医疗卫生行业带来了巨大损失。从纯劳动者的角度来看，不同专业的临床工作者都遭受了类似旧时工匠和手艺人的命运——他们的医疗技术和手艺被部分剥夺了专业独立性和人文特性，而前辈医生们正是依赖这些特性为病人提供高质量的医疗服务。套用马克思的话来说，所有可靠的疗愈艺术都受制于衡量指标和劳动提速。这是汽车装配线上的工人所熟悉的，但对于那些以白大褂为职业标志的人来说，这是令人困惑的，因为他们的职业是疗愈，并把疗愈的艺术传授给学生。

在这个特定的 21 世纪美国社会和制度背景下，叙事医学开始做了一些不同的构想：试图结合工作、医疗和希望构建新的进步的景象。此景象乍一看似乎与社会制度的变化相悖立。叙事医学的同仁们提出了一个非常直接、有层次的问题：这就是我们所能做的一切吗？他们提出这个问题的方式和节奏，恰巧与所生活的历史时刻的时间逻辑相悖。他们看到并理解医疗卫生所承受的这场危机，非但不加速工作，反而故意放慢节奏。从表面上看，这种放缓似乎违反直觉，不切实际。然而，正如知名的教育家兼声音艺术家罗伯特·塞姆伯（Robert Sember）和顿特·莱茵（Dont Rhine）告诉学生和听众的那样，进入和重塑危机的最有效方法是拒绝迅速接受且狂热崇拜新事物的商品化。相反，批判性和人文的反应是放慢速度，整体评估，并深入探讨相互矛盾的社会文化形式的局限性和可能性，而这些社会文化形式正是产生当前危机的制度各层面所固有的。从本质上说，对抗甚至摧毁人类充分自由的力量在于所有普通人，无论他们是否具有专业资格，只要在紧迫的时间和超负荷的工作下加速就可以达到。抛弃和摆脱这种强加于人们的狂热，无疑是叙事医学工作的一部分，也是质性研究学习和实践的一部分。

采用另一种方式来考虑这点，即为了更好地学习和照护病人而放慢了我们的眼睛、耳朵和思想的速度，可以采用以下思路：马克思主义的终极目标是废除所有阶级，这是在经济需求限制之外实现人类自由的最后一步。对马克思及其追随者来说，人类的全部历史实际上是一部迈向这个时刻的史前史，到那时人类自由和物质需求之间的矛盾通过集体变革实践而被消解。与此不同，女性主义的一股思潮并不认为女性解放的目标是废除性别，而是实现超越父权制下男女二元逻辑的多元化。这种特定的女性主义倾向提出了一个强有力的问题：当需要呈现众多性别而不仅仅是两种性别时，会造就什么样的身体、欲望和世界呢？

从某种意义上讲，叙事医学与上述提到的女性主义中的自由多样性逻辑是一致的，这种扩张逻辑下呈现的世界与马克思主义理论中废除逻辑下的世界是完全不同的。叙事医学是一种反文化和制度的改革，因为它致力于通过放慢速度来延伸时间，其中的逻辑是扩张、意义延伸以及生命世界拓展。显然，这并不是提高速度，或采用多任务促进生产力，或将量化指标作为评估医疗的唯一重要手段。

民族志见证人

我提供如上观点是为了引出了一个关键问题：叙事医学的核心理念是什么？或者，更尖锐地说，就本章而言，叙事医学和质性研究实践各自的理念如何交融并相互授粉？卡伦曾将叙事医学理念描述为"关注、再现和归属三位一体[5]"。医生关注病人的疾病故事，以各种形式再现病人故事，并通过辩证地倾听和回应与病人建立关联，从而形成一种照护理念，即鼓励病人和医生都成为寻求意义和疗愈的人。很明显，以严格的线性方式来估计叙事医学的影响有失公允，因为医患关系本质上是反复循环的，最好的时候也是多方向、多层次的。

同样，质性研究者用眼、耳、心和脑来倾听。在收集数据时，他们通过文本、视觉和口头的方式来呈现研究对象的生命世界和意义景象，而这些研究对象的故事在权力和决策层面鲜为人知。在这种情况下，质性研究实践者成为这些故事被排斥的"民族志见证人"，其物质条件就是精英的制度性特权和伦理上的冷漠。质性方法的实践者也会与研究对象建立关系，不仅是建立融洽关系以进入研究对象的空间，而且也是通过"准确"地呈现研究对象的生活、工作、挑战、爱和社会痛苦，而与他们建立一种充满关怀的团结氛围。这样当研究对象阅读研究报告稿时，可以很容易地在浓缩其生活的文稿中找到自己和所在的世界。质性研究者可使用他们掌握的所有工具（如结构化观察、参与式观察、深度访谈、焦点小组、社区档案和物质文化等），用心、用脑地聆听个人或整个社区讲述故事，发现最重要的故事。那些故事像桥梁一样连接当下的迫切需求、过去的教训并不断扩大，拥有潜在发展前景的未来。

能够倾听、记录、重现、传播以及返还故事给自己的研究对象是一种特权。在博士论文的田野工作过程中，我把其中一章分享给一位主要报道人，这一章主要关注他本人和他的社区工作。阅读那一章的草稿后他的迅速反馈让我意识到，精心撰写他人的故事具有很大作用。他说："从来没有人写过我的生活，这让我感到开心，是对我这些年所做社区工作的肯定。"他很感激我能倾听他的话语，返给他某种形式的记录，让他有机会评价和欣赏这些话语。

叙事医学和质性研究让普通人的故事得以被专业地专注和聆听。我经常问学生是否他们的故事被以真正关心和开放的态度倾听过，令我沮丧的是，很少人曾有过这样的经历。维权律师、神学家威廉·斯特林费罗（William Stringfellow）深入探究了为什么倾听具有改变人的力量："倾听是人类罕见的习惯。如果你关注的是自己的外表或留给别人的印象，或是考虑对方停止说话时你要说什么，关注词语是否真实、相关或可以接受，你是不能倾听别人谈话的。这些事情有其位置，但应该在你认真听完别人讲话后再做。换言之，倾听是原始的爱的行为，在这种行为中，个人把自己交给另一个人的话语，使自己易于接近，并易受话语的感召[6]。"当通过质性研究的工具、因爱的力量而产生这样的倾听关注时，我们的课程就结束了，学生们会带着些许悲伤和重新开始的希望来重新构建世界。

注释

[1]　Mateu-Gelabert et al., "For the Common Good", 144.

[2]　Marx, *Grundrisse*, 101.

[3] Denzin and Lincoln, *Handbook of Qualitative Research*, 3.

[4] Williams, *Marxism and Literature*, 132。原文中如此强调。

[5] Charon, *Narrative Medicine: Honoring, xi*.

[6] Stringfellow, *Count It All Joy*, 16.

第七部分

临床实践

第十二章

健康与医疗的叙事转变

丽塔·卡伦（Rita Charon）　　埃里克·R.马库斯（Eric R. Marcus）

丽塔·卡伦讲述的临床故事

　　一位我认识并照护了几十年的病人突然紧急预约来看病[1]（我将称她为 N 女士）。在急诊室她被告知患上了糖尿病，出于复杂的原因，这个消息于她是不可接受的，原因我也不甚了了。我们交谈了一会儿，我给她做了检查，也针对这一消息制订了后面做什么的计划。

　　第二天在飞机上我写下了与她的这次会面。在写了几页后，我发现对她患糖尿病这件事有了更清晰的认识，但这只是我的视角，我想要了解病人的想法，所以回家后我立刻给她寄过去这两页纸。她下一次进入诊室时，手里拿着那封信，说道："我每次读这信都会哭。"在她的心里，我们之间因所发生的事情而变得很亲近了。

　　20XX 年 2 月 10 日

　　两位中年女性坐在曼哈顿上区一间狭小的诊疗室里。她们已经认识几十年了，其中一位经历了一系列的身体疾患以及努力后的好转，而另一位是她的医生，伴随她度过了这一切。

病人曾经很强壮——虽然儿时有严重的哮喘史和过敏史，有轻微皮肤病，患有骨关节炎，并最终接受了膝关节置换。她是纯正的上西区人，一名进步主义活动家，也是一位妻子和母亲，大学教授。她热爱大自然，每天沿河骑自行车，节制饮食，致力于保护星球上的环境尽可能安全，适于居住。这两位女性也是反对越战的参与者，她们携带着"我们的身体是我们自己的"标语走上街头，冒着生命和事业的风险追求公平和自由，然而俩人都没有变得富裕和出名，但她们都感到自己对人间的正义和至善负有职责。

今天，病人遇到了危机。当地紧急救护中心告知她，她患上了糖尿病，要求她每天服药，并每天检查血糖。病人感到很恐惧，好像健康的铁门被砰地关闭了。糖尿病会引发心脏病、中风、截肢、失明，甚至需要透析。她开始问自己，是否没有照顾好自己？是否在维护健康方面做得不够？是否应该更努力地减肥而避免反弹？不时地吃涂抹奶油干酪的面包圈后果是否很严重？是那个炎热的八月份下午吃的冰激凌导致了这般地步吗？她激烈地抨击自己，为自己屈服于冲动，沉溺于一时的愉悦而埋怨自己。她在做这些事情的时候可能想死吧，而她一直以为自己做得还不错。一个人还能怎么做得更好呢？她怎么能对自己做这样的事呢？现在，当她坐在自己是一个年轻母亲时就认识的医生对面时，感到的不是充满朝气，而是趋于迟暮，诊断出糖尿病这件事让她不得不直面衰老与死亡……

即使头发变白，行动变得小心翼翼，她也没觉得自己老了。她150%的时间在两个大学穿梭教书，坚持骑车，自己做繁重的家务，从Fairway超市搬生活用品回家，步行穿过公园而不是打车去大都会博物馆。现在这个可怕的顿悟让她明白了自己一直在试图证明什么，她一直在徒劳地证明自己年轻，有精力，不会衰老。但是现在，突然知道自己得了可怕的疾病时，她意识到了自己在自欺欺人，她一直沉浸在愚蠢的对健康的幻想中，而身体细胞已渐渐损坏。

她俩坐在诊室桌旁，相互注视着对方，言语不多，却能互相领会对方。医生慢慢讲述这种顿悟意味着什么，她们的话题从血糖逐渐转移到爱和生命意义，气氛也轻松起来。俩人一起在思考衰老的进程是如何明确清晰地发生的。人们必须欺骗自己才能忍受衰老吗？我们可以接受生命有限但仍享受生命吗？俩人谈论的并非医疗技术问题，而是个人问题，对话也加深了双方的了解，使彼此能在谈话中明白对方为什么会那样做，背后的愿望和深层含义又是什么。她们一起剖析自我的核心层面——清醒地意识到生命的有限性，并深深地感受到对生命的感激和敬畏。

医生为病人做了检查，听到肺部声音清晰，心跳正常，身上没有发现任何受伤的地方。她们的见面有一种奇特的亲密感，不是爱或友谊的亲密，而是持续发展的亲密感。也许医生会推测血糖水平升高是由于病毒感染造成的（经常会发生这种情况）；也许应该让你先从病毒感染中完全恢复过来，再看血糖水平是否回归正常；也许我们应该尝试找到其他方式去理解疾病状况，从而不会让你感到自责或恐惧；也许我们在这种磨难中看到对于生命的饥渴和热爱；也许我们会发现自己站在生命的一边。

两个人都感觉找到了坚固的基石，病人还会继续被迫面对突然降临的死亡威胁。这种变故会产生负面影响，也会给她一些坚强的力量，会纠正她的幻想，改变之前草率的想法，不再忽略生命的有限性。没有幻想，直面现实，两位女士才能稳步前行。她们共同经历了赋予对方力量的谈话，回归到日常生活时，双方都看到了不可逆转的时间流逝，而在此冷酷的认识下，却让她们感受到了生命的美好和生命的价值。

这个故事不是传统的临床病例报告。相反，我采用了创意写作的方法、态度、体裁和结构，试图发现那天我和病人之间到底发生了什么。像所有的创意写作一样，故事是不可预测的，没有事前预判，等待故事从黑暗中出现。我了解病人早期生活的一些情况，这些细节也在写作时进入我的脑海。我回想起她因为小时候生病，母亲就总把她当作有病的小孩对待，禁止她爬树，做剧烈的运动，即使到现在，她对被家人赋予"病人"角色而行动受阻仍颇有怨恨。所以，这个疾病的突然出现似乎唤醒了母亲的声音，就像她由于没有很好地听从劝告，保持安静、缓慢和小心，而被已故的母亲责怪。

在飞机上我完全没有决定用第三人称来写我自己，文字就这样缓慢流出了，这个故事旨在强调我和病人之间的连接。之后我才意识到用第一人称"我"来叙述的话会强化"我"与"她"之间的差异。第三人称叙述则避免了形式上的隔离，使我可以同时代表两位女性而又保持独立。用文字描述（尤其以第三人称）在诊室里发生的事情，这个行为本身就把我的主体定位从能动者转变为见证人，我可以从相同的视角和距离把病人和我自己作为两个不同的人来观察。通过把我自己推离第一人称叙述者的主导位置，这篇作品让我站在与病人不同但平等的位置来看待双方。

但这并不是我选择了这种叙事方式，而是故事本身以这种方式呈现，这也是叙事医学技术应用于临床实践的获益之一，那些在头脑中"不知道自己知道的东西"有机会浮现到意识表面[2]。这次医患互动是这样完成的：两位女士坐在那个诊室中，独立又共同地从个人的过往史中刻画了自己的角色，并从对方的角度审视了病痛。我在飞机上也用电脑记录了这个故事，让它从我的意识之外呈现自己的形式。

我记录的故事要比那天诊疗时的记忆更清晰，也呈现出我之前接触到但未曾仔细考虑的事情。即使每日在医院工作，我也没有主动地面对自己生命的有限性。但是当病人诚实无情地面对自己的死亡时，我也经历了一次与总会到来的死亡之正面交锋。当我俩共同坐在桌边时，用互相认可的目光注视着对方，这种相互认可使我们在建立医患关系的同时也成为对方的镜子。我们的共同生活经历——如之前都积极参与政治活动，都是女性教授，现在都已 60 多岁，都住在曼哈顿区——加快了我们互相认可的进程。随着与同期其他病人的互动，使我重新认识了我的临床生涯。我有意识地接受了这个事实——我与病人都是向死而生的，我们都在即将到来的不可避免的死亡中看到了生命无以言说的价值。

即使在几年后，当我现在叙述这个故事时，我还是会看到医患之间的相互认可能够帮助医生应对生命有限性的存在主义困境。一个人如何整天被疾病和垂死病人围绕，却不被由此而产生的现实死亡恐惧而打倒呢？医护人员可能在职业生涯初期就在潜意识里使用这种策略，即通过与死亡和疾病的亲密接触而使自己产生免疫力。在冥冥幻想中，我们就会把自己从生老病死的人类中隔离出去，以此为策略，让我们熬过亲密接触这些悲剧的震惊（见第五章有关"宇航飞船伦理"的讨论）。也许我与N 女士之间的相互认可，经过有意识的发展，可以鼓励人们意识到世上所有生物的宿命，从而最大限度地弱化分离医患的客体化力量。我们在人类拥有共同命运的世间相遇，正如约翰·班维尔（John Banville）在小说《无限》（*Infinities*）中描绘的那样，宙斯羡慕人类的死亡，当他从奥林匹斯山顶注视着不幸的人类时，说道：

> 这就是凡世间，任何东西都不会丧失，凡事有因皆有果，但又保留了些许神秘。生命无论多么短暂渺小，都会在这世间生存；自我是孤独的，却又与他人共存；生命会逝去，却在闪亮的瞬间拥有了永恒 [3]。

这也许就是医疗工作的真实写照——我们凡夫俗子明白生命既是孤

单的，也是共存的；我们可想象等待我们的命运，并在走向最终命运的路上互相给予勇气和关爱。一些人患了疾病而另一些人幸免于患，但所有人共同面对不可避免的宿命时会更加团结，更具有集体主义。也许在疾病投射到死亡的光柱中，经历或见证病痛的人才能清晰地看到命运的形状、得失的变换以及生死交响乐的和谐，也只有那时，我们才能充分享受每一刻高光永恒的瞬间。

埃里克·R.马库斯：概念——移情和过渡空间

移情：了解了丽塔和她病人的经历后，我似乎看到了精神分析师所熟悉的工作。虽然这只是内科诊疗，不是精神分析的会谈，但我想从我的研究领域来提出些想法，以便更深入地理解 N 女士带给我们的启示。在病痛中，个体会面对一个不同的自我，我们可以称之为"病中自我"。这个故事中的病人经历了一种震惊的矛盾感，一方面是她习以为常的自我——身体强壮、智力充沛的大学教授、政治活动家、尽责的母亲及妻子；另一方面是疾病迫使她看到的另一面自我，包括负罪感、不自律以及注定要英年早逝。她的愤怒也许来自"病中自我"的经历删除了"健康自我"的认知，就像"病中自我"的身份战胜并取代了原来的自我认知。

这里我用"健康"这个词不仅是指生物学意义上正常的状态，而且也指个体对构成他/她作为一个人的经验。这个"病中自我"与实际的身体病痛不同，在本故事中身体病痛是指血糖水平超过正常值，而"病中自我"经历的不仅包括现实病痛，还包括对病痛的记忆、幻想和情绪。病人的自责、对自己猛烈的批评、评价自己长生不老的愚蠢想法，这些情感和信念都是现实的身体疾痛带来的突然的自我改变引发的表现。

在诊室，医生面对的仿佛也是两个自我：一个是丽塔几十年来陪伴的并经历了众多疾苦、困难和胜利后的健康自我，另一个是猛烈自我批判、在最本质的层面上自我否定的病中自我。医生有机会放大健康的自我、弱化病中的自我，改变两者之间的失衡。

可以借用精神分析的概念来阐明叙事医学实践，尤其是其中发生的惊奇现象。移情（transference）这个概念——即精神分析师会扮演病人生命中重要他人的角色——可以帮助我们思考这个过程。在精神分析治疗中，来访者会逐渐将过去对父母或重要他人的感觉或行为模式转移到分析师身上，在治疗中来访者可以意识到投射到分析师身上重要他人唤起的良好或不好感觉，从而处理不能在日常生活中处理的情感。

然而，在身体患有疾病的状况下，另一种力量似乎占了上风。疾病，而不是医生，充当了投射重要他人情感或行为模式的角色。在患有严重疾病的情况下，对疾病的移情取代了对医生的移情。病中的自我与健康的自我相悖，成为了自动的自我表征。如果通过移情，这种病中自我表征被病人生命中重要他人所占据，病人就会受到现实疾病和疾病隐喻的双重折磨。

N女士母亲曾说的"我早就告诉过你"这句话在她的耳边回响，这个回音加强了这些事件对自我感觉的影响。N女士把母亲移情到疾病中，意味着在记忆中，母亲影响或控制了这个疾病。除了将重要他人移情到疾病上外，其他形式的移情在疾病状态下也是可能的，一些病人可能会将神经质的幻想或特定的恐惧移情到疾病上。在本案例中，可以推测，病中自我的建构就成了母亲责怪责骂的中心。我们几乎可以听到病人用腹语重复母亲的声音："这个病就是你的错，是惩罚，是你自己造成的，你是个坏女儿，谁让你不听我的话。"

其他生活危机，如破产、离婚或失业，不像生病那样侵害身体，因为这些危机不会跨越身体-自我的物理界限。当躯体疾病发作时，它会改变人的身体状况，改变了真实自我的体验，因为身心是统一的。当躯体唤起情感体验时，躯体疾病的情感意义可能侵入真实自我体验，个体就会感到疾病带来的强烈情感体验是真实的。N女士生病后产生的情感体验受到她幻想中母亲惩罚性声音的影响，蔓延到她生活中的自我体验。然后，个体对他人的恐惧感变成了现实感觉 [4]。此时由于真实的身体和生病的身体结合在一起，现实自我和情感自我也就融合了。

当身体面对威胁时，更需要的是支持病人保持自我现状的力量。正是当自我感觉身体不值得信任时，才需要外部的稳定因素来保持健康。内科医生控制疾病，实际上是使病人能再次感觉到她的正常自我，而不是病中自我；精神分析学家强化健康自我，以便更好地对抗病中自我和患病躯体；经过叙事训练的临床工作者要同时做到这两个方面——强化病人的身体和自我。

过渡空间：从幼年起，人类就具有对象征性事物的体验能力，儿科医生兼儿童心理分析学家温尼科特（D. W. Winnicott）将这种经历描述为介于现实和幻想之间的体验过程。病人的躯体是真实的，而她传递给躯体的意义是幻想的，因此，她的疾病体验就是幻想和现实的混合体。温尼科特称之为过渡体验，她指出，这种幻想与现实的混合可以通过一个真实的人或物来体验，在本案中这个物就是疾病。这个体验可以作为心理发展和意义重组的过渡，也可以作为一种新的意义而内化，进而发展出与现实的新关系。然而，在患病中，过渡体验会有不同的结果，病人的疾病变成了一种过渡性客体，但此客体可能并不有利于发展，反而对发展是有害的。

用温尼科特的话说，医生——在本例中是医生的写作——在 N 女士的病中自我和健康自我之间开辟了一个过渡空间。这有助于病人不把身体疾病作为过渡客体，从而避免她受到危害。在这场疾病危机发生之前，医生已和病人相识，她可以帮助病人在面对疾病的混乱中保持先前的健康自我印象 [5]。事实上，在这种情况下，医生说："请让我和你一起面对这个问题，不是作为旁观者，而是作为参与者面对，我会和你一起并肩作战，帮助你从病中的自我表征中分离出真正的自我——你现在恰巧碰到了病中的自我，但你还有很多其他健康的自我。"如果医生这样做的话，病人就拥有另一种资源，可动员她潜在的力量来应对危机。叙事医生把自己和叙事技巧作为一个临时过渡空间，目的是将有害的现实从情感幻想中分离出来，并促进医患建立一个有益的过渡关系，以帮助病人情感的成长，适应新的状况。

这个过渡空间给病人一个选择，让她从痛苦、虚弱、有罪和宿命的可怕病态自我表征中解脱出来，再次呈现完满和健康的自我表征。在过渡空间中，病人可以遏制关于疾病困境的黑暗恐怖幻想，避免污染身份认同空间，这也是我们可以帮助她的地方。现在，疾病仅仅是疾病，需要以实际的方式处理，而不是母亲责骂时的那种恐惧，压抑体验的表征。

丽塔对病人的生命、力量、能力和康复愿望的认识，以及她为病人写的文章，都是对病人的一种提醒——除了目前新患的疾病外，她仍然是拥有以往健康的个体。用温尼科特的话说，这形成了一种"促进性"或"抱持性"环境。在此环境下，治疗师在稳定、可信赖、可靠的安全空间里接纳病人 [6]。在有效的心理治疗过程中，这种环境允许病人在面对突发危机时依然保持危机前完整有序的自我。一旦自我转向更稳定、更有组织的自我表征，并远离病中自我，就有机会恢复健康，有机会获得成长和发展，否则，健康和自我都会受制于疾病。

形成促进性的环境有赖于医生的行动。不同于经典精神分析师中立、低调的做法，医生不仅需要积极关注病人的语言和非语言交流，而且需要积极想象病人的世界，并向病人自由表达所看到的景象。精神分析学家米尔顿·维德曼（Milton Viederman）这样说：

> 治疗活动要求咨询师对来访者的陈述和经历进行想象，并将这些推论恰当地传达给来访者。为了达到这一目的，咨询师必须进入来访者的世界，想象来访者的图景、他／她与周围人互动的经历，并用来访者熟悉的语言适当地向他／她传达这种意识。这样做，来访者就会感到被认可和理解。咨询师也被相应地认为在

治疗活动中"在场"[7]。

叙事医学实践者作为读者去倾听，为病人写下所听到的，正是维德曼所说的咨询室里的"活动"。这是一个强大的概念——利用医生作为一个人的全部资源来造福病人。如果医生去建造，就会在临床头脑中建立一个神圣的空间，就可接受并容纳我们和病人的共同体验。这与同情或帮助无关，而是一种希望与他人、尤其是苦难中的病人建立联系的认知和情感能力，它需要具有接受他人的能力和动力，这样做能让病人获得疾病的新体验。在这种体验中，自我的真实体验是有力的真实自我，而不是被削弱的真实自我。

但是，我们如何保护自己不与病人一起痛苦？如何才能在工作中不陷入悲伤？我认为，可通过建立病人体验的客体表征来保护自己，而不被自我表征所污染。所以，当医生与病人在一起共同感受疾病时，感受到的应是病人对自己的感受，而不是医生对自己的感受。若病人对自己的感受迁移到医生对自己的感受时，医生就会产生恐惧、退缩和倦怠感。病人绝望时，医生自己也感到绝望，这样边界就模糊了，治疗工作就不会很好地展开。当医生在病人身上体验到他者境遇时，就会被深深地打动，也会获得成长。

丽塔·卡伦：几个概念——创造性、反思性和互惠性

创造性：几年前，我意识到了医疗实践中的三角关系——我会依次与病人的"自我"和病人的"身体"交谈[8]，就好像以某种方式充当了病人身体和自我之间的翻译。这两个实体在生病的时候会使用不同的语言，无法进行自我交流[9]。我经历了这种奇怪的分裂，但不明白为何会这样。

现在，经过克雷格·欧文（Craig Irvine）在二元论和埃里克在精神分析理论方面的指导，我发现在病人的"自我"和"身体"之间充当翻译时，

医生起到了中介作用，形成埃里克所说的过渡空间，努力维护了病人生活经历的统一，而不是身体或自我、健康或生病的状态非此即彼。埃里克认为，最显著的分裂可能不是身体／自我的二元对立，而是病中自我和健康自我之间的割裂。

健康不是静态的，总是处于与其对立面的辩证统一中。健康的对立面不完全是疾病，而可能是分裂、不和谐或不统一。以这种方式定义的健康类似于生物学的内环境平衡概念，这是一种整合的状态。在这种状态下，不同的组织和器官和谐共处，每个部件都以不同的方式完成自己的职责，每一个组织和器官通过激素和神经信号与其他组织和器官不断反馈，启动遗传活动，引发蛋白质合成。据此健康定义，疾病可以理解为部分器官和组织与其他器官和组织的断裂、疏离和不协调。

"健康就是器官保持平静的生命状态"。这句话是法国外科医生勒内·勒里什（Réne Leriche）在 1936 年所写，并由医生兼哲学家乔治·冈圭朗（Georges Canguilhem）在作品中引述而引起了当代人的注意[10]。冈圭朗出于对健康和疾病的反实证主义和平等主义思考，提出了一系列革命性主张，并从根本上改变了医患间关系的概念。冈圭朗的主张也许与乔治·恩格尔（George Engel）提出的生物 - 心理 - 社会医疗照护模型呼应，超越了健康的生物性范畴，强调个体的内稳态平衡、社会和文化力量以及体肤之外其他元素与身体的平衡[11]。

借用冈圭朗和勒里什的健康概念，就能理解在临床工作中好像看到两个说不同语言的自我——病中的自我和健康的自我。一个人得了某种病并不表示他／她其他方面也不健康了，尽管病人会有这样的担心，但在疾病发生时，无论器官是否平静，病人都感受不到这种持久统一了，也许医生也感觉不到了，而这种不察觉是有后果的。

创造性活动可以让医务工作者和病人重新看到病中的自我和健康的自我。创造性指运用想象和好奇心进行自由联想，让思想遨游，对他人和自己的情感产生共鸣。在常规的临床实践中，有望通过创造性工作整合病人因疾病威胁而导致的支离破碎的自我。同时，这些创造性工作也会在认知、情感和专业上整合临床工作者分裂的主体性[12]。

临床实践可看作按一套固定的范式、标准的程序和循证决策的方式来进行的工作。有时，在诊断或管理病人健康方面，似乎没有多少自由度，例如，总胆固醇中的低密度脂蛋白必须低于100，而在有冠心病病史或风险的状况下，低密度脂蛋白则必须低于70。再如，若糖尿病诊断检验的糖化血红蛋白A1C大于7，则说明有必要服药、注射胰岛素或大幅度改变饮食结构。这些诊疗指南会随着时间的推移而改变或被放弃，如低密度脂蛋白指标，但这只是降低了对指南的信任度，并不会降低人们对疾病风险的焦虑。

同时，在这些固定范式中，医生有时也可以感到巨大的自由感，任思想驰骋，依靠直觉或第二感觉做临床抉择。这并不是对外在标准的蔑视，范式的存在是有理由的。临床实践中的创造性可以被体验为偏离常规、心情愉悦，以及洞察力不由自主地提升。我第一次见到这位44岁患有脆性糖尿病的女士时，她因血糖过低或过高的高危情况而屡次住院，也曾因为沮丧而放弃到城里几家内分泌诊所就诊[13]。我记得在她讲述漫长疾病的故事时，我没有打断她。她对自己的身体感到愤怒，对那些没有帮助到她的医生感到愤怒，对因自己健康状况不佳而无法实现自己的创业梦想而感到愤怒，有一刻我感到她在做存在主义的长篇大论，这时她停止了讲话，我也保持沉默。她忍住眼泪，打破了沉默，说道："我现在唯一想要的是有一副新牙。"糖尿病病人会患上难以治愈的感染性牙龈疾病，她已经失去了所有门牙，医疗补助计划支付了她首次安装假牙的费用，但安上的假牙并不合适，而再装第二套假牙的费用不会得到医疗补助报销。她讲话时需要把嘴捂起来，不能在公共场合大笑，也没有性生活，感到很愤怒，我们决定当下先着手给她装一副新假牙。我争取到了牙科诊所朋友的帮忙，给医疗补助项目写了信，说明该病人的情况，强调说没有新牙齿，病人的生命就会一团糟。三个月后她喜气洋洋、满面春风地回到我的诊室。现在我不禁要问，是什么让我可以在这三个月里不检查她的血糖或调整她的胰岛素用量？答案是在那一刻我意识到应该这样做，意识到这样做可以让我和病人间建立坚实的信任基础。也确实如我所料，她的血糖得到了多年没有的更好的控制，她也信心满满，不但很好地控制了糖尿病，并且进一步积极创业，发展新的亲密关系。

创造性临床实践会产生前所未有的想法。在医患交互中，创造性"属于"医患双方——双方都可以不受约束地看到自己不常看到的东西。温尼科特（其职业生涯开端是儿科医生）曾写道：

> 如果要在寻找自我的过程中取得成功，需要一定的条件，这些条件与通常所说的创造力有关。正是在游戏中，也只有在游戏中，儿童或成人才能够激发创造力和个人特质，在创造性活动中发现自我。在我看来，以下基本原则是有效的，即心理治疗是在病人和治疗师两者的游戏区域内的交往互动中开展的 [14]。

叙事医学强调细读和创意写作，通过将创造力引入常规医疗实践而产生临床效益。在严谨的临床实践中，我们通过严格的创意写作实践获得了启发性知识，这一点甚至已经超越了温尼科特和维德曼倡导的积极倾听，对病人有了更多了解。无论是病人还是临床医生的创意写作，都不是因为作者知晓什么，而是因为作者试图清晰地了解自己的感受。作者在提出假设，而不是验证假设，这样做遵循了既定的美学原则，即再现之于感知是必要的。用艺术哲学家尼尔森·古德曼（Nelson Goodman）的话来说："我们观察或想象对象只是一种对对象的建构，在再现对象时，我们不会复制这种建构或诠释，而是去实现这种建构 [15]。"

我不会仅仅通过聆听和回顾 N 女士与我的对话就能确立对她的看法，也不相信仅靠电子病历上的记录就会让我对 N 女士的了解像第二天在飞机上写她的故事时那样清晰。我把以叙事形式书写的她的故事给她看，就实现了时间上的割裂和隐喻的移动。我冒了一次险：我给她看我对她的状况的假设，实际上是对我们的状况的假设，这些假设将在她阅读反馈时得到检验。心理分析师汉斯·莱奥瓦尔德（Hans Loewald）描述了心理治疗中的这种现象：

> 语言作为一种诠释，在精神分析中起着最具体的作用，类似于诗歌中的语言，是一种创造性行为。在诗歌中，语言是为表达不知道和不可说的现象、语境、联系和经验而存在的。语言通过对材料在未知的原则、背景和联系下进行重组，从而产生了新的现象和新的经验 [16]。

几个月后，我发现了叙事行为的成就。回想起来，埃里克对 N 女士第一次来诊室所发生的描述是准确的。在这期间，病人的血糖逐渐得到控制，但又出现了新的健康问题，需要诊断检验和药物治疗，这一次，她没有再次体验到刚诊断出糖尿病时所伴随的存在性恐惧。在门诊即将结束时，我在电子病历上写了一段话，总结了我们的谈话、发现以及治疗方案。写完这段话后，我把计算机屏幕转向她让她审阅，看是否有错的地方，或者她觉得不想让其他医生看到的地方，随后我又把键盘给她，给她单独留了几分钟时间 [17]。当我返回诊室时，她说："你也许要修改一下代词，因为开头用的是'她'，但结尾用的是'我'。"下面是她写的部分内容：

> 能够做出选择使自己感觉被赋能，有助于减肥和一种总体的掌控感。要更努力地迈开步锻炼……曾有一时，我感到迈步走既能锻炼身体，又能减轻抑郁。把自己当作老人不如把自己当作一个老了的人。我的学生认为我很棒，我的同事欣赏我对学生的培养，这是我最大的满足，并让我对自己多年的教学经验深感欣慰。

此时，我不必让我母亲的声音静默，只要轻声低语就好。

　　我们的创意写作以及随后以共同探索的精神阅读对方所写，其结果是我和病人彼此间的共鸣。无论是在我们两个彼此的关系中，在疾病持续管理中，还是她对自己力量和健康的意识中，写作都在"彼此间"具有一定的价值。从早期得知患糖尿病时的恐惧中"听到"母亲的声音，到现在母亲的声音被调低到轻声细语，这验证了埃里克关于身体疾病的移情假设。更重要的是，N女士能够从两种病痛中解脱出来，增强了自尊，拥有了复杂的精神动力，感受到了美好、有价值的生活。

　　反思性：创造过程的一个核心维度是反思性，可以定义为个体用观察现象的方法观察自我的能力。社会科学家、口述史学家或心理治疗师经常使用反思性这个概念，用以表示医务工作者、科学家或人类学家必须认识到研究者在其所研究现象中的角色[18]。反思性实践理论源自尤尔根·哈贝马斯（Jürgen Habermas）、保罗·弗莱雷（Paulo Freire）和唐纳德·舍恩（Donald Schön）的著作。他们的著作不仅强调个人应具有自我反思精神，而且认为个人应对所在社会具有质疑和批判的反思性能力[19]。在人类学家皮埃尔·布迪厄（Pierre Bourdieu）天才而具有开创性理论的推动下，社会科学和人文学科都开始关注研究者的反思能力，并扩大了自我反思的范畴，包括了对意义归因和地位权力的社会根源反思。研究者永远不要忘记自身在观察所在世界时已嵌入了自己的世界观[20]。

　　反思性符合物理学的观察者原则，即观察或测量事物的行动会改变事物。但社会科学家或医务工作者甚至超越了观察者原则，认识到观察者和被观察者的行为之间存在相似性。例如，研究科学实验室生活的社会科学家就会意识到，在某种程度上，他对所观察的科学家做的工作，就像科学家对他们研究的老鼠或化学物质所做的工作一样；社会科学家和科学家拥有同样的主流文化、学者气质、研究盲点以及未经检验的预设，等等[21]。

反思性实践者会从不同的角度考虑问题，从自我之外看待自己，不仅批评自己的行动，也批评自己的立场，并承认在逐步观察研究对象中起到了参与创造的作用[22]。这种反思立场不仅要求实践者有能力事后反省自己的行为和动机，而且要求在复杂关系性实践中拥有对自己和他人进行"实时"叙事的意识，这样的实践就能同时意识到行为对自我和他人的影响。反思性使生活具有了双重性——在体验某件事的同时也体验着自己的体验。反思性要求个体对其在世界中的行动提出社会质询，同时也需要对这个世界的社会和政治维度进行评价，而这些维度也必然决定个体在其中的行动[23]。

最后，反思性需要在过程中有合作者。社会学家埃利奥特·米什勒（Elliot Mishler）描述了研究访谈中意义共建的过程：

> 访谈的话语意义是由访谈者和受访者共同构建的……所有问题和回答都是在访谈者和受访者之间的对话中产生、发展和形成的……充分理解访谈意义需要意识到在访谈过程中访谈者和受访者是如何在相互理解的基础上提出问题和给予回答的[24]。

反思的立场已经被视为一种自由的立场，在这种立场下，所有参与实践的个体都有能力和资源在与社会的对话中创造自我并建立恰当的环境，而非仅仅按社会需求做出回应[25]。反思性已成为建构主义社会科学和人文学科的一面旗帜，这些研究者都在自我与周围世界的动态对话中赋予个人自由终极价值。

具有创造性的教师或心理治疗师会不断反思和理解他们与学生或来访者的动态互动过程[26]，小说家和画家依靠反思性来阅读或审视自己对作品意义的贡献。诗人马克·斯特兰德（Mark Strand）回顾了 2013 年在惠特尼博物馆观看爱德华·霍普（Edward Hopper）绘画作品展的情景：

　　当看到画作上的楼宇、办公室或加油站时，我们会说它是霍普的作品，而不会说它是加油站。当加油站最终出现在画布上时，它已不再是一个加油站了，而是被赋予了霍普的风格。加油站在霍普将其作为绘画主题时，就具有了一些以前从未有过的东西。对艺术家来说，绘画作品从某种意义上来讲是一种与自己相遇的方式 [27]。

　　反思性概念在叙事医学教学和临床实践中最具生成性的用法是在一个系统内（如教室、诊室和精神分析咨询中）认识到动态反馈，即当下发生的事情会影响到下一步发生和已经发生的事情，也会影响到每个参与者对对方所做事情的猜测，甚至会影响对工作本身的认知。原因是结果，结果也是原因。反思性会让人们认识到对某一现象的影响是流动的、多维的、历时的和相互的。叙事医学讨论室中的教学状况会反馈给教师，改变教师对所教内容的看法，以及下一步要教什么。作为回应，教室里发生的事情就会把课程内容和理念螺旋式地推进到新的位置。同样，在临床诊室中，随着临床状况被逐渐认知，照护方案也会不断改变。在叙事实践的临床关系中，随着照护过程的进行，逐步体察、知晓和明了情况，病人的健康问题清单也有动态变化。在叙事医学临床实践中，照护行为本身就会提供很多信息。

　　互惠性：在两个人的共同经历中，如做手术、拳击比赛、研究访谈和做爱，两者都具有主体能动性，又都受对方能动性的影响。任何一方都不能单独决定事件的走向（尽管我们会假设没有经验的外科医生会在学习一段时间后提升技术）。在双方的交互行动中，似乎有魔力促使某个事件发生。双方在互惠互利的情况下都实现了工具性收益、个人收获和相互认可。双方参与者都同时在教与学，安慰与接受安慰，在共同经历中增长了对自我和他人的认知。

　　互惠的概念有着广阔的学科背景，在人类学 [28]、法学 [29]、哲学 [30]、

社会心理学 [31]、国际关系学 [32]、经济学 [33] 甚至生物科学的研究中 [34]，研究者都探讨过相互给予的结构和行为。互惠可以是个人间的、组织间的、单一的或共享的；互惠者可以"回馈"给予他们帮助的人，也可以在一系列互惠中回馈远离惠赠发起者的其他人 [35]。

互惠的概念有助于实践叙事医学的医务工作者认识到他们与病人或来访者之间亲密的主体间性 [36]。最近在各种医疗卫生学科的研究中都把互惠单独作为一个变量，来预测医患双方的满意度，如在护理学 [37]、助产学 [38]、全科医学 [39] 和精神医学 [40] 等学科中。尽管在这些研究中使用了互惠性的不同定义，但基本概念是一致的，即互惠是指临床关系中的相互认可和互惠互利：

因此，互惠不只是给予照护，而是体现在护患交互过程中创造的共享意义。当这些共享意义是积极的，就会产生真正的照护，此时互惠性也会为护士和病人带来疗愈效果……病人会有效地处理寻求帮助时的顾虑，护士也会有效地提供切实有益的护理服务。各方都在此情况下真正地付出，双方努力产生的意义使治疗结果朝好的方向发展 [41]。

叙事赋予它所触及的所有事物一个特别的互惠印记，这里我不去回顾叙事互惠概念的跨历史和跨学科的发展，而着重论述在当代医疗实践中倡导叙事互惠性的紧迫性和互利性 [42]。在本书前几章提到，叙事医学核心概念中的框架原则认为，医疗卫生的中心事件是给予和接受自我叙述。我们引用的文学和叙事学框架对叙事医学实践的价值，恰恰在于这些框架有助于我们审视和阐明医患互动中讲述和倾听的过程和结果 [43]。

如本书第一和第二部分所述，不论以何种方式讲述自我，讲述者都需要一个倾听者，以意识到故事已被讲述了。一个人了解自己的生命故事的过程也许就是生命的任务 [44]，生命故事的许多方面要么被情感创伤所掩盖，要么掩埋在儿时的记忆中而无法触及。个体当然会在自己的记忆范围之外尽力确认故事或补充额外信息，但有时事实或可靠证据并不完全是故事讲述者所寻求的。威廉·马克斯韦尔（William Maxwell）在他的小说《再见，明天见》（So Long, See You Tomorrow）中做了如下叙述。这本书本身就是作者对自己生活事件的重述：

> 我们，或者至少我，自信地称之为记忆的……实际上是一种讲故事的方式。这种讲述在头脑中持续不断地进行，并且经常随着讲述而改变。太多相互冲突的情感利益甚至使生活故事不能完全被个体接受。讲述者可能需要重新安排事件，使之更好地被接受。无论如何，在谈论过去的时候，人们每次开口都可能是在撒谎[45]。

正如马克斯韦尔所指出的，讲述者可能会寻找一个"可接受的"故事，或者，讲述者可能会重温过去，再次经历过去的事件，赦免过去所犯的错误，或者寻求见证人让过去的事情平息。在做主治医师时，我有机会观察和评价医学生对病人的问诊。这一次，病人是一名将近60岁的男子，因丙型肝炎感染导致晚期肝癌，我的角色是见证学生和病人之间的对话。我怀着尊敬之心听这位先生向年轻的学生讲述他曾吸食过海洛因，曾因街头打架留下腹部和背部的伤疤，曾经历婚姻破裂而痛失孩子；讲完这些生命故事后，他觉得可以告诉学生感觉自己将死是什么感觉了。当他讲完这些带他到生命尽头的事件时，他就以令人信服的、毫无保留的、令人难以忘却的方式向我和学生表达了他所经历的生存痛苦和期望。他觉得这是他的责任，是对他后悔所做之事的补偿，他感谢学生的问诊，让他有机会把让自己和他人付出如此大代价才领会到的东西分享给他人；学生也尽量不打断他的独白，只是在谈话最后轻声道谢。我们都以默默和真诚的关注见证了病人勇敢地讲述了自己的故事，我们不知道学生和病人谁从中收获更多，但我们知道这种讲述具有改变人的作用。

　　哲学家阿德里安娜·卡瓦拉罗（Adriana Cavarero）提供了理解这些讲述场景的理论框架。"个人身份认同假定他人的存在是必要的……身份是一种内在的暴露 [46]。"暴露需要有一个对象，通过"听到"讲述身份故事的方式达到。汉娜·阿伦特（Hannah Arendt）在《心灵的生命》（*The Life of the Mind*）一书中写道："现实或存在的'感觉'不仅与单个物体出现的情境相关，也和我们与其他生物共同存在的情境有关。作为情境中的情境从来没有完全出现过，它是难以捉摸的，就像'存在'一样 [47]。"把人定位在物体情境和其他生物出现的情境中，强化了阿伦特的要点：**我们在现实中存在，是为了出现，为了暴露，也就为了被认识**。也许现实的我们就是暴露的产物，是我们在自己的情境中选择暴露于他人的结果。

　　这就是日常的叙事实践。医疗工作——如诊断丙型肝炎，判断病毒性疾病可能导致肝细胞癌，为病人提供可能的治疗——伴随着见证的职责和倾听别人的意愿。这在日常医疗工作中随时出现，并不罕见。正如我上文提到的社区助产士、护士和心理咨询人员所报告的一样，当他们注意到他人的出现、同意担当见证人角色时，产生的互惠关系就可以将医疗实践从工具性的监护关系转变为主体间的交互关系。

　　在个体临床实践之外，互惠性也引发了关于权力平衡和资源平衡的批判性社会审视。当医疗被概念化地理解为潜在的互惠性工作时，其主导的社会结构和组织结构，包括医疗专业人员和病人之间的等级关系将会受到质疑。病人既不是客体，也不是医疗中的"人类受试者"，相反，他们实际上是整个医疗事业的驱动者和支付者。

　　互惠概念的最终价值在于提醒聆听者：倾听在医患间是相互回馈的。有人质疑说目前医生、护士或社会工作者根本没有时间以我们所描述的方式去倾听。我们常会反问：难道没有时间听吗？没有关注，讲述者和倾听者之间的归属就不会建立，临床伙伴关系和共同决策也不会实现；没有关注，听者就不会从医患互动中得到回报——确认自己是见证人，有勇气成为卡瓦雷罗和阿伦特所述的暴露者和身份见证者。通过这样的医患互动，我们知道，此时，此地，与这个人，我们存在于世界中的意义是建立在他人的身份认同之上的。我们的技能和献身精神使得讲述者表达和暴露自我成为可能。若没有我们，这就不会发生，在履行倾听职责时所带给我们的快乐要超过倾听时所遇到的困难。

结语

心理治疗师兼文学学者凯瑟琳·康威（Kathlyn Conway）在书中描述了病人在现有自我和病中自我之间的分裂经历，并认为疾病的书写有助于减轻病人的分裂状态：

> 那些书写自己疾病和残疾的人常常处于两种自我之间：一方面，他们想表现一个被摧毁、被破坏或中断的自我，或是当代自传理论家所说的更复杂的自我；另一方面，即使他们宣称旧的自我已经消失了，但在书写中，也会重拾一部分旧的自我。从这个意义上说，他们的书写就像传统的自传作家一样——赋予连贯性。他们谈论旧的自我，回顾发生过的事情，并再次将自己置于熟悉的文学传统中[48]。

如果医疗过程具有创造性和反思性，那么病人在书写自己在疾病或残障中得到的洞见，对书写自己实践的医务工作者也有意义。如果医疗照护过程确实是互惠的，那么医患都可以受惠于这些洞见。他们通过阅读彼此所书写的共同经历，获得深入领悟，达成共识，建立有力的归属关系。

N女士完整地阅读了本章。从本章描述的事件开始到现在已经过去了两年多，如今我们又一起坐在了诊室里。她惊讶于埃里克和我对她经历的深入思考程度，对此她深表感激。她很仔细地读了这一章，甚至读了两遍，回忆起了那些事，看到了她之前从未看过的东西。她说："我在阅读这章之前不像现在这样了解我自己。"

也许器官不会一直保持平静状态，或许面对重病，创造力和精力将被削弱。尽管如此，冈圭朗对每个人独特性的关注提醒我们，自我的统一性是永存的：

> 由于人各有异，个体的独特存在是可感知的。由于与他人分离，个体会感知孤独。个体无法概念化地存在，被排除在任何归属之外，除了作为他自己…个体是不可归类的，在整个人类中几乎是独一无二的[49]……

我们相信，我们可以掌握存在和医疗照护之间的平衡和整合——如果我们寻求和设想这种平衡，努力改善我们给予和接受的医疗照护，它就不是遥不可及，而是可达到的。冈圭朗最后说：

> 治愈病人的不是医生，而是病人本身的健康[50]。

注释

[1]　病人是我在本章报告的积极合作伙伴，她欣然同意发表这个互惠性工作的描述。她已阅读了本章的全部内容，并允许在本书发表。

[2]　Bollas, *Shadow of the Object*.

[3]　Banville, *Infinities*, 272.

[4]　Marcus, *Psychosis*, 42.

[5]　See Viederman, "A Model for Interpretative Supportive Dynamic Psychotherapy" and "The Induction of Noninterpreted Benevolent Transference".

[6]　Winnicott, *Maturational Processes*.

[7]　Viederman, "Therapeutic Consultation", 153.

[8]　Charon, "The Patient, the Body, the Self".

[9]　Charon, "Narrative Medicine as Witness".

[10]　Canguilhem, *Normal and Pathological*, 91。也见 Canguilhem, Writings on Medicine;

Fantuzzi, "Sound of Health"。

[11] Engel, "Need for a New Medical Model".

[12] 参见 "How Creativity Works in the Brain" 这篇文章。这是国家艺术基金会在神经科学家与艺术家之间举行的一次座谈会上发表的报告，讨论的是大脑中创造力和创造性行为的本质和来源。

[13] 病人欣然同意我写作和讨论我们之间的伙伴关系。

[14] Winnicott, *Playing and Reality*, 73, 72.

[15] Goodman, *Languages of Art*, 9.

[16] Loewald, "Therapeutic Action", 26.

[17] 越来越多的电子健康记录允许病人查看病历，有些还邀请病人在记录中添加他们的观点。只要在记录中清楚地标明病人提供的记录，就可以用各种方式鼓励病人多在病历中贡献信息。参见 Delbanco 所著 "Inviting Patients"。

[18] See Stoller, *Sensuous Scholarship*.

[19] 背景请参见 Habermas, *Knowledge and Human Interests*; Freire, *Pedagogy of the Oppressed*; and Schön, *Reflective Practitioner*。

[20] Bourdieu, *Outline of a Theory*; Bourdieu and Wacquant, *Invitation to Reflexive Sociology*.

[21] Bloor, *Knowledge and Social Imagery*; Latour, *Laboratory Life*.

[22] Lieberman et al., "Reflexion and Reflection".

[23] 参见 Ng 等所著 "Reclaiming a Theoretical Orientation"。该文深入讨论了医疗卫生专业教育中日益增长的对反思实践的兴趣，呼吁关注批判性社会调查，提出反思在挑战主流医疗卫生中的主导做法和结构方面还不够深入，而目前主流的医疗卫生制度导致医疗中病人和医务人员的困境。

[24] Mishler, *Research Interviewing*, 52.

[25] Riach, "Participant-centered Reflexivity".

[26] Allen, "Reflexivity in Teaching".

[27] Strand, "Mark Strand on Edward Hopper", 40.

[28] MacCormack, "Reciprocity".

[29] Hale and Hale, "Reciprocity under the Antitrust Laws".

[30] Von Tevenar, "Gratitude".

[31] Molm, "Structure of Reciprocity".

[32] Keohane, "Reciprocity in International Relations".

[33] Fon and Parisi, "Reciprocity-Induced Cooperation".

[34] Nowak and Roch, "Upstream Reciprocity".

[35] Moody, "Serial Reciprocity".

[36] 关于叙事全科医学中同步要素的讨论，参见 Launer 的著作 *Narrative-Based Primary Care* 第十四章和十六章。这两章重点讨论了日常临床互动中给予和接受的对称性。

[37] Marck, "Therapeutic Reciprocity".

[38] Billie Hunter, "Importance of Reciprocity".

[39] Street, Gordon, and Haidet, "Physicians' Communication".

[40] Sandhu et al., "Reciprocity in Therapeutic Relationships".

[41] Marck, "Therapeutic Reciprocity" ***

[42] 一些伟大的思想家的作品通过叙事行为探索主体间的互惠性，参见以下作品：Arendt, *The Human Condition and Life of the Mind* ; Nancy, *The Inoperative Community*; Ricoeur, *Oneself as Another*; Taylor, *Sources of the Self*; Benjamin, *The Storyteller*; Butler, *Giving an Account*。

[43] Charon, "Narrative Reciprocity".

[44] Butler, *Giving an Account*; Schafer, *Retelling a Life*.

[45] Maxwell, *So Long*, 27.

[46] Cavarero, *Relating Narratives*.

[47] Arendt, *Life of the Mind*, 51.

[48] Conway, *Beyond Words*, 59.

[49] Canguilhem, "Fragments", 93。由 RC 翻译。

[50] Canguilhem, "Fragments", 95。由 RC 翻译。

第十三章

叙事医学的临床贡献

丽塔·卡伦（Rita Charon）

健康就是器官保持平静的生命状态。

——勒内·勒里什（Réne Leriche），1936[1]

　　叙事医学在临床中的实践效果是衡量叙事医学工作的标准。虽然叙事医学的概念和实践指导框架还在发展中，但叙事医学的指导方针从一开始就是提升医疗照护。关于叙事医学对临床的贡献，学者们一直在展开睿智的对话。在日常临床实践中，既有对叙事实践的批判[2]，也有对叙事实践获益的证实[3]，我们和其他人的工作都证明叙事实践有潜力改变医疗照护。急诊科医生兼小说作家弗兰克·胡勒（Frank Huyler）提出了在医疗照护中提供叙事训练的如下理由：

　　　学习人文……（有助于）……使我们更有觉知力、洞察力和反思力，并最终使我们在塑造医疗照护的轨迹时更有影响力。它使人们有意愿和能力参与到公众讨论中。在此嘈杂的时代，集体沉默并不会有益……最后，它为情感投入和自我反思提供出口，而我们的文化却否认这两者，驱使人们向外看而非向内看，让人们常常不仅忽略医疗工作中人所付出的代价，也忽略了医疗工作给人的回馈[4]。

本章将介绍自 2000 年叙事医学出现以来逐渐发展起来的几种临床叙事医学实践的形式，大体可分为三类：①与病人互动和建立关系的技术；②医务人员和医疗团队发展；③日常临床工作中叙事实践的应用。这些形式并没有穷尽所有叙事医学的实践方式，仅是抛砖引玉，构想未来叙事实践的发展道路。

与病人互动和建立关系的技术

开放式的互动开端：在许多临床学科和专业实践中，大家都学会了与病人以开放的、非指令性的方式开始对话。第一个问题越具有开放性，其后的对话就越好展开，也会越多地了解病人，病人和医生一起可做的事情就会越多。许多问诊技术手册都把"开放性问题"作为以病人为中心问诊的主要特征。我们认为开放性不应作为问题的结尾，而应作为真正询问的开始。

在我自己的内科实践中，我常对新病人发出这样的对话邀请："我以后就是您的医生了，所以我需要了解很多有关您的身体、健康和生活的信息，请告诉我您觉得我应该知道的情况吧。"在与我熟悉的病人交流时，我已学会在开始交谈时向他们传递开诚布公谈话的信号。这样的语言信号会让病人把我们需要关注的问题描述出来，并把与问题相关的事件情境都置于我们的视野之内。身体、健康和生活的框架似乎足以囊括病人心中所想的诸多事情。

我已经训练自己在听病人回答上述问题的时候不写字，不打字，不看电脑屏幕，把手放在腿上，认真地倾听，把椅子转离电脑屏幕，转向病人的行为本身就很有意义，专注地倾听就是叙事医学的核心，这要比使用什么词汇更为重要。在聆听并接受病人的反馈时，医学实践的叙事层面就会展现，叙事医学所有的技能就可以付诸实践。哲学家西蒙娜·韦伊（Simone Weil）曾写道："关注一个受苦之人的能力是一种罕有的困难的能力。这几乎是一种魔力。这就是魔力[5]。"虽然永远不能完全获得这种能力，但关注应该是所有护士、社会工作者、医院牧师和医生所追求的。韦伊还写道：

　　　一刻钟的关注要远比大量的好工作更重要。关注意味着搁置我们自己的想法，使大脑抽离放空，等待客体的进入。它也意味着在我们的思想中，在我们不常与之接触的低层次意识里，拥有很多我们获取的、被迫使用的知识。就像站在山顶上的人，当他向前看时，虽然没有真正向下望，他也能看到下面大片森林和原野……对于邻居的爱由创造性关注构成，类似于一种天赋[6]。

　　以开放式的谈话为开端，加上尽可能纯粹的关注，可以让倾听者不加打断地聆听病人的倾诉。这个关切的、反思的聆听者，在聆听时会注意到自己的感受，就像感知天气变化一样感觉到情绪的变化，注意到聆听时自己产生的问题，形成自己对于所闻事件的假设，这样，细读的严谨训练就在临床实践中得到应用。专注的聆听者能学会如何从故事中获得讯息，学会如何在阅读中关注内容和形式，如何意识到体裁、措辞、比喻、时空、基调和情感等，并学会如何在故事讲述中追随复杂的故事线。这种"仔细的倾听者"在故事讲述中也会与讲述者一样，记住所有的细节、矛盾、情感和撕裂。他会实时地感受到病人的描述，并对此充满好奇——为什么是这样的，接下来会发生什么？

　　既感到精疲力竭，又感到精力充沛，达到这样的关注状态或许是人性化医疗最焦灼的行为。关注地接收病人的自我陈述允许、甚至要求医生在临床个案的语境下为病人采取行动。细致而创造性的关注使聆听者了解什么对病人是最重要的，在一段时间后还会熟悉病人的思考方式。当这种关注与互动发生在临床背景下时，医患的关注焦点会集中在每次问诊时的身心状况上。医务工作者了解到病人建构其问题的方式后，便可用标准的问诊问题来填充病人的病史叙述，如既往史、家族史、具体症状和目前状况等。当我回顾与每个病人的互动经历时，发现病人对陌生医生袒露"器官的声响"时，医生最初了解到病人个人的故事是多么有意义，多么重要！

　　开放性、非指令性的临床对话绝对不是叙事医学所独有的，也为很多临床问诊教材所推荐[7]，叙事医学训练所能做的，就是知道如何回应病人对开放式问题的回答。当聆听者留意到讲述者所用的叙述形式、时间结构、空间运用和修辞手段时，他就不会浪费已表达或未表达的任何信息。

　　这样的聆听方法已被接受过叙事医学训练的不同专业实践者所采用。马戈热塔·诺瓦奇克（Malgorzata Nowaczyk）是一位在叙事医学工作坊接受过培训的遗传病学家，她在聆听病人的故事中认识了病人的恐惧、对上天赋予其家族罕见遗传病的不公的愤慨，这些故事是如此微妙，却又如此具有力量。她随后在医学遗传学专业杂志上发表了一篇文章，介绍了一种如何认同病人恐惧心理的关注式倾听："许多发表的第一人称疾病叙事中都包含着混乱的元素，如果我们仔细倾听病人的门诊叙述，我们也会发现同样的混乱[8]。"萨拉·钱伯斯（Sarah Chambers）和朱莉·格利克斯坦（Julie Glickstein）是哥伦比亚大学的两位小儿心血管专家，跟我们的叙事医学团队建设研讨班联系紧密。她们意识到在给认为有严重心脏异常的胎儿做心电图时叙事的复杂性，她们需要向家长解释那些灰色的影像在无声地显示着什么，倾听家长的反馈，帮他们做出医疗决策[9]。

这两个研究只是最近发表的叙事医学研究的例子，都阐述了叙事医学的原则和方法如何应用于与个体病人的临床互动。叙事问诊技术也被许多人应用于多种场合和具体的临床情境，如对埃勒斯 - 丹洛斯运动过度综合征（Ehlers-Danlos hypermobility syndrome）的治疗 [10]、评估住院病人的决策能力 [11]、照护肝移植后怀孕的妇女 [12] 以及与慢性住院病人建立疗愈性医患关系等 [13]。在所有这些情境下，关注力的发展及给予、捕捉病人叙事证据并为之采取相应行动的能力都会促进对病人的知情治疗，促进服务意识的提高。

医务人员和医疗团队发展

医务人员的书写：随着医学院和健康相关院系开始讲授反思性写作和创意写作课程，医务工作者和医学教育者也看到了这些叙事实践的益处。哥伦比亚大学的课程设置中包含了创意写作，其结果是，参与叙事教学的教师已经学会了在临床和教学实践中使用同样的方法 [14]，而在叙事医学课程外，他们在各自的临床实践和教学中对这些方法的使用对学生来说是极好的示范，因为学生目睹了教师在职业生涯中积极践行课堂上所教授的东西 [15]。

在 2000 年开展叙事医学项目时，哥伦比亚大学的医务工作者就希望他们自己能接受写作训练，例如，讲授包括创意写作课程的儿科医生们就组建了一个"儿科叙事"小组，每月见面一次，有叙事医学指导教师，有时也有住院医师和医学生加入，大家一起进行细读和创意写作。在此小组开展研讨的数年中，大约有 100 名儿科医生参加过讨论，其核心小组虔诚地坚持每次都参加。参加者们声称这种研讨给他们的实践提供了新的视角，提升了对病人的好奇心，增加了他们想把更多的病例"拿出来读"的意愿，并看到了世界的多个层面 [16]。同样的叙事研讨会也在其他科室定期展开，如安宁疗护科、小儿心血管科、儿童精神科、妇产科、全科医学和放射科，同时还有社工、医院牧师和其他医务人员参与叙事研讨班。

我们还在不同的临床场所为医生、护士、理疗师、社工和医院牧师提供过叙事医学培训，甚至还在戒备森严的监狱为犯人和看守进行了叙事培训，这些培训都是由纽约叙事医学教师和研究生完成的。在纽约一个养老院进行叙事医学培训的项目已经完成了可行性研究，准备针对护士和娱乐治疗师开展叙事医学培训，这一开创性研究选择了一系列变量来评估培训的效果。

在所有这些培训项目中，参与的医务工作者通过共同阅读和欣赏复杂的诗歌、散文、绘画艺术和表演艺术来提高细读技能，通过自己对于文本的思考，每个参与者都会对文本产生自己的理解，写出自己对文本的解读，表达由文本激发的感触。最后，他们会朗读自己所写的内容，与听众 / 读者共同讨论 [17]。

同样的叙事医学团队建设也在美国和其他国家的医院科室和学术教学机构得到发展 [18]，这些叙事技能训练的有效性也可从非医疗行业的叙事实践培训中得到印证。朱迪丝·莫兰（Judith Moran）是一名家庭律师，也是叙事医学理学硕士毕业生，她在所工作的巴尔的摩大学法学院复制了我们的叙事实践。从某种意义上讲，法学和医学这两个职业在概念框架、教学方法和改进对来访者专业服务的职业目标上具有相似之处 [19]。

跨专业教育和实践：自从 20 世纪 80 年代中期，医务工作者和一些国内国际咨询机构就建议提升医疗团队的效率 [20]。虽然还没有强有力的证据支持加强医疗团队建设会提高医疗质量这一假设，但医学教育认证委员会和公立私立医疗保险公司都要求医学生和医务工作者接受跨专业教育培训 [21]。从 2014 年开始，口腔、医学和护理专业资格证书颁发委员会都要求这些专业为其学生提供跨专业教育，并将此作为颁发资格证书的一个条件。

医疗团队效率较低下有各种理由。随着医疗专业的不断细化，专业角色不断分化，医疗的工业装配线模式开始出现，每个成员都只完成自己的一小块职责，对整体了解甚少。更令人痛恶的是医疗卫生领域内难以改变的等级制度，白人男性医生持续占据着地位和权力，他们会复制甚至深化医学文化中的偏见和控制模式。医学学术圈上演着一幕幕闹剧，来自不同专业的医生互相争斗，以获取蝇头小利——教室空间、内部时间、财政资源、对机构政策的影响力和在权威团体的席位等，而决策往往由医生占主导地位的董事会制订。所以不可避免的是，等级分化加大并固化，甚至出现在远离医院高层的基层科室中，但在社区医院或诊所中，这种模式可被打破，有效医疗合作团队也可以建立。

面对这种由多因素决定的团队低效率，许多提升团队效率的方式应运而生[22]，其中一个模式就是切实可行的以任务为基础的训练框架[23]。一般的做法是，把需要在不同地点完成特定医疗任务的医务工作者集中起来练习需要大家共同完成的任务。这些人可能来自手术室、急诊室、产房或普通医疗病房。这些训练以角色扮演的方式展开，在临床情境中用假人或演员扮演病人再现医疗场景，在训练前就制订好行为学习目标。为了和主流医学教育方式保持一致，这些目标必须要描述为可观察的行为；同时，需制订团队支持行为清单，以评估团队和团队成员的表现，有时清单由团队成员自评完成，有时则由训练有素的观察员完成[24]。

社会学家研发了更为细致的团队合作建设方法，尤其在老年学和临终关怀领域，在这些学科领域中，多学科成员的积极合作是有效照护的关键。在世纪之交出现的叙事老年学集合了叙事理论学者、医务工作者和社会科学家，他们共同致力于改善老人的照护[25]，其学术研究在整体上为医疗团队的建设提供了概念框架和教学参考[26]。

指导跨专业教育开展和评估的理论框架包括源于社会科学和心理学的关系理论、社会身份认同理论、自我表征理论和职业社会学，还有米歇尔·福柯（Michel Foucault）的话语权力分析[27]。很多其他因素，如早期进入职业角色、专业间等级地位差异、区隔各专业的结构性壁垒以及允许和阻碍改变的组织结构等，都与培养医疗团队合作精神有密切关系。

　　叙事医学为这些提高医疗团队效率的模式带来不同却互补的理论框架，叙事培训和实践引导跨专业团队成员找到共同基础。这个基础可能会超越成员之间的差异，因为大家选择这个职业大多是为了或至少部分是为了服务病人，实现救死扶伤的使命[28]。叙事医学方法不关注团队成员专业身份的差异，而是聚焦于他们进入医疗职业前作为人的共同价值和愿望。叙事医学学习中展现的拓展性、创造性和反思性会为不同专业的医务工作者和学生创造空间，让他们以崭新的视角看待彼此，忽略各自的"地盘"或传统角色，作为同事，与病人一起，共同面对病人照护中常新的问题和机遇。

　　在实践中，叙事医学把细读、创意写作、关切讲述和倾听等共同创造叙事的特色方法应用到跨专业教育和实践中，在跨专业教学中所呈现的创造性、反思性和互惠性也会在临床实践中出现。除了借鉴社会科学和行为科学中的叙事理论框架外，我们还运用了知识和行为的文学及美学方式。通过叙事医学教学中的主体间接触，来自不同专业的参与者以各自本身相互面对——作为讲述者 - 聆听者、读者 - 作者。在此过程中，他们展露自己的视角、想象、记忆和价值观。所有在本书前几章描述的研讨班情形都会发生在跨专业培训的学员中，参与者不仅是要完成某项任务的医疗团队成员，也是完全、果敢的参与主体。

　　哥伦比亚大学叙事医学项目是由小乔赛亚·梅西基金会（Josiah Macy Jr. Foundation）所资助的四年项目，它先后聚集了教师和学生来参加密集的叙事培训。这些师生来自哥伦比亚大学口腔医学院、医学院、护理学院和公共卫生学院。与我们所有典型的叙事医学培训一样，成员通过创造性的活动相互认识，大家一起阅读优秀的文本，观看影片，进行创意写作，就复杂的问题互相提问。这些文本、影片和提问一般与医疗无关，学员也不再是各自专业的代表；相反，他们有机会在本体论、认识论和道德层面呈现自身特征。经过几个月后，团队的师生深入地了解了彼此，也都致力于改善我们机构的团队合作。

　　培训课程的评估采用质性方法，如焦点小组访谈、民族志访谈和现象研究。评估的结果显示团队成员对彼此、各自的专业视角和专业关切有了更深入的了解。学员知道他们还有很多未知的知识，但可依靠团队成员来获得这些知识。能与其他学院的同事保持长期联系，这本身就是叙事培训的成果，有助于我们摘下看待各自专业的有色眼镜。事实上，叙事医学工作把个体从局限的专业认知和实践框架中解脱出来，这不仅有利于改善病人照护的安全性和质量，跨专业教育也让我们从各自专业身份的陷阱中跳脱出来。

　　不论是在走上临床工作岗位前的教室里还是在临床工作场所，叙事医学方法都对医疗团队建设具有独特的价值。由经济和商品化优先体制驱动的美国医疗结构和理念产生了巨大转变，随之而来的是焦虑和担忧。医务人员抗议12~15分钟的门诊限时，怀疑如何在这么短的时间内为病人提供有效照护，因为病人的健康受到了大量身体、社会和经济问题的威胁。医院的日常管理要求记录所有活动（往往是出于让病人付账的经济需求），记录通过电脑终端完成，医生、护士、住院医师和治疗师因此不能很好地与病人接触。医院收支的重大决策往往不透明，一些医务人员惊讶且沮丧地看到自己的小部门被关闭，为更赚钱的部门腾出空间。医疗系统内部的商业竞争、某些医务人员的贪欲以及由医疗分层而加剧的贫富病人间的健康差距都令我们伤心，让我们担忧是否能提供可接受的医疗服务，也逐渐消殆了我们的集体感和自尊。

　　面对这些挑战，敬业的医务工作者们通过跨专业小组、专业学会、致力于将医疗卫生人文化的小组、初级保健合作组以及基于问题的联盟等组织，把公平和多样性注入临床工作中的权力结构和组织构架中。随着改善医疗团队的驱动力持续推进，可以想象临床实践中具有叙事能力的医务工作者将发挥越来越大的作用。尽管人们对目前美国医疗领域的官僚作风不再抱有幻想，但叙事能力可以让我们感到医疗工作的价值，鼓励我们找到方式来应对机构的去人性化，并能引领我们用各样的方式改善病人照护。

在这种情况下，叙事医学开辟的"林中空地"就愈显重要。这个空间不仅有助于完成密集的个人和小组工作，随着在伙伴和同事间、也在自身发现了愤慨、反抗和理想主义被压制，这个空间也成了社会活动的熔炉。这是批判性质询的开始，也是社会变革行动的开端。

叙事医疗团队建设中的一个独特又具有启发性的实验发生在瑞典的哥德堡，这是主流医疗机构在医疗团队建设中充分体现叙事意识的范例。受到叙事医学、以病人为中心的医疗观念之启发，瑞典一家大型社区医院的护士、助理护士和医生实行了以病人为中心、团队为基础的查房。病人入院后不是一个接一个地与医疗团队的不同成员见面，相反，病人被邀请来到团队舒适的办公室，与团队所有成员共同座谈。作为被邀请的客人，病人的陈述被团队所有成员认真地倾听，病人也可以确保所有照顾他 / 她的医务人员听到了相同的故事，并会采取统一的行动。

护士、医生和助理护士描述了他们自开展团队查房以来所取得的医疗服务改善的成就 [29]。他们的工作进行得更加迅速顺畅，对自己的工作感到更高的满意度，与团队成员和病人之间的关系也更为亲密。通过这个实验，团队成员相互间以及与病人之间都感到了更多的喜悦。

创新的叙事实践

临床病历：叙事医学对于再现的关注也延伸到了医疗照护工作的机构记录和法律记录中。电子病历的兴起极大改变了美国和其他地方的常规病例记录方法，虽然电子病历有助于促进病人的安全性和临床信息的整合，但会影响病人与医生面对面的交谈，病人看到的不是医生的脸，而是在桌前敲打键盘的背影 [30]。电子病历使用的平台主要为医疗计费所设计，因此不允许记录者做"临床医生式"的思考，它主要针对的是诊断和治疗过程的编码，并兼顾最佳的医疗费用方案[31]。大多数电子病历要求医生通过选择下拉式菜单或框中打钩的方式来输入数据，结果是，医生因此丧失了在有序、结构化地书写病情的过程中进行系统性思考的机会。虽然目前电子病历变得越来越自动化，但在大多数平台上，医生还是保留了在病历中自由书写的机会，虽然这样书写的时间非常有限。

让叙事回归病历已是许多致力于叙事实践医生的呼声，而日益受经济驱动的医疗体制中的时间限制成为自由书写的阻碍，虽然这样的书写有利于医生发现自己的临床思维并意识到病人的特定情况，但回归叙事书写不仅需要证明书写在临床决策和治疗联盟建立中的重要性，还要求提供确切证据，表明医生和病人花在叙事写作上的时间是可以在治疗效果的提升方面得到补偿的。这样的研究现在正在急诊、临终关怀和临床培训情境下进行，此方面的研究势在必行，是目前叙事医学最迫切的任务。

邀请病人参与书写是保持医疗病历价值的一种方式。波士顿贝斯·以色列女执事医院（Beth Israel Deaconess Hospital）开展了一项名为"开放式病历"的项目，允许病人查阅医生病历记录的结果[32]。虽然起初医生对此保持沉默，但当病人阅读了医生所写的记录后，却产生了非常有益的效果。病人觉得自己有了更强的掌控感，更了解自己的健康状况，更愿意服药了。大约有1/3的病人担心个人隐私泄露，有较小比例的病人读后有焦虑和困惑。在这个雄心勃勃的研究项目结束时，所有病人和医生都选择继续使用开放式病历。这项探索性研究预示着医疗卫生领域中文字交流的重要转向，提示即使在常规初级卫生保健中，文字叙事也是充满力量的。

医疗机构越来越多地让病人查看自己的电子病历记录，通过病人端的电子设备，他们可以查询检查结果、影像诊断报告，以及机构内任何部门医务工作者所写的病人就诊记录。在测试期，病人看到电子病历后会有一些质疑，如医生之间对诊断结果的解释不一致，医生的疑似诊断没有告知病人等。病人可查阅病历这一措施使得病历撰写必须严谨精确，也因此会促进病历记录和医疗质量的提升。

越来越多的医务工作者在医患互动后都会给病人一份他们所写的记录，而给病人记录这一行动本身也具有重要意义。手里拿着护士、治疗师或医生写的病历，病人可以很容易地回想起临床互动时的情况，把这个记录展示给他人，以便他们帮助他/她了解看病过程，并发现没有在诊疗中被问到的问题。病人会保留这些记录，作为关于自己健康的有价值的材料。我一直保持给病人提供塑料文件袋的习惯，文件袋外皮印有医院的名字并注有"病人持有病历"字样，以提示病人自己是个人病史的拥有者。知道病人会阅读这些病例，就提醒医生，在写病历时要用文字，而非数字和缩写等。更重要的是，这种做法还提醒医生，看病这一行为不仅应包含医生所重视的内容，还应包含病人所重视的内容。记录需要包含所有讨论过的内容，而不仅仅是医生认为与照护最相关的内容。因此，给病人一份病历这一行为其实就强调了医患互动中所讨论的、对病人最重要的事情——不仅包括检查结果和用药剂量，还会记录家庭里的死亡，对子女的担忧，成功地找到了工作，以及从大学毕业等相关内容，这些都构成病人照护故事的素材。

本书第十二章描述了让病人在病历上写记录，是这项工作的下一步。当我们意识到医患之间分隔的危害性后，两者之间的界限也许会变得更具有渗透性。未来叙事医学的愿景就是要平衡医疗照护中双方的话语权力，并使医疗照护的再现更为平等。作为医疗实践的法宝，临床病历在医疗照护的整个过程中占有核心地位，虽然受到电子化病历的冲击——有人甚至说是劫持，但我们依然可以利用写作的力量，实现医疗工作中的平等、公平和真实。

在医疗照护中承担见证：叙事医学已发展出在临床工作承担见证的方法，在描述这个临床方法前，需要回顾医疗卫生和社会公正背景下承担见证的需求。

大量事件以及重大事件都需要见证，超越理性的行动，不管是自然发生的，还是信念使然，也不管是好还是坏，都需要正式的承认，即使它们超出观察者的认知能力。从定义上来说，需要见证的行动往往是不能解释的，超越了事实和历史。需要见证的行动需要参与者和观察者回归到在场诠释，用诗歌、音乐、舞蹈和视觉艺术的方式来见证、承认或纪念某一重大事件，而这个事件往往无法用普通言语表述。

在古希腊戏剧中，当主人公自身不能完全感知事件时，合唱团就起到了见证的作用。例如，欧里庇得斯（Euripides）的戏剧《特洛伊妇女》（*The Trojan Women*）中合唱团唱出了他们的见证，不仅表明事件"发生了"，并且意味着"很重要"：

> 祭祀已过去，听到了欢呼的声音，
> 星空下的舞蹈，彻夜的祈祷；
> 金色的形象和特洛伊的月亮
> 十二个月亮代表着那些伟大的名字；
> 我的心，我的心在哭泣，高高在上的宙斯神啊，
> 你在天上执政，他们对于你来说一文不值吗，
> 你在那火上方的云端执政，要目睹这个城市濒临灭亡，
> 消失在烈风和火焰中吗[33]？

在这里，合唱团的作用是充当戏剧表演的旁白，从行动之外为特洛伊城发出集体的声音，在戏剧中合唱团作为特洛伊城沦陷的见证者，以整个城的名义，向众神哀叹。是这些人允许了这场战争的破坏，造成了人民的绝望，让他们热爱的城市在"烈风和火焰"中化为灰烬。

我们需要区分事件的目击者和见证者[34]。见证行为的双重含义提醒我们注意到这个概念的复杂性，强调事实和意义之间的张力。目击者可以在庭审中作证，提供过往事实，他/她可以在庭审中发表关于犯罪活动的证词，或是在警方提供的嫌疑人中指认罪犯；而见证者作为一个事件

的亲历者、观察者和标记者，被赋予更重要的职责，他／她要从个人的角度认识到事件的意义。贵格会教徒在公共场所集体静默肃立，呼吁和平，举着印有抗争主题的标牌，他们既完成了向同伴证明自己追求和平的决心，又引发了旁观者对于中东战争、核战争和星球毁灭等问题的关注。在南美专政制度下失去孩子的母亲和祖母们冒着风险，通过永久性的身体见证，逆转了几十年的冷漠和否认——她们所见证的不是一系列事实，而是围绕着失去孩子的"无事实状态"。

历史学家海登·怀特（Hayden White）警告人们不要过于轻易地接受见证的可靠性或不可能性。他指出，"我们不能理所当然地接受看到的任何事情[35]"。怀特研究了普里莫·莱维（Primo Levi）所写的犹太大屠杀记录，莱维是奥斯维辛集中营的幸存者，也是这些残暴行为的记录者。作为一名化学家，他声称运用了自己的科学观察和分析技巧来记录集中营的生活。事实上，莱维在"最终的解决"中，将报告转化为诗意的悖论文本：

> 这就是我们，灰色且相似，弱小如蚂蚁，却又高大可及星空，相互连接在一起，无以数计，布满了平原，直至天际。有时我们融合为一个物质，人人感到被困、窒息，处于悲惨的混乱中，有时却又似乎围着一个圆圈行进，没有头尾[36]。

怀特指出，"莱维笔下记录的历历在目的集中营的恐怖生活，不是历史学传统意义上对'事实'的勾勒，而更多是他创造的人物群像展开，他赋予了这些人物和事实以自己的情感和价值观"。这意味着即使是目击者，也需要某些再现形式，以兼顾事实和意义[37]。

文学学者杰弗里·哈特曼（Geoffrey Hartman）和精神分析师劳德瑞（Dori Laub）在耶鲁大学共同创立了"福图诺夫犹太大屠杀见证影像档案"（Fortunoff Video Archive for Holocaust Testimony），使集中营的幸存者有机会在档案中添加他们所亲历暴行的见证。视频中的近景访谈是幸存者对过去回忆的讲述,访谈者用敏锐的不惹眼的评论轻柔地引导着访谈。这些访谈不是被当作可证实的史实,而是提供了一种方式和情境,让大屠杀的亲历者表达自己并诠释自己的经历[38]。真正的报告与可证实的事实性报告不同,哈特曼将之描述为不仅是对所发生事件的见证,还要见证经历事件的人:"如果真实性占主导的话,作为创伤事件见证人的幸存者要同时成为第一人称和第二人称:一个是虽然经历了一切,但仍然能够对留存的自我说'你'的人;另一个是能够在消失和受损的自我中寻求'我-你'关系的人[39]。"

见证是宗教生活一个强有力的方面,给予自我一个向真理和信念作证的机会,虽然有时这样做会有风险。宗教见证可以通过装束、仪式或日常习惯无言地完成,这些都标志着此人的信仰。更广泛的政治创伤或不公正可以通过集体见证暴行来应对,其目的不是在审判中指责,而是寻求未来。南非人民对种族隔离的挑战就是通过寻求真理以及和解仪式所实现的,这让公众有机会揭露这些错误,并使经历创伤的社会得以团结[40]。

见证行为不仅发生在大的历史性恐怖事件和战争中,也发生在人际亲密行为中。有人认为,发生在母亲和婴儿间的认可行为,是形成人一生面对和回应与他人主体间关系能力的基础,并直接与人格有关[41]。疗愈性关系提供了见证的有力场景,而见证行为本身就也包含了疗愈。精神分析师沃伦·波兰(Warren Poland)将分析治疗中的见证描述为一种具有移情参与的互惠状态:

> 见证是一个分析师的活动,即在不采取任何积极行动的情况下"理解"病人所说的话……分析师作为病人的他者,积极地观察并在场,识别并获取病人心理的情感活动……作为分析功能,见证指的是分析师作为旁观者,掌握并尊重病人经历的意义,并从

他者的不同角度，尊重这些意义的意义 [42]。

迈克尔·怀特（Michael White）和戴维·爱普生（David Epson）把叙事治疗作为家庭治疗的一种创新方式，他们把"外部见证人"技术引入治疗过程中，让来访者和其家人共同参与。选择外部见证人要基于他们与来访者的某种相似性，这样来访者的故事将在某种程度上与他们自己的经历产生共鸣。当来访者在场时，见证人可以在与治疗师的交谈中证明倾听故事是如何帮助或激励他们生活的 [43]。就像为正在进行的事件提供背景的古希腊合唱团一样，外部见证人会把这个家庭的境遇放到更大的社会或内部经验范畴中，减弱受困家庭的孤立，同时为他们努力恢复健康提供陪伴与肯定。

叙事医学在照护个体病人的实践中形成了见证传统，叙事医学见证人结合了目击者和见证人的双重身份参与临床互动，给参与者提供感知精细的书面记录 [44]。经病人和医生的许可，见证人出席诊疗，像人类学家一样做田野笔记，然后根据笔记形成对医患互动的系统描述。由于见证人不直接参与医患互动，他/她可以观察并记录医患都察觉不到的内容。见证人笔记里增加了知识的新维度，包括医生自身关于互动的新知识，还有见证人对病人做的个人观察记录，医务工作者对此都很感激。见证笔记有时也会提供给病人，不是以会话记录的形式，而是病人为健康所做努力的描绘。

叙事医学的见证形式可同时实现几个目标，通过正式的见证行为及随后产出的整个事件记录，医患交互的重要性得以被认识和突出。即使是常规临床互动中的症状讨论、查体、观看检验结果和影像检查报告、治疗方案探讨等行为，都可被认作复杂的社会事件，展现了权力关系、关于健康和疾病信念的一致和冲突、劝诫与安抚的努力、归属还是冷漠的证据。互动中的双方都被见证，观察者关注病人和医务工作者的状况，默默地评估双方的交互性努力、交流的潜力，以及对正在进行事情之重要性的感知；见证人自己通常不熟悉临床场景，通过无声的文字记录为这一过程的重要性做出贡献，阐明这个事件发生过，并且很重要。

医务工作者的"看"

除了叙事实践和技能得以发展外，叙事能力有助于医务工作者"看见"。我将以弗兰克·哈伊勒（Frank Huyler）的见证结束本章。这个见证借助关注和再现的叙事医学技巧，唤起了对世界的感知和行动。

哈伊勒描述了某个午夜与一个女人的邂逅，当时女人正处于一场巨大而危险的心脏病发作中，她无家可归，流落街头，患有精神分裂症。这些综合的社会因素使她无法遵从心脏病所需的治疗，造成了大面积心肌梗死，而她安装的冠状动脉支架花费了 7000 美元。哈伊勒意识到这些钱足以让她购置房屋、药品和公交卡（他不禁想问：为什么一个支架需要 7000 美元呢？）。为了捍卫医生具有的人文叙事情怀，哈伊勒写道：

> 我记不得参加过的成百上千个讲座的内容……但我记得这些年看过的病人、许多戏剧化或平常时刻、共事过的许多同事、住院医师和学生；我记得夜班回家后倒在干净床单上的愉悦、听到呼叫处理创伤病人时的惊慌、工作中犯了大错时对自己的痛骂、完美缝合伤口后独有的审美满足感；我记得抢救指令发出后，每个人停止手头工作时空气中弥漫的静滞、诊疗正确时偶尔感到的荣耀、诊室里充斥的哀叹和舒缓的情绪、声与光、收音机的声音、急救车的笛声、大喊大叫或沉默不醒的醉鬼、勇敢或胆小的病人……在这一切混沌中会产生一种感觉——我们所有的医务工作者都在做有意义的事。尽管我们做得不够完美，尽管有时我们身不由己。正是这种工作的意义感、重要性和风险性，驱使医学文化具有严谨性和规范性。体力的损耗、午夜里无休止的电话、写

过和读过的无数页病历、讲授和聆听过的各种讲座，都构成了医学……无名的、吃力不讨好的、无法露面的、不确定的，但又是很必要的。这种必要性显示了医务人员的善良本质。他们虽然有时显得冷漠，但他们在造福人类[45]。

　　本章描述的叙事实践可以让我们进一步了解医学的崇高性，叙事技能可以使个体完全感知并再现医疗照护中发生的事情。通过在常规工作中严格地用词语和文本记录照护情景，叙事技巧可以使医疗实践更具有创造性、反思性和互惠性。不管是邀请病人共同创建临床病历，还是在诊室承担见证，这些工作都建立了临床工作的独特性和重要性，让人们意识到医疗的风险性，也使病人和医生感知到了并肩作战的意义。

注释

[1]　Leriche, cited in Canguilhem, Normal and Pathological, 91.

[2]　参见：O'Mahoney, "Against Narrative Medicine"；Woods, "The Limits of Narrative"。

[3]　参见：Lewis, "Narrative Medicine and Healthcare"; McKechnie, "Anxieties of Communication"; Vannatta and Vannatta, "Functional Realism"; Gold, "Narrative Medicine"; Launer, Narrative-Based Primary Care; Greenhalgh and Hurwitz, Narrative Based Medicine。

[4]　Huyler, "Woman in the Mirror", 919.

[5]　Weil, Waiting for God (2001), 64, as quoted by Schweizer, Waiting, 88.

[6]　Weil, Waiting for God (1973), 111-112, 149.

[7]　See Lipkin, Putnam, and Lazare, *Medical Interviewing*; Fortin et al., *Smith's Patient-Centered Interviewing*; Newell, *Interviewing Skills for Nurses*; Coulehan and Block, *Medical Interview*.

[8]　Nowaczyk, "Narrative Medicine in Clinical Genetics", 1946.

[9]　Sarah Chambers and Glickstein, "Making a Case".

[10]　See Knight, "Role of Narrative Medicine".

[11]　See Mahr, "Narrative Medicine and Decision-making".

[12]　See Donzelli, "Role of Narrative Medicine in Pregnancy".

[13]　See Rian and Hammer, "Practical Application of Narrative Medicine".

[14]　Amiel et al., "Narrative Medicine".

[15]　Devlin et al., "Where Does the Circle End?"

[16] Martinez, "Feeding the Soul".

[17] Winkel et al., "No Time to Think"; Charon, "Our Heads Touch"; Charon, "Why Read and Write?"; Olson, "Narrative Medicine".

[18] 关于医生和住院医师叙事医学培训的例子，请见以下作品：Branch et al., "Good Clinician", Singer et al., "Four Resident's Narratives"; Liben et al., "Assessing a Faculty Development Workship".

[19] Moran, "Families, Law, and Literature".

[20] World Health Organization, *Learning Together*; World Health Organization, *Framework for Action*; Institute of Medicine, *Crossing the Quality Chasm*; Josiah Macy, Jr. Foundation, *Annual Report 2012*.

[21] Reeves et al., "Interprofessional Education"; Interprofessional Education Collaborative Expert Panel, "Core Competencies".

[22] Greer, "Status of Interprofessional Education"; Ho et al., "Making Interprofessional Education Work".

[23] Weaver et al., "Anatomy of Health Care Team".

[24] West et al, "Tools to Investigate"; Graham, West, and Bauer, "Faculty Development".

[25] Kenyon, de Vries, and Clark, *Narrative Gerontology*; Kenyon, Bohlmeijer, and Randall, *Storying*.

[26] Clark, "Narrative in Interprofessional"; Clark, "Emerging Themes".

[27] Thistlewaite, "Interprofessional Education"; Reeves et al., *Interprofessional Teamwork*.

[28] Sands, Stanley, and Charon, "Pediatric Narrative Oncology"; Charon, "Writing in the Clinic".

[29] Lövtrup, "Here Is the Patient"; Baathe et al., "Physician Experiences" http://wardround. net/research/.

[30] Reis, Visser, and Frankel, "Health Information and Communication"; Bates and Gawande, "Improving Safety".

[31] Cimino, "Improving the EHR".

[32] Delbanco, "Inviting Patients to Read".

[33] Euripides, *Trojan Women*, 65.

[34] Oliver, "Witnessing", 80.

[35] Hayden White, "Figural Realism", 113.

[36] Levi, *Survival in Auschwitz*, 62.

[37] Hayden White, "Figural Realism", 119.

[38] Laub, "Bearing Witness"; Hartman, *Scars*.

[39] Hartman, *Scars*, 19.

[40] Ross, *Bearing Witness*.

[41] Cavarero, *Relating*; Butler, *Giving an Account*; Arendt, *Human Condition*.

[42] Poland, "Analyst's Witnessing", 21.

[43] Michael White, *Working with People*.

[44] Charon, "Narrative Medicine as Witness".

[45] Huyler, "Woman in the Mirror", 920.

作者介绍

丽塔·卡伦（Rita Charon）：哥伦比亚大学内科医生、文学学者、哥伦比亚大学叙事医学项目的创始人及执行主任，负责哥伦比亚大学医学生的叙事医学必修课以及叙事医学理学硕士项目。她的临床实践和教育中的叙事维度研究得到了国立卫生研究院、全国人文基金会以及多个私人基金会的支持。她的研究和演讲遍及世界，内容包括叙事医学、叙事伦理以及临床环境中的细读和创意写作教学。她的著作有 *Narrative Medicine: Honoring the Stories of Illness*，合作主编了 *Stories Matter: The Role of Narrative in Medical Ethics* 和 *Psychoanalysis and Narrative Medicine*。

萨扬塔尼·达斯古普塔（Sayantani DasGupta）：她最初的训练是在儿科学及公关卫生专业，现在是哥伦比亚大学叙事医学硕士项目、比较文学研究所、种族与族群研究中心成员。她是哥伦比亚大学"叙事、健康及社会公平"研讨会的两主席之一，以及《文学与医学》杂志编委会成员。她作为作者和合作主编的书有四本：*Stories of Illness and Healing: Women Write Their Bodies*（Kent State, 2007），*Globalization and Transnational Surrogacy in India: Outsourcing Life*（Lexington, 2014）。她关于叙事医学、教学、种族、族群、性别和社会公平的文章得以广泛发表，包括 *The Health Humanities Reader*（RUP, 2014），*Keeping Reflection Fresh*（KSUP, 2016）。她发表的更多文章可以见以下网址：www.sayantanidasgupta.com.

耐莉·赫曼（Nellie Hermann）：毕业于布朗大学及哥伦比亚大学

的 MFA 项目。她写的小说包括 *The Cure for Grief*（Scribner, 2008），*The Season of Migration*（FSG, 2015）。后一本书入选了《纽约时报》编辑推荐书目。她获得了 2016 年 NEA 文学研究员奖金，在巴纳德学院（Barnard College）教授写作课程；担任哥伦比亚大学内外科医学院（Columbia University's College of Physicians and Surgeons）叙事医学项目的创意主任。

克雷格·欧文（Carig Irvine）：哥伦比亚大学叙事医学硕士项目主任、叙事医学教育项目主任，哲学博士。在将近 20 年的时间里，他负责设计并讲授叙事医学课程，学员包括住院医师、医学生、医生、护士、社会工作者、医院牧师、牙科医生，以及其他健康相关人员。他有三十年研究和讲授哲学史、现象学、伦理学、人文学和叙事医学的经验。他发表的文章集中在伦理学、住院医师教育和叙事医学方面；多次就这些及其他研究领域在国际国内学术会议上发言。

埃里克·R. 马库斯（Eric R. Marcus）：医学博士，哥伦比亚大学心理分析培训及研究中心主任、内外科医学院临床精神病学教授及叙事医学项目创始成员。他是美国精神病学会杰出终身成员、纽约医学科学院成员、美国精神分析家学会成员、美国精神病学会纽约地区分会卸任会长。他的研究领域包括精神病或近乎精神病现象中的象征性现实改变，以及利用医学生的梦考察医学教育和医学共情能力的发展阶段的心理分析和社会科学研究。他的新书 *Psychosis and Near Psychosis: Ego Function, Symbol Structure, Treatment*（修订第三版）在 2017 年由 Internaitonal Universities Press 出版。

埃德加·里韦拉·科隆（Edgar Rivera Colón）：哥伦比亚大学叙事医学项目成员，讲授质性研究方法。他也是耶稣会大学之一、位于新泽西的圣彼得斯大学（Saint Peter's University, the Jesuit University of New

Jersey）的社会学和城市研究助理教授。他是一位医学人类学家，在纽约市的球屋（House Ball）社区做民族志研究。他的专长是拉丁裔男同性恋、双性恋男性的性文化及 HIV 研究。他定期培训在拉丁裔 / LGBTQ 群体工作的公共卫生人员，给他们讲授这个群体的文化和结构。目前他正在主编一本书，名为 *Queer Latino/ a Theologies and the Churches.*

　　丹妮尔·斯宾塞（Danielle Spencer）：哥伦比亚大学叙事医学项目成员、Einstein-Cardozo 生命伦理学理学硕士项目成员。她的研究兴趣包括个人散文、临床回忆录和视觉文化。她目前正在写的一本书是关于在"规范"中发现潜在的认知和感知差异的现象。她经常在医学人文和生命伦理学学术会议上发言。她的文章发表在 *The Lancet, Creative Nonfiction, Esopus, The Hungarian Review, WIRED, The Routledge Companion to the Philosophy of Medicine* 等期刊上。她多年担任艺术家 / 音乐家 David Byrne 的艺术指导，与 Byrne 在一系列的展览和项目上进行了合作，她还与摄影家 Nan Goldin 进行合作。

　　毛拉·斯皮格（Maura Spiegel）：英语教授；过去 20 多年在哥伦比亚大学和 Barnard College 讲授非虚构作品和电影课程；是哥伦比亚大学内外科医学院叙事医学项目的创始成员；她的授课对象包括叙事医学硕士项目学生，她同时为一年级医学生开设电影课程。她与丽塔·卡伦共同担任《文学与医学》（由霍普金斯大学出版社出版）杂志主编 7 年。她是以下两本书的共同作者：*The Grim Reader: Writings on Death, Dying and Living on*（Anchor/Doubleday），*The Breast Book: An Intimate and Curious History*（Workman）。她关于西德尼·吕美特（Sidney Lumet, 美国导演、制片人和剧作家——译者注）的生活和电影的书即将由 St. Martin's Press 出版。

参考书目

Academy of Achievement. "Elie Wiesel Interview—Academy of Achievement." June 29, 1996. http://www.achievement.org/autodoc/page/wie0int-2.

Ahbel-Rappe, Sara. "Plato's Influence of on Jewish, Christian, and Islamic Philosophy." In *A Companion to Plato*, edited by H. H. Benson, 434–50. West Sussex: Blackwell, 2009.

Allen, Katherine R., and Elizabeth B. Farnsworth. "Reflexivity in Teaching about Families." *Family Relations* 42 (1993): 351–56.

Altieri, Charles. "Affect, Intentionality, and Cognition: A Response to Ruth Leys." *Critical Inquiry* 38, no. 4 (2012): 878–81.

Amiel, Jonathan, Anne Armstrong-Coben, Melanie Bernitz, Julie Glickstein, Deepthiman Gowda, Gillian Graham, Nellie Hermann, Constance Park, Delphine Taylor, and Rita Charon. "Narrative Medicine in Education and Practice." In *Behavioral Medicine: A Guide for Clinical Practice*, 4th ed., edited by Mitchell Feldman, John Christiansen, and Jason Satterfield, 505–13. New York: McGraw Hill Education, 2014.

Anderson, Charles, and Marian MacCurdy. "Introduction." *Writing and Healing: Toward an Informed Practice*. Urbana, IL: National Council of Teachers of English, 2000.

Arendt, Hannah. *The Human Condition*. Chicago: University of Chicago Press, 1958.

Arendt, Hannah. *The Life of the Mind*. New York: Harcourt and Brace, 1971.

Arntfield, Shannon, Kris Slesar, Jennifer Dickson, and Rita Charon. "Narrative Medicine as a Means of Training Medical School Students toward Residency Competencies." *Patient Education and Counseling* 91 (2013): 280–86.

Aronson, Louise, Brian Niehaus, Laura Hill-Sakurai, Cindy Lai, and Patricia S. O'Sullivan. "A Comparison of Two Methods of Teaching Reflective Ability in Year 3 Medical Students." *Medical Education* 46 (2012): 807–14.

Attridge, Derek. "Innovation, Literature, Ethics: Relating to the Other." *PMLA* 114, no. 1 (1999): 20–31.

Attridge, Derek. "Performing Metaphors: The Singularity of Literary Figuration." *Paragraph: A Journal of Modern Critical Theory* 28, no. 2 (2005): 18–34.

Augustine. *The Confessions of Saint Augustine*. Translated by Edward B. Pusey. New York: The Modern Library, 1949.

Aull, Felice, and Bradley Lewis. "Medical Intellectuals: Resisting Medical Orientalism." *Journal of Medical Humanities* 25, no. 2 (2004): 87–108.

Baathe, Fredrik, Gunnar Ahlborg, Annica Lagstrom, Lars Edgren, and Kerstin Nilsson. *Journal of Hospital Administration* 3, no. 6 (2014): 127–42. Published online October 27, 2014. doi:10.5430/jha.v3n6p127.

Bachelard, Gaston. *The Poetics of Space*. Translated by Maria Jolas. Boston: Beacon Press, 1994.

Bakhtin, Mikhail. "Forms of Time and of the Chronotope in the Novel: Notes toward a Historical Poetics." In *The Dialogic Imagination: Four Essays*, edited by Michael Holquist, translated by Caryl Emerson and Michael Holquist, 84–258. Austin: University of Texas Press, 1981.

Bakhtin, Mikhail. *Problems of Dostoevsky's Poetics*. Edited and translated by Caryl Emerson. Minneapolis: University of Minnesota Press, 1984.

Baldwin, Clive. "Narrative Ethics for Narrative Care." *Journal of Aging Studies* 34 (2015): 183–89.

Banfield, Ann. "Time Passes: Virginia Woolf, Post-Impressionism, and Cambridge Time." *Poetics Today* 24, no. 3 (Fall 2003): 471–516.

Banville, John. *The Infinities*. New York: Alfred A. Knopf, 2010.

Baron, Richard J. "An Introduction to Medical Phenomenology: I Can't Hear You While I'm Listening." *Annals of Internal Medicine* 103, no. 4 (1985): 606–11.

Barthes, Roland. *The Pleasure of the Text*. Translated by Richard Miller. New York: Hill and Wang, 1975.

Barthes, Roland. *The Rustle of Language*. Translated by Richard Howard. Berkeley: University of California Press, 1989.

Barthes, Roland. *S/Z: An Essay*. Translated by Richard Miller. New York: Hill and Wang, 1974.

Bates, David W., and Atul A. Gawande. "Improving Safety with Information Technology." *New England Journal of Medicine* 348, no. 25 (2003): 2526–34.

Beauchamp, Tom L. "Principlism and Its Alleged Competitors." *Kennedy Institute of Ethics Journal* 5, no. 3 (1995): 181–98.

Beauchamp, Tom L., and James F. Childress. *Principles of Biomedical Ethics*. New York: Oxford, 1979.

Beauvoir, Simone de. *The Ethics of Ambiguity*. Translated by Bernard Frechtman. New York: Citadel Press, 1948.

Bechdel, Alison. *Fun Home: A Family Tragicomic*. New York: Houghton Mifflin, 2006.

Benjamin, Walter. "The Storyteller." In *Illuminations: Essays and Reflections*, edited by Hannah Arendt and translated by Harry Zohn, 83–109. New York: Schocken Books, 1969.

Bennett, Jane. *The Enchantment of Modern Life: Attachments, Crossings, and Ethics*. Princeton, NJ: Princeton University Press, 2002.

Berger, John. "One or Two Pages about Vigilance." *Brick: A Literary Journal* 95 (Summer 2015), 126–29.

Bergson, Henri. *Time and Free Will: An Essay on the Immediate Data of Consciousness*. Translated by F. L. Pogson. New York: Harper, 1960.

Berthoff, Ann E. "Learning the Uses of Chaos." In *The Making of Meaning: Metaphor, Models, and Maxims for Writing Teachers*, 68–72. Upper Montclair, NJ: Boynton/Cook, 1981.

Best, Stephen, and Sharon Marcus. "Surface Reading: An Introduction." *Representations* 108, no. 1 (Fall 2009): 1–21.

Bhabha, Homi K. "The World and the Home." *Social Text* 31–32 (1992): 141–53.

Bialostosky, Don. "Should College English Be Close Reading?" *College English* 69, no. 2 (2006): 111–16.

Blakeslee, Sandra. "To Advance, Search for a Black Cat in a Dark Room." *The New York Times*, June 18, 2012. http://www.nytimes.com/2012/06/19/science/ignorance-book-review-scientists-dont-care-for-facts.html.

Bleich, David. *Subjective Criticism*. Baltimore: Johns Hopkins University Press, 1978.

Bloor, David. *Knowledge and Social Imagery*. London: Routledge and Kegan Paul, 1976.

Bollas, Christopher. *The Shadow of the Object: Psychoanalysis of the Unthought Known*. New York: Columbia University Press, 1987.

Booth, Wayne C. *The Rhetoric of Fiction*. 2nd ed. Chicago: University of Chicago Press, 1983.

Booth, Wayne C. *The Company We Keep: An Ethics of Fiction*. Berkeley: University of California Press, 1988.

Borges, Jorge Luis. "A New Refutation of Time." In *Labyrinths: Selected Stories and Other Writings*, translated by James E. Irby, 217–37. New York: New Directions, 1964.

Bosk, Charles L. *All God's Mistakes: Genetic Counseling in a Pediatric Hospital.* Chicago: University of Chicago Press, 1992.

Boudreau, J. Donald, Stephen Liben, and Abraham Fuks. "A Faculty Development Workshop in Narrative-based Reflective Writing." *Perspectives in Medical Education* 1 (2012): 143–54.

Bourdieu, Pierre. *Outline of a Theory of Practice.* Translated by Richard Nice. Cambridge, UK: Cambridge University Press, 1977.

Bourdieu, Pierre, and Loïc J. D. Wacquant. *An Invitation to Reflexive Sociology.* Chicago: University of Chicago Press, 1992.

Brain, Peter, trans. "Galen on the Ideal of the Physician." (Opt. Med.). *South African Medical Journal* 52 (1977): 936–38. Translation of *Claudii Galeni Opera Omnia*, vol. 1, 53–63, edited by C. G. Kühn (Leipzig, Cnobloch), 1821–33.

Branch, William T., Jr., Richard Frankel, Catherine F. Gracey, Paul M. Haidet, Peter F. Weissmann, Paul Cantey, Gary A. Mitchell, and Thomas S. Inui. "A Good Clinician and a Caring Person: Longitudinal Faculty Development and the Enhancement of the Human Dimensions of Care." *Academic Medicine* 84, no. 1 (2009): 117–26.

Branch, William T., Jr. "The Ethics of Patient Care." *JAMA* 313, no. 14 (2015): 1421–2.

Brockmeier, Jens. *Beyond the Archive: Memory, Narrative, and the Autobiographical Process.* New York: Oxford University Press, 2015.

Brockmeier, Jens, and Donal Carbaugh, eds. *Narrative and Identity: Studies in Autobiography, Self and Culture.* Amsterdam: John Benjamins Publishing Company, 2001.

Brockmeier, Jens, and Hanna Meretoja. "Understanding Narrative Hermeneutics." *Storyworlds* 6, no. 2 (2014): 1–27.

Brockmeier, Jens, and Rom Harré. "Narrative: Problems and Promises of an Alternative Paradigm." In *Narrative and Identity: Studies in Autobiography, Self and Culture*, edited by Jens Brockmeier and Donal Carbaugh. Amsterdam: John Benjamins Publishing Company, 2001.

Brody, Howard. *Stories of Sickness.* New Haven, CT: Yale University Press, 1987.

Brooks, Cleanth. *The Well Wrought Urn: Studies in the Structure of Poetry.* New York: Harcourt, Brace and World, 1947.

Brooks, Cleanth, and Robert Penn Warren. *Understanding Poetry.* 3rd ed. New York: Holt, Rinehart and Winston, 1960.

Brooks, Peter. *Reading for the Plot: Design and Intention in Narrative.* New York: Alfred A. Knopf, 1984.

Brown, T. *The Mechanical Philosophy and the "Animal Oeconomy."* New York: Arno, 1981.

Broyard, Anatole. "The Patient Examines the Doctor." In *Intoxicated By My Illness and Other Writings on Life and Death*, edited by Alexandra Broyard, 33–58. New York: Fawcett Columbine, 1993.

Bruner, Jerome. *Acts of Meaning.* Cambridge, MA: Harvard University Press, 1990.

Butler, Judith. *Giving an Account of Oneself.* New York: Fordham University Press, 2005.

Butler, Judith. *Precarious Life: The Powers of Mourning and Violence.* New York: Verso, 2006.

Butler, Judith. *Undoing Gender.* New York: Routledge, 2004.

Butler, Judith. "Your Behavior Creates Your Gender." *Bigthink Video.* Recorded January 13, 2011. http://bigthink.com/videos/your-behavior-creates-your-gender.

Canguilhem, Georges. "Fragments." *Revue de Métaphysique et de Morale* 90, no. 1 (January–March, 1985): 93–98.

Canguilhem, Georges. *The Normal and the Pathological.* Translated by Carolyn R. Fawcett. New York: Zone Books, 1991.

Canguilhem, Georges. *Writings on Medicine / Georges Canguilhem.* Edited and translated by Stephanos Geroulanos and Todd Meyers. New York: Fordham University Press, 2012.

Carel, Havi. *Illness: The Cry of the Flesh.* Durham, UK: Acumen, 2008.

Carrese, Joseph A., Erin L. McDonald, Margaret Moon, Holly A. Taylor, Kiran Khaira, Mary Catherine Beach, and Mark T. Hughes. "Everyday Ethics in Internal Medicine Resident Clinic: An Opportunity to Teach." *Medical Education* 45 (2011): 712–21.

Carson, Ronald. "Interpretive Bioethics: The Way of Discernment." *Theoretical Medicine* 11 (1990): 51–59.

Cassell, Eric. *Talking with Patients*. Vols. 1 and 2. Cambridge, MA: MIT Press, 1985.

Cassell, Eric J. "The Nature of Suffering and the Goals of Medicine." *New England Journal of Medicine* 306, no. 11 (1982): 639–45.

Cavarero, Adriana. *Relating Narratives: Storytelling and Selfhood*. Translated by Paul A. Kottman. London: Routledge, 2000.

Certeau, Michel de. *The Practice of Everyday Life*. Translated by Steven Rendell. Berkeley: University of California Press, 1984.

Saavedra, Miguel de Cervantes. *Don Quixote De La Mancha (Oxford World's Classics)*. Translated by Charles Jarvis. New York: Oxford University Press, 2008.

Chalmers, David J. *The Conscious Mind: In Search of a Fundamental Theory*. New York: Oxford University Press, 1996.

Chambers, Sarah, and Julie Glickstein. "Making a Case for Narrative Competency in the Field of Fetal Cardiology." *Literature and Medicine* 29, no. 2 (Fall 2011): 376–95.

Chambers, Tod S. *The Fiction of Bioethics: Cases as Literary Texts*. New York: Routledge, 1999.

Charon, Rita. "At the Membranes of Care: Stories in Narrative Medicine." *Academic Medicine* 87, no. 3 (2012): 342–47.

Charon, Rita. "The Ecstatic Witness." In *Clinical Ethics and the Necessity of Stories: Essays in Honor of Richard M. Zaner*, edited by Osborne P. Wiggins and Annette C. Allen, 165–83. New York: Springer, 2011.

Charon, Rita. *Narrative Medicine: Honoring the Stories of Illness*. New York: Oxford University Press, 2006.

Charon, Rita. "Narrative Medicine as Witness for the Self-Telling Body." *Journal of Applied Communication Research* 37, no. 2 (2009): 118–31.

Charon, Rita. "Narrative Reciprocity." *Hastings Center Report* 44, no. 1 (2014): S21–S24.

Charon, Rita. "Our Heads Touch—Telling and Listening to Stories of Self." *Academic Medicine* 87 (2012): 1154–56.

Charon, Rita. "The Patient, the Body, and the Self." In *Narrative Medicine: Honoring the Stories of Illness*, 85–104. New York: Oxford University Press, 2006.

Charon, Rita. "Why Read and Write in the Clinic? The Contributions of Narrative Medicine to Health Care." In *Routledge Handbook of Language and Health Communication*, edited by Heidi Hamilton and Wen-Ying Sylvia Chou, 245–58. New York: Routledge, 2014.

Charon, Rita. "Writing in the Clinic, or What Might Be Expressed?" In *The Future of Scholarly Writing: Critical Interventions*, edited by Angelika Bammer and Ruth-Ellen Boetcher Joeres, 87–99. New York: Palgrave Macmillan, 2015.

Charon, Rita, and Martha Montello, eds. *Stories Matter: The Role of Narrative in Medical Ethics*. New York: Routledge, 2002.

Charon, Rita, Nellie Hermann, and Michael Devlin. "Close Reading and Creative Writing in Clinical Education: Teaching Attention, Representation, and Affiliation." *Academic Medicine: Journal of the Association of American Medical Colleges* 91, no. 3 (2016): 345–50.

Chen, Pauline. *Final Exam: A Surgeon's Reflections on Mortality*. New York: Vintage, 2008.

Churchill, Larry. "Narrative Awareness in Ethics Consultations: The Ethics Consultant as Story-Maker." *Hastings Center Report* 44, no. 1 (2014): S36–S39.

Chute, Hillary L., and Alison Bechdel. "An Interview with Alison Bechdel." *MFS: Modern Fiction Studies* 52, no. 4 (2006): 1004–13.

Cimino, James J. "Improving the Electronic Health Record—Are Clinicians Getting What They Wanted?" *Journal of the American Medical Association* 309, no. 10 (2013): 991–92.

Cixous, Hélène. "The Laugh of the Medusa." Translated by Keith Cohen. *Signs* 1, no. 2 (1976): 875–93.

Clark, Phillip G. "Emerging Themes in Using Narrative in Geriatric Care: Implications for Patient-Centered Practice and Interprofessional Teamwork." *Journal of Aging Studies* 34 (2015): 177–82.

Clark, Phillip G. "Narrative in Interprofessional Education and Practice: Implications for Professional Identity, Provider-Patient Communication and Teamwork." *Journal of Interprofessional Care* 28, no. 1 (2014): 34–39.

Clifton, Lucille. "the death of fred clifton." 1987. In *The Collected Poems of Lucille Clifton, 1965–2010*. Rochester, NY: BOA Editions, Ltd., 2012.

Clouser, K. Danner. "Common Morality as an Alternative to Principlism." *Kennedy Institute of Ethics Journal* 5, no. 3 (1995): 219–36.

Clouser, K. Danner. "Veatch, May, and Models: A Critical Review and a New View." In *The Clinical Encounter: The Moral Fabric of the Patient–Physician Relationship*, edited by Earl E. Shelp, 89–104. Dordrecht: D. Reidel Publishing, 1983.

Clouser, K. Danner, and Bernard Gert. "A Critique of Principlism." *Journal of Medicine and Philosophy* 15, no. 2 (1990): 219–36.

Clouser, K. Danner, and Bernard Gert. "Morality vs. Principlism." In *Principles of Health Care Ethics*, edited by Raanan Gillon, 251–66. New York: John Wiley, 1994.

Cole, Thomas R., Thelma Jean Goodrich, and Ellen R. Gritz, eds. *Faculty Health in Academic Medicine: Physicians, Scientists, and the Pressures of Success*. New York: Humana Press, 2009.

Conway, Kathlyn. *Beyond Words: Illness and the Limits of Expression*. Albuquerque: University of New Mexico Press, 2007.

Coulehan, John L., and Marian R. Block. *The Medical Interview: Mastering Skills for Clinical Practice*. 5th ed. Philadelphia: F. A. Davis, 2006.

Couric, Katie. "*Orange is the New Black*'s Laverne Cox." *The Katie Couric Show*. Posted 2014. https://www.youtube.com/watch?v=sMH8FH7O9xA.

Couser, G. Thomas. *Recovering Bodies: Illness, Disability and Life Writing*. Madison: University of Wisconsin Press, 1997.

Cross, F. L., and E. A. Livingstone, eds. *The Oxford Dictionary of the Christian Church*. New York: Oxford University Press, 2005.

Culler, Jonathan. *On Deconstruction: Theory and Criticism after Structuralism*. Ithaca, NY: Cornell University Press, 1982.

Culler, Jonathan. *Structuralist Poetics: Structuralism, Linguistics, and the Study of Literature*. Ithaca, NY: Cornell University Press, 1975.

Czarniawska, Barbara. *Narratives in Social Science Research*. Los Angeles, CA: Sage Publications, 2004.

Damasio, Antonio. *Descartes' Error: Emotion, Reason, and the Human Brain*. New York: Penguin Books, 2005.

DasGupta, Sayantani. "Decentering the Doctor-Protagonist: Personal Illness Narratives in the Narrative Medicine Classroom." In *Keeping Reflection Fresh*, edited by Allan Peterkin and Pamela Brett-MacLean. Kent: Kent State University Press, 2016 (in press).

DasGupta, Sayantani. "Medicalization." In *Keywords for Disability Studies*, edited by Rachel Adams, Benjamin Weiss, and David Serlin, 120–121. New York: New York University Press, 2014.

DasGupta, Sayantani. "Narrative Humility." *Lancet* 371, no. 9617 (2008): 980–1.

DasGupta, Sayantani. "Narrative Humility." *TEDx Sarah Lawrence College*. April 2012. http://tedxtalks.ted.com/video/Narrative-Humility-Sayantani-Da.

DasGupta, Sayantani. "Teaching Medical Listening Through Oral History." *NYU Literature, Arts and Medicine Blog*. January 2009. http://medhum.med.nyu.edu/blog/?p=126.

DasGupta, Sayantani, and Rita Charon. "Personal Illness Narratives: Using Reflective Writing to Increase Empathy." *Academic Medicine* 79, no. 4 (April 2004): 351–56.

Davis, Kate. *Southern Comfort*. Q Ball Productions, 2001. DVD.

Davis, Philip. *Reading and the Reader*. New York: Oxford University Press, 2013.

Dehaene, Stanislas. *Reading in the Brain: The Science and Evolution of a Human Invention.* New York: Viking, 2009.

Delbanco, Tom, Jan Walker, Sigall K. Bell, Jonathan D. Darer, Joann G. Elmore, Nadine Farag, Henry J. Feldman, Roanne Mejilla, Long Ngo, James D. Ralston, Stephen E. Ross, Neha Trivedi, Elisabeth Vodicka, and Suzanne G. Leveille. "Inviting Patients to Read Their Doctors' Notes: A Quasi-experimental Study and a Look Ahead." *Annals of Internal Medicine* 157 (2012): 461–70.

Denzin, Norman K., and Yvonna S. Lincoln. *Handbook of Qualitative Research.* 2nd ed. Thousand Oaks, CA: Sage Publications, 2009.

Derrida, Jacques. *Of Grammatology.* Translated by Gayatri Chakravorty Spivak. Baltimore: Johns Hopkins University Press, 1976.

Descartes, René. *Discourse on Method and Meditations on First Philosophy.* Translated by Donald A. Cress. Indianapolis: Hackett, 1998.

Descartes, René. *The Philosophical Works of Descartes.* Translated by E. S. Haldane and G. R. T. Ross. London: Cambridge University Press, 1931.

Devlin, Michael, Boyd Richards, Hetty Cunningham, Urmi Desai, Owen Lewis, Andrew Mutnick, Mary Ann Nidiry, Prantik Saha, and Rita Charon. "'Where Does the Circle End?': Representation as a Critical Aspect of Reflection in Teaching Social and Behavioral Sciences in Medicine." *Academic Psychiatry* 39, no. 6 (2014): 669–77.

Dewey, John. *Art as Experience.* New York: Perigee Books, 1980.

Diabetes Australia. "A New Language for Diabetes." July 7, 2011. https://static.diabetesaustralia. com.au/s/fileassets/diabetes-australia/9864613f-6bc0-4773-9337-751e953777cd.pdf.

Diabetes UK. "Author Guidelines." *Diabetic Medicine.* http://onlinelibrary.wiley.com/journal/10.1111/%28ISSN%291464-5491/homepage/ForAuthors.html. Accessed May 4, 2016.

Djikic, Maja, Keith Oatley, and Mihnea C. Moldoveanu. "Reading Other Minds." *Scientific Study of Literature* 3, no. 1 (2013): 28–47.

Donald, Anna. "The Words We Live In." In *Narrative Based Medicine,* edited by Trisha Greenhalgh and Brian Hurwitz, 17–26. London: BMJ Books, 1998.

Donzelli, Gianpaolo, Erika Maria Paddeu, Francesca D'Alessandro, and Alessandro Nanni Costa. "The Role of Narrative Medicine in Pregnancy after Liver Transplantation." *Journal of Maternal-Fetal and Neonatal Medicine* 28, no. 2 (2015): 158–61.

Dostoevksy, Fyodor. *Notes from Underground.* Translated and edited by Michael R. Katz. Norton Critical Editions. New York: W. W. Norton, 1989.

Dreifus, Claudia. "Chloe Wofford Talks About Toni Morrison." *New York Times Magazine,* September 11, 1994. http://www.nytimes.com/1994/09/11/magazine/chloe-wofford-talks-about-toni-morrison.html.

DuBose, Edwin R., Ronald P. Hamel, and Laurence J. O'Connell, eds. *A Matter of Principles? Ferment in U.S. Bioethics.* Valley Forge, PA: Trinity Press International, 1994.

Edson, Margaret. *W;t: A Play.* New York: Faber and Faber, 1999.

Eliot, T. S. "Tradition and the Individual Talent." In *The Sacred Wood: Essays on Poetry and Criticism,* 47–59. London: Methuen, 1920.

Empson, William. *Seven Types of Ambiguity.* New York: New Directions, 1947.

Eng, David, Judith Halberstam, and José Esteban Muñoz. "What's Queer About Queer Studies Now?" *Social Text* 23, no. 3–4 (2005): 84–85.

Engel, George. "The Need for a New Medical Model: A Challenge for Biomedicine." *Science* 196 (1977): 129–36.

Euripides. *The Trojan Women.* Translated by Gilbert Murray. London: George Allen, 1905.

Fanon, Franz. *Black Skin, White Masks.* Rev. ed. New York: Grove Press, 2008.

Fantuzzi, Giamila. "The Sound of Health." *Frontiers in Immunology* 5 (July 21, 2014). doi:10.3389/fimmu.2014.00351.

Felski, Rita. *Uses of Literature.* Malden, MA: Wiley-Blackwell, 2008.

Ferguson, Frances. "Now It's Personal: D. A. Miller and Too-Close Reading." *Critical Inquiry* 41, no. 3 (Spring 2015): 521–40.

Ferry, David. *Bewilderment: New Poems and Translations.* Chicago: University of Chicago Press, 2012.

Finkelstein, Peter. "Studies in the Anatomy Laboratory: A Portrait of Individual and Collective Defense." In *Inside Doctoring: Stages and Outcomes in the Professional Development of Physicians,* edited by Robert H. Coombs, D. Scott May, and Gary W. Small, 22–42. New York: Praeger, 1986.

Fish, Stanley. *Is There a Text in This Class? The Authority of Interpretive Communities.* Cambridge, MA: Harvard University Press, 1980.

Flexner, Abraham. *Medical Education in the United States and Canada, Bulletin Number Four.* New York: Carnegie Foundation for the Advancement of Teaching, 1910.

Fludernik, Monica. "Metaphor and Beyond: An Introduction." *Poetics Today: Special Issue on Metaphor* 20, no. 3 (Fall 1999).

Flynn, Elizabeth A., and Patricinio P. Schweickart. *Gender and Reading: Essays on Readers, Texts, and Contexts.* Baltimore: Johns Hopkins University Press, 1986.

Fon, Vincy, and Francesco Parisi. "Reciprocity-Induced Cooperation." *Journal of Institutional and Theoretical Economics* 159, no. 1 (2003): 76–92.

Forster, E. M. *Aspects of the Novel.* San Diego, CA: Harcourt Brace Jovanovich, 1985.

Fortin, Auguste, Francesca C. Dwamena, Richard M. Frankel, and Robert C. Smith. *Smith's Patient Centered Interviewing: An Evidence-Based Approach.* Dubuque, IA: McGraw-Hill Education, 2012.

Foucault, Michel. *The Archaeology of Knowledge.* Translated by Alan Sheridan. New York: Pantheon Books, 1972.

Foucault, Michel. *The Order of Things: An Archaeology of the Human Sciences.* New York: Random House, 1970.

Foucault, Michel. "Of Other Spaces." Translated by Jay Miskowiec. *Diacritics* 16, no. 1 (Spring 1986): 22–27. doi:10.2307/464648. Originally published in *Architecture, Mouvement, Continuité,* no. 5 (October 1984): 46–49.

Frank, Arthur. *The Wounded Storyteller: Body, Illness, Ethics.* Chicago: University of Chicago Press, 1995.

Frank, Arthur W. "Narrative Ethics as Dialogical Story-Telling." *Narrative Ethics: The Role of Stories in Bioethics,* special report, *Hastings Center Report* 44 (2014): S16–S20.

Frank, Arthur W. "Why Study People's Stories? The Dialogical Ethics of Narrative Analysis." *International Journal of Qualitative Methods* 1, no. 1 (2002): 109–17.

Freire, Paulo. *Pedagogy of the Oppressed.* Translated by Myra Ramos. 30th Anniversary ed. New York: Continuum, 2000.

Gadamer, Hans-Georg. *Truth and Method.* Translated by Joel Weinsheimer and Donald G. Marshall. New York: Continuum International, 2004.

Gallagher, Ann. "Slow Ethics: A Sustainable Approach to Ethical Care Practices?" *Clinical Ethics* 8, no. 4 (2013): 98–104.

Gallop, Jane. "The Historicization of Literary Studies and the Fate of Close Reading." *Profession* 2007: 181–86.

Garrison, David, Jeffrey M. Lyness, Julia B. Frank, and Ronald M. Epstein. "Qualitative Analysis of Medical Student Impressions of a Narrative Exercise in the Third-Year Psychiatry Clerkship." *Academic Medicine* 86, no. 1 (2011): 85–89.

Gass, William. *Finding a Form: Essays.* Ithaca, NY: Cornell University Press, 1997.

Gawande, Atul. *Being Mortal.* New York: Henry Holt, 2014.

Geertz, Clifford. "Thick Description: Toward an Interpretive Theory of Culture." In *The Interpretation of Cultures: Selected Essays,* 3–30. New York: Basic Books, 1973.

Geisler, Sheryl L. "The Value of Narrative Ethics to Medicine." *Journal of Physician Assistant Education* 17, no. 2 (2006): 54–57.

Genette, Gérard. *Narrative Discourse: An Essay in Method.* Translated by Jane E. Lewin. Ithaca, NY: Cornell University Press, 1980.

Gerrig, Richard J. *Experiencing Narrative Worlds: On the Psychological Activities of Reading.* New Haven, CT: Yale University Press, 1993.

Gert, Bernard. *Morality: A New Justification of the Moral Rules.* New York: Oxford, 1988.

Gilligan, Carol. *In a Different Voice: Psychological Theory and Women's Development.* Cambridge, MA: Harvard University Press, 1982.

Gold, Hannah. "Narrative Medicine Isn't the Same Old Story." *Truthout,* April 30, 2014. www. truth-out.org/news/item/23398-narrative-medicine-isnt-the-same-old-story.

Goleman, Daniel. *Emotional Intelligence.* New York: Bantam Dell, 1995.

Goodman, Nelson. *Languages of Art: An Approach to a Theory of Symbols.* Indianapolis: Hackett Publishing, 1976.

Goyal, Rishi, and Rita Charon. "In Waves of Time, Space, and Self: The Dwelling-Place of Age in Virginia Woolf's *The Waves.*" In *Storying Later Life: Issues, Investigations, and Interventions in Narrative Gerontology,* edited by Gary Kenyon, Ernst Bohlmeijer, and William L. Randall, 66–83. New York: Oxford University Press, 2011.

Graham, Lori, Courtney West, and David Bauer. "Faculty Development Focused on Team-Based Collaborative Care." *Education in Primary Care* 25, no. 4 (2014): 227–29.

Greenhalgh, Trisha, and Brian Hurwitz, eds. *Narrative Based Medicine: Dialogue and Discourse in Clinical Practice.* London: BMJ Books, 1998.

Greer, Annette G., Maria Clay, Amy Blue, Clyde H. Evans, and David Garr. "The Status of Interprofessional Education and Interprofessional Prevention Education in Academic Health Centers: A National Baseline Study." *Academic Medicine* 89, no. 5 (2014): 799–805.

Gregory, Marshall. *Shaped by Stories: The Ethical Power of Narratives.* Notre Dame, IN: University of Notre Dame Press, 2009.

Grossman, David. "Desire to be Gisella." In *Writing in the Dark: Essays on Literature and Politics,* 29–58. New York: Picador, 2009.

Grossman, David. "Individual Language and Mass Language." In *Writing in the Dark: Essays on Literature and Politics,* 69–86. New York: Picador, 2009.

Grosz, Elizabeth. *Volatile Bodies: Toward a Corporeal Feminism.* Bloomington: Indiana University Press, 1994.

Guillemin, Marilys, and Lynn Gillam. "Emotions, Narratives, and Ethical Mindfulness." *Academic Medicine* 90, no. 6 (2015): 726–31.

Habermas, Jürgen. *Knowledge and Human Interests: A General Perspective.* Translated by Jeremy J. Shapiro. Boston: Beacon Press, 1971.

Haggerty, Kevin D., and Richard V. Ericson. "The Surveillant Assemblage." *British Journal of Sociology* 51, no. 4 (2000): 605–22.

Hale, Dorothy J. "Fiction as Restriction: Self-Binding in New Ethical Theories of the Novel." *Narrative* 15, no. 2 (2007): 187–206.

Hale, G. E., and Rosemary D. Hale. "Reciprocity under the Antitrust Laws: A Comment." *University of Pennsylvania Law Review* 113, no. 1 (1964): 69–76.

Hamkins, SuEllen. *The Art of Narrative Psychiatry: Stories of Strength and Meaning.* New York: Oxford University Press, 2013.

Hankinson, R. James. "Galen's Anatomy of the Soul." *Phronesis* 36, no. 2 (1991): 197–233.

Harkin, Patricia. "The Reception of Reader-Response Theory." *College Composition and Communication* 56, no. 3 (2005): 410–25.

Harries, Karsten. "Metaphor and Transcendence." In *On Metaphor,* edited by Sheldon Sacks, 71–88. Chicago: Chicago University Press, 1979.

Hartman, Geoffrey. *Scars of the Spirit: The Struggle against Inauthenticity.* New York: Palgrave Macmillan, 2002.

Hedgecoe, Adam M. "Critical Bioethics: Beyond the Social Sciences Critique of Applied Ethics." *Bioethics* 18, no. 2 (2004): 120–43.

Hellerstein, David. "'The City of the Hospital': On Teaching Medical Students to Write." *Journal of Medical Humanities* 36, no. 4 (2015): 269–89.

Hemon, Aleksander. "The Aquarium." *New Yorker*, June 13 and 20, 2011: 50–62. Reprinted in Aleksander Hemon, *The Book of My Lives*, 185–212. New York: Farrar, Straus and Giroux, 2013.

Herman, David. *Story Logic: Problems and Possibilities of Narrative*. Lincoln: University of Nebraska Press, 2002.

Herman, David, Manfred Jahn, and Marie-Laure Ryan, eds. *Routledge Encyclopedia of Narrative Theory*. London: Routledge, 2005.

Hermann, Nellie. *The Cure for Grief*. New York: Scribner, 2008.

Ho, Kendall, Sandra Jarvis-Selinger, Francine Borduas, Blye Frank, Pippa Hall, Richard Handfield-Jones, David F. Hardwick, Jocelyn Lockyer, Doug Sinclair, Helen Novak Lauscher, Luke Ferdinands, Anna MacLeod, Marie-Anik Robitaille, and Michel Rouleau. "Making Interprofessional Education Work: The Strategic Roles of the Academy." *Academic Medicine* 83, no. 10 (2008): 934–40.

Hojat, Mohammadreza, Michael J. Vergare, Kaye Maxwell, George Brainard, Steven K. Herrine, Gerald A. Isenberg, Jon Veloski, and Joseph S. Gonnella. "The Devil is in the Third Year: A Longitudinal Study of Erosion of Empathy in Medical School." *Academic Medicine* 84, no. 9 (2009): 1182–91.

Holland, Norman N. *The Dynamics of Literary Response*. New York: Columbia University Press, 1968.

Holland, Norman N. *5 Readers Reading*. New Haven, CT: Yale University Press, 1975.

hooks, bell. *Feminist Theory: From Margin to Center*. London: Pluto Press, 2000.

hooks, bell. *Teaching to Transgress: Education as the Practice of Freedom*. New York: Routledge, 1994.

hooks, bell. *Yearning: Race, Gender, and Cultural Politics*. Boston: South End Press, 1999.

Hunter, Billie. "The Importance of Reciprocity in Relationships between Community-based Midwives and Mothers." *Midwifery* 23 (2006): 308–22.

Hunter, Kathryn Montgomery. *Doctors' Stories: The Narrative Structure of Medical Knowledge*. Princeton, NJ: Princeton University Press, 1991.

Hurwitz, Brian. "Form and Representation in Clinical Case Reports." *Literature and Medicine* 25, no. 2 (Fall 2006): 216–40.

Hurwitz, Brian, Trisha Greenhalgh, and Vieda Skultans. *Narrative Research in Health and Illness*. Malden, MA: Blackwell Publishing, 2004.

Huyler, Frank. "The Woman in the Mirror: Humanities in Medicine." *Academic Medicine* 88, no. 7 (2013): 918–20.

Hwang, David Henry. *M. Butterfly*. New York: New American Library, 1988.

Iaquinta, Salvatore. *The Year They Tried to Kill Me: Surviving a Surgical Internship Even If the Patients Don't*. E-Book, Version 4.1. Self-published, 2012.

Ikoku, Alvan. "Refusal in 'Bartleby, the Scrivener': Narrative Ethics and Conscientious Objection." *American Medical Association Journal of Ethics* 15, no. 3 (2013): 249–56.

Institute of Medicine. *Crossing the Quality Chasm: A New Health System for the 21st Century*. Washington, DC: National Academy Press, 2001.

Interprofessional Education Collaborative Expert Panel. "Core Competencies for Interprofessional Collaborative Practice: Report of an Expert Panel." Washington, DC: Interprofessional Education Collaborative, 2011. https://ipecollaborative.org/uploads/IPEC-Core-Competencies.pdf.

Inwood, Brad, and Lloyd P. Gerson. *The Epicurus Reader*. Indianapolis: Hackett Publishing, 1994.

Irvine, Craig. "The Ethics of Self Care." In *Academic Medicine: In Sickness and in Health*, edited by T. Cole, T. J. Goodrich, and E. Gritz, 127–46. New York: Humana Press, 2009.

Irvine, Craig. "The Other Side of Silence: Levinas, Medicine and Literature." *Literature and Medicine* 24, no. 1 (2005): 8–18.

Iser, Wolfgang. *The Act of Reading: A Theory of Aesthetic Response.* Baltimore: Johns Hopkins University Press, 1978.

Ishiguro, Kazuo. *Never Let Me Go.* New York: Alfred A. Knopf, 2011.

Jackson, Tony E. "Issues and Problems on the Blending of Cognitive Science, Evolutionary Psychology, and Literary Study." *Poetics Today* 23, no. 1 (2002): 161–79.

Jakobson, Roman, and Morris Halle. *Fundamentals of Language.* The Hague: Mouton, 1956.

James, Henry. "The Art of Fiction." In *Partial Portraits,* 375–408. London: MacMillan and Company, 1984.

James, Henry. "The Novels of George Eliot." *Atlantic Monthly* 18 (108) (October 1866): 479–92.

James, Henry. Preface to *The Ambassadors.* In *The Novels and Tales of Henry James: The New York Edition,* vol. 21. New York: Charles Scribner's Sons, 1909.

James, Henry. *Portrait of a Lady.* In *Novels and Tales of Henry James: The New York Edition,* vol. 3. New York: Charles Scribner's Sons, 1909.

James, Henry. *What Maisie Knew.* In *The Novels and Tales of Henry James: The New York Edition,* vol. 11. New York: Charles Scribner's Sons, 1909.

Jameson, Fredric. *The Political Unconscious: Narrative as a Socially Symbolic Act.* Ithaca, NY: Cornell University Press, 1981.

Jaspers, K. *Philosophy and the World: Selected Essays and Lectures.* Translated by E. B. Ashton. Chicago: Hegnery Regnery, 1963.

Johnson, T. R. "Writing as Healing and the Rhetorical Tradition." In *Writing and Healing: Toward an Informed Practice,* edited by Charles Anderson and Marian MacCurdy, 85–114. Urbana, IL: National Council of Teachers of English, 2000.

Jones, Anne Hudson. "Literature and Medicine: Narrative Ethics." *Lancet* 349, no. 9060 (1995): 1243–46.

Jones, Tess, Delese Wear, and Lester J. Friedman. *Health Humanities Reader.* New Brunswick, NJ: Rutgers University Press, 2014.

Jonsen, Albert R. "Casuistry: An Alternative or Complement to Principles?" *Kennedy Institute of Ethics Journal* 5, no. 3 (1995): 237–51.

Jonsen, Albert R., Mark Siegler, and William J. Winslade. *Clinical Ethics: A Practical Approach to Ethical Decisions in Clinical Medicine.* 8th ed. New York: McGraw Hill, 2015.

Jonsen, Albert R., and Stephen Toulmin. *The Abuse of Casuistry: A History of Moral Reasoning.* Berkeley: University of California Press, 1988.

Josiah Macy, Jr. Foundation. *2012 Annual Report: Accelerating Interprofessional Education.* New York: Josiah Macy Jr. Foundation, 2012. www.macyfoundation.org/docs/annual_reports/macy_AnnualReport_2012.pdf.

Jurecic, Ann. *Illness as Narrative.* Pittsburgh, PA: University of Pittsburgh Press, 2012.

Kandel, Eric R. *The Age of Insight: The Quest to Understand the Unconscious in Art, Mind, and Brain.* New York: Random House, 2012.

Kearney, Michael K., Radhule B. Weininger, Mary L. S. Vachon, Richard L. Harrison, Balfour M. Mount. "Self-care of Physicians Caring for Patients at the End of Life." *JAMA* 301, no. 11 (2009): 1155–64.

Keen, Suzanne. *Empathy and the Novel.* New York: Oxford University Press, 2007.

Kenyon, Gary, Brian de Vries, and Phillip Clark, eds. *Narrative Gerontology: Theory, Research, and Practice.* New York: Springer, 2001.

Kenyon, Gary, Ernst Bohlmeijer, William L. Randall. *Storying Later Life: Issues, Investigations, and Interventions in Narrative Gerontology.* New York: Oxford University Press, 2011.

Keohane, Robert O. "Reciprocity in International Relations." *International Organization* 40, no. 1 (Winter 1986): 1–27.

Kermode, Frank. *The Sense of an Ending: Studies in the Theory of Fiction.* London: Oxford University Press, 1966.

Kidd, David Comer, and Emanuele Castano. "Reading Literary Fiction Improves Theory of Mind." *Science* 342, no. 6156 (October 18, 2013): 377–80.

Kinnell, Galway. "Wait." In *Mortal Acts, Mortal Words*, 15. New York: Houghton Mifflin Harcourt, 1980.

Kleinman, Arthur. *The Illness Narratives: Suffering, Healing and the Human Condition.* New York: Basic Books, 1989.

Knight, Isobel. "The Role of Narrative Medicine in the Management of Joint Hypermobility Syndrome/Ehlers-Danlos Syndrome, Hypermobility Type." *American Journal of Medical Genetics, Part C (Seminars in Medical Genetics)* 169, no. 1 (2015): 123–29.

Koski, C. *The Autobiography of Medical Education: Anatomy of a Genre.* Knoxville: University of Tennessee Press, 2002.

Kreiswirth, Martin. "Merely Telling Stories? Narrative and Knowledge in the Human Sciences." *Poetics Today* 21, no. 2 (2000): 293–318.

Kreiswirth, Martin. "Trusting the Tale: The Narrativist Turn in the Human Sciences." *New Literary History* 23 (1992): 629–57.

Kristeva, Julia. *Desire in Language: A Semiotic Approach to Literature and Art.* Translated by Thomas Gora, Alice Jardine, and Leon S. Roudiez. Edited by Leon S. Roudiez. New York: Columbia University Press, 1980.

Kuiken, Don, Leah Phillips, Michelle Gregus, David S. Miall, Mark Verbitsky, and Anna Tonkonogy. "Locating Self-Modifying Feelings Within Literary Reading." *Discourse Processes* 38, no. 2 (2004): 267–86.

Lacan, Jacques. *Écrits: A Selection.* Translated by Alan Sheridan. New York: W. W. Norton, 1977.

Lakoff, George, and Mark Johnson. *Metaphors We Live By.* Chicago: University of Chicago Press, 1980.

Lane, Harlan. "Constructions of Deafness." In *The Disability Studies Reader*, 3rd ed., edited by Lester J. Davis. New York: Routledge, 2010.

Latour, Bruno, and Steve Woolgar. *Laboratory Life: The Construction of Scientific Facts.* 2nd ed. Princeton, NJ: Princeton University Press, 1986.

Laub, Dori. "Bearing Witness, or the Vicissitudes of Listening." In Shoshana Felman and Dori Laub, *Testimony: Crises of Witnessing in Literature, Psychoanalysis, and History*, 57–74. New York: Routledge, 1992.

Launer, John. *Narrative-based Primary Care: A Practical Guide.* Oxon, UK: Radcliffe Medical Press, 2002.

Leder, Drew. *The Absent Body.* Chicago: University of Chicago, 1990.

Leder, Drew. "A Tale of Two Bodies: The Cartesian Corpse and the Lived Body." In *The Body in Medical Thought and Practice*, edited by Drew Leder, 17–35. Boston: Kluwer Academic Publishers, 1992.

Lee, Keekok. *The Philosophical Foundations of Modern Medicine.* New York: Palgrave Macmillan, 2012.

Leeuw, Sarah de, Margot W. Parkes, and Deborah Thien. "Questioning Medicine's Discipline: The Arts of Emotions in Undergraduate Medical Education." *Emotion, Space and Society* 11 (2014). www.elsevier.com/locate/emospa.

Lentricchia, Frank, and Andrew DuBois, eds. *Close Reading: The Reader.* Durham, NC: Duke University Press, 2003.

Levi, Primo. *Survival in Auschwitz.* Translated by Stuart Woolf. New York: Simon and Schuster, 1996.

Levi-Strauss, Claude. *Structural Anthropology, Vol. 2.* Translated by Monique Layton. Chicago: University of Chicago Press, 1976.

Lewis, Bradley. "Narrative Medicine." In *Narrative Psychiatry: How Stories Can Shape Clinical Practice*, 18–31. Baltimore: Johns Hopkins University Press, 2011.

Lewis, Bradley. "Narrative Medicine and Healthcare Reform." *Journal of Medical Humanities* 32, no. 9 (2011): 9–20.

Leys, Ruth. "The Turn to Affect: A Critique." *Critical Inquiry* 37, no. 3 (Spring 2011): 434–72.

Liben, Stephen, Kevin Chin, J. Donald Boudreau, Miriam Boillat, and Yvonne Steinert. "Assessing a Faculty Development Workshop in Narrative Medicine." *Medical Teacher* 34, no. 12 (2012): e813–e819.

Lieberman, Matthew D., Ruth Gaunt, Daniel T. Gilbert, and Yaacov Trope. "Reflexion and Reflection: A Social Cognitive Neuroscience Approach to Attributional Inference." *Advances in Experimental Social Psychology* 34 (2002): 199–249.

Lindemann Nelson, Hilde. *Damaged Identities, Narrative Repair*. Ithaca, NY: Cornell University Press, 2001.

Lipkin, Mack, Samuel Putnam, and Aaron Lazare, eds. *The Medical Interview: Clinical Care, Education, and Research*. New York: Springer-Verlag, 1995.

Loewald, Hans. "On the Therapeutic Action of Psycho-Analysis." *International Journal of Psychoanalysis* 41 (1960): 16–33.

Lorde, Audre. "The Master's Tools Will Never Dismantle the Master's House." In *Sister Outsider: Essays and Speeches*, 110–113. Berkeley, CA: Crossing Press, 1984.

Lövtrup, Michael. "Here, The Patient Is Part of the Team." [in Swedish] *Läkartidningens: Journal of the Swedish Medical Assocation* 111 (2014). http://www.lakartidningen.se/Aktuellt/Nyheter/2014/06/Har-ar-patienten-del-i-teamet/.

Lorde, Audre. "A Burst of Light: Living with Cancer." In *Feminist Theory and the Body*, edited by Janet Price and Margrit Shildrick, 149–52. New York: Routledge, 1999.

Louth, Andrew. *The Origins of the Christian Mystical Tradition: From Plato to Denys*. Oxford: Oxford University Press, 1983.

"Love and Knowledge." *PBS NewsHour with Jim Lehrer*. April 14, 1999. Transcript. http://www.pbs.org/newshour/bb/entertainment-jan-june99-edson_4-14/.

Lubbock, Percy. *The Craft of Fiction*. London: Jonathan Cape, 1921.

Lyotard, Jean-François. *The Postmodern Condition: A Report on Knowledge*. Translated by Geoffrey Bennington and Brian Massumi. Minneapolis: University of Minnesota Press, 1984.

Lukács, Georg. *The Theory of the Novel: A Historico-philosophical Essay on the Forms of Great Epic Literature*. Translated by Anna Bostock. Cambridge, MA: MIT Press, 1971.

MacCormack, Geoffrey. "Reciprocity." *Man*, New Series 11, no. 1 (1976): 89–103.

MacIntyre, Alasdair. *After Virtue: A Study in Moral Theory*. Notre Dame, IN: University of Notre Dame Press, 1981.

MacIntyre, Alasdair. *Against the Self-Images of the Age: Essays on Ideology and Philosophy*. Notre Dame, IN: University of Notre Dame Press, 1978.

Mackenzie, Catriona, and Natalie Stoljar. "Introduction: Autonomy Refigured." In *Relational Autonomy: Feminist Perspectives on Autonomy, Agency, and the Social Self*. New York: Oxford University Press, 2000.

Mahr, Greg. "Narrative Medicine and Decision-Making Capacity." *Journal of Evaluation in Clinical Practice*. 21 (2015): 503–7.

Mailer, Norman. "At the Point of My Pen." In *Why I Write: Thoughts on the Craft of Fiction*, edited by Will Blythe, 3–4. Boston: Back Bay Books, 1999.

Maitland, Sara. "Forceps Delivery." In *Women Fly When Men Aren't Looking*, 165–73. New York: Random House, 1993.

Mann, Karen, Jill Gordon, and Anna MacLeod. "Reflection and Reflective Practice in Health Professions Education: A Systematic Review." *Advances in Health Science Education* 14 (2009): 595–621.

Marck, Patricia. "Therapeutic Reciprocity: A Caring Phenomenon." *Advances in Nursing Science* 13, no. 1 (1990): 49–59.

Marcum, James A. *An Introductory Philosophy of Medicine: Humanizing Modern Medicine*. Philosophy and Medicine series. Dordrecht: Springer, 2008.

Marcus, Eric R. *Psychosis and Near Psychosis: Ego Function, Symbol Structure, and Treatment*. 2nd ed. Madison, CT: International Universities Press, 2003.

Martin, Wallace. *Recent Theories of Narrative*. Ithaca, NY: Cornell University Press, 1986.

Martinez, Cecilia. "Feeding the Soul with Words: Narrative Medicine in Pediatrics Helps Doctors, Patients with Treatment." *Connections: Columbia Women's and Children's Health* (Spring 2015): 12–13.

Marx, Karl. *Grundrisse*. Foundations of the Critique of Political Economy (Rough Draft). London: Penguin Books, 1973.

Mateu-Gelabert, Pedro, M. Bolyard, C. Maslow, M. Sandoval, P. L. Flom, and S. R. Friedman. "For the Common Good: Measuring Residents' Efforts to Protect Their Community from Drug- and Sex-Related Harm." *Journal of Social Aspects of HIV/AIDS* 5, no. 3 (September 2008): 144–57.

Maxwell, William. *So Long, See You Tomorrow*. New York: Vintage/Random House, 1996.

May, Rollo. *The Courage to Create*. New York: W. W. Norton, 1994.

McAdams, Dan P. "The Role of Narrative in Personality Psychology Today." *Narrative Inquiry* 16 (2006): 11–18.

McEwan, Ian. *Saturday*. New York: Anchor, 2006.

McKechnie, Claire Charlotte. "Anxieties of Communication: The Limits of Narrative in the Medical Humanities." *Medical Humanities* 40 (2014): 119–24.

McNaughton, Nancy. "Discourse(s) of Emotion within Medical Education: The Ever-present Absence." *Medical Education* 47, no. 1 (January 2013): 71–79.

Merleau-Ponty, Maurice. *Phenomenology of Perception*. Translated by Donald A. Landes. London: Routledge, 2014.

Metzl, Jonathan M. "Structural Competency." *American Quarterly* 64, no. 2 (2012): 213–18.

Miller, D. A. "Hitchcock's Understyle: A Too-Close View of *Rope*." *Representations* 121, no. 1 (Winter 2013): 1–30.

Miller, Eliza, Dorene Balmer, Nellie Hermann, Gillian Graham, and Rita Charon. "Sounding Narrative Medicine: Studying Students' Professional Development at Columbia University College of Physicians and Surgeons." *Academic Medicine* 89, no. 2 (2014): 335–42.

Miller, Henry. "Reflections on Writing." In *Wisdom of the Heart*. New Directions, 1960.

Miller, J. Hillis. *The Ethics of Reading: Kant, de Man, Eliot, Trollope, James, and Benjamin*. New York: Columbia University Press, 1987.

Miller, J. Hillis. *Literature as Conduct: Speech Acts in Henry James*. New York: Fordham University Press, 2005.

Miller, J. Hillis. *Reading for Our Time: "Adam Bede" and "Middlemarch" Revisited*. Edinburgh: Edinburgh University Press, 2012.

Mishler, Elliot G. *Research Interviewing: Context and Narrative*. Cambridge, MA: Harvard University Press, 1986.

Mitchell, Stephen A. "Attachment Theory and the Psychoanalytic Tradition: Reflections on Human Relationality." *British Journal of Psychotherapy* 15, no. 2 (1998): 177–93.

Mitchell, Stephen A. *Relationality: From Attachment to Intersubjectivity*. Hillsdale, NJ: Analytic Press, 2000.

Mitchell, W. J. T. *On Narrative*. Chicago: University of Chicago Press, 1981.

Mohanty, Chandra Talpade. *Feminism without Borders: Decolonizing Theory, Practicing Solidarity*. Chapel Hill, NC: Duke University Press, 2003.

Molm, Linda D. "The Structure of Reciprocity." *Social Psychology Quarterly* 73, no. 2 (2010): 119–31.

Montello, Martha, ed. *Narrative Ethics: The Role of Stories in Bioethics*. Special report of *Hastings Center Report* 44, no. 1 (2014).

Montgomery, Kathryn. "Literature, Literary Studies, and Medical Ethics: The Interdisciplinary Question." *Hastings Center Report* 31, no. 3 (2001): 36–43.

Montross, Christine. *Body of Work: Meditations on Mortality From the Human Anatomy Lab*. New York: Penguin Books, 2007.

Moody, Michael. "Serial Reciprocity: A Preliminary Statement." *Sociological Theory* 26, no. 2 (2008): 130–51.

Moore, Lorrie. "People Like That Are the Only People Here: Canonical Babbling in Peed Onk." In *Birds of America: Stories*, 212–50. New York: Picador, 1999.

Moran, Judith. "Families, Law, and Literature: The Story of a Course on Storytelling." *University of San Francisco Law Review* 49, no. 1 (2015): 1–56. http://papers.ssrn.com/sol3/papers.cfm?abstract_id=2596782.

Morrison, Toni. *Home*. New York: Vintage Books, 2013.

Munro, Alice. "Floating Bridge." In *Hateship, Friendship, Courtship, Loveship*, 55–85. New York: Alfred A. Knopf, 2001.

Munro, Alice. *Selected Stories*. New York: Vintage Books, 1997.

Murdoch, Iris. *The Black Prince*. New York: Penguin Classics, 2003.

Murdoch, Iris. "The Sublime and Beautiful Revisited." *The Yale Review* 49 (1959): 247–77.

Nancy, Jean-Luc. *The Inoperative Community*. Minneapolis: University of Minnesota Press, 1991.

National Commission for the Protection of Human Subjects of Biomedical and Behavioral Research, Department of Health, Education and Welfare. *The Belmont Report*. DHEW pub. No. (OS) 78-0012. Washington, DC: United States Printing Office, 1978.

National Endowment for the Arts and Santa Fe Institute, eds. "How Creativity Works in the Brain: Insights from a Santa Fe Institute Working Group, co-sponsored by the National Endowment for the Arts." Washington, DC: National Endowment for the Arts. http://arts.gov/publications/how-creativity-works-brain. Accessed May 4, 2016.

Nelson, Hilde Lindemann. "Feminist Bioethics: Where We've Been, Where We're Going." *Metaphilosophy* 31, no. 5 (2000): 492–508.

Nelson, Hilde Lindemann. *Stories and their Limits: Narrative Approaches to Bioethics*. New York: Routledge, 1997.

Newell, Robert. *Interviewing Skills for Nurses and Other Health Care Professionals: A Structured Approach*. New York: Taylor and Francis, 1994.

Newton, Adam Zachary. *Narrative Ethics*. Cambridge, MA: Harvard University Press, 1995.

Ng, Stella I., Elizabeth A. Kinsella, Farah Friesen, and Brian Hodges. "Reclaiming a Theoretical Orientation to Reflection in Medical Education Research: A Critical Narrative Review." *Medical Education* 49 (2015): 461–75.

Nistelrooij, Inge van, Petruschka Schaafsma, and Joan C. Tronto. "Ricoeur and the Ethics of Care." *Medical Health Care and Philosophy* 17 (2014): 485–91.

Noddings, Nel. *Caring: A Feminine Approach to Ethics and Moral Education*. Berkeley: University of California Press, 1984.

North, Joseph. "What's 'New Critical' about 'Close Reading?': I. A. Richards and His New Critical Reception." *New Literary History* 44 (2015): 141–57.

Novak, Joseph D. "A Theory of Education: Meaningful Learning Underlies the Constructive Integration of Thinking, Feeling, and Acting Leading to Empowerment for Commitment and Responsibility." *Meaningful Learning Review* 1, no. 2 (2011): 1–14.

Nowaczyk, Malgorzata J. M. "Narrative Medicine in Clinical Genetics Practice." *American Journal of Medical Genetics Practice Part A*, 158A (2012): 1941–47.

Nowak, Martin A., and Sébastian Roch. "Upstream Reciprocity and the Evolution of Gratitude." *Proceedings: Biological Sciences* 274, no. 1610 (March 7, 2007): 605–9.

Nussbaum, Martha C. *Love's Knowledge: Essays on Philosophy and Literature*. New York: Oxford University Press, 1990.

Nussbaum, Martha. Introduction. In *The Black Prince*, by Iris Murdoch, vii–xxvi. New York: Penguin Classics, 2003.

Oatley, Keith. "Fiction Hones Social Skills." *Scientific American Mind* 22, no. 5 (November/December 2011). http://www.scientificamerican.com/article/in-the-minds-of-others/.

Oatley, Keith. "In the Minds of Others." *Scientific American Mind* 22, no. 5 (November/December 2011): 62–67.

Oatley, Keith. *Such Stuff as Dreams: The Psychology of Fiction*. Oxford, UK: Wiley Blackwell, 2011.

Odegaard, C. E. *Dear Doctor: A Personal Letter to a Physician.* Menlo Park, CA: H. J. Kaiser Family Foundation, 1986.

Ofri, Danielle. "The Passion and the Peril: Storytelling in Medicine." *Academic Medicine* 90, no. 8 (2015): 1005–6.

Ofri, Danielle. *What Doctors Feel: How Emotions Affect the Practice of Medicine.* Boston: Beacon Press, 2013.

Ogden, Charles Kay, and Ivor Armstrong Richards. *The Meaning of Meaning: A Study of the Influence of Language upon Thought and of the Science of Symbolism.* New York: Harcourt, Brace and World, 1923.

Oliver, Kelly. "Witnessing and Testimony." *Parallax* 10, no. 1 (2004): 78–87.

Olson, Bonnie McDougall. "Narrative Medicine: Recovery of Soul through Storytelling of the Chronically Mentally Ill." *National Association of Catholic Chaplains Vision Online* 22, no. 5, September–October 2012. http://www.nacc.org/vision/backissues/.

O'Mahoney, Seamus. "Against Narrative Medicine." *Perspectives in Biology and Medicine* 56, no. 4 (2014): 611–19.

Orr, Gregory. *Poetry as Survival.* Athens: University of Georgia Press, 2002.

O'Toole, John. "The Story of Ethics: Narrative as a Means for Ethical Understanding and Action." *JAMA* 273, no. 17 (1995): 1387–90.

Ozick, Cynthia. "The Moral Necessity of Metaphor: Rooting History in a Figure of Speech." *Harper's,* May, 1986: 62–68.

Palmer, Alan. *Social Minds in the Novel.* Columbus: The Ohio State University Press, 2010.

Parisi, Peter. "Close Reading, Creative Writing, and Cognitive Development." *College English* 41, no. 1 (1979): 57–67.

Paulsen, Jens Erik. "A Narrative Ethics of Care." *Health Care Analysis: Journal of Health Philosophy* 19 (2011): 28–40.

Pauly, Bernadette M., Colleen Varcoe, and Jan Storch. "Framing the Issues: Moral Distress in Health Care." *HEC Forum* 24 (2012): 1–11.

Peabody, Francis W. "The Care of the Patient." *JAMA* 88, no. 12 (1927): 877–82.

Pearson, A. Scott, Michael P. McTigue, and John L. Tarpley. "Narrative Medicine in Surgical Education." *Journal of Surgical Education* 65 (2009): 99–100.

Pellegrino, Edmund D. *The Philosophy of Medicine Reborn: A Pellegrino Reader.* Notre Dame Studies in Medical Ethics. Notre Dame, IN: University of Notre Dame Press, 2008.

Pellegrino, Edmund D. "Toward a Reconstruction of Medical Morality." *American Journal of Bioethics* 6, no. 2 (2006): 65–71.

Pellegrino, Edmund. "Toward a Virtue-Based Normative Ethics for the Health Professions." *Kennedy Institute of Ethics Journal* 5, no. 3 (1995): 253–77.

Pellegrino, Edmund D., and David C. Thomasma. *A Philosophical Basis of Medical Practice: Toward a Philosophy and Ethic of the Healing Professions.* New York: Oxford University Press, 1981.

Percy, Walker. "Metaphor as Mistake." *Sewanee Review* 66, no. 1 (Winter 1958): 79–99.

Peters, Kyle R. "'Diabetic' and 'Noncompliant Diabetic': Terms That Need to Disappear." *Clinical Diabetes* 30, no. 3 (2012): 89–91.

Peters, Michael A., and Tina Besley. "The Narrative Turn and the Poetics of Resistance: Towards a New Language for Critical Education Studies." In *The Last Book of Postmodernism,* 155–71. New York: Peter Lang, 2011.

Phelan, James. "Dual Focalization, Discourse as Story, and Ethics: *Lolita.*" In *Living to Tell About It: A Rhetoric and Ethics of Character Narration,* 98–131. Ithaca, NY: Cornell University Press, 2005.

Phelan, James. *Living to Tell About It: A Rhetoric and Ethics of Character Narration.* Ithaca, NY: Cornell University Press, 2005.

Phelan, James. "Rhetoric, Ethics, and Narrative Communication: Or, from Story and Discourse to Authors, Resources, and Audiences." *Soundings* 94, nos. 1–2 (2011): 55–75.

Plato. *The Collected Dialogues of Plato.* Edited by E. Hamilton and H. Cairns. Princeton, NJ: Princeton University Press, 1989.

Plato. "Phaedo." In *Plato, Complete Works,* edited by John M. Cooper and D. S. Hutchinson, translated by G.M.A. Grubel, 49–100. Cambridge, MA: Hackett, 1997.

Plato. *The Republic.* Translated by Allan Bloom. New York: Basic Books, 1968.

Plato. *Symposium.* Translated by Seth Benardete. Chicago: University of Chicago Press, 2001.

Plato. "Timaeus." In *Plato, Complete Works,* edited by John M. Cooper and D. S. Hutchinson, translated by Donald J. Zeyl, 1224–91. Cambridge, MA: Hackett, 1997.

Poirier, Suzanne. *Doctors in the Making: Memoirs and Medical Education.* Iowa City: University of Iowa Press, 2009.

Poland, Warren S. "The Analyst's Witnessing and Otherness." *Journal of the American Psychoanalytic Association* 48, no. 1 (2000): 17–34.

Portelli, Alessandro. "Research as an Experiment in Equality." In *The Death of Luigi Trastulli and Other Stories: Form and Meaning in Oral History.* Albany: State University of New York Press, 2001.

Poulet, Georges. "Criticism and the Experience of Interiority." In *The Structuralist Controversy: The Languages of Criticism and the Sciences of Man,* edited by Richard A. Macksey and Eugenio Donato, 56–72. Baltimore: Johns Hopkins University Press, 1972.

Powers, Richard. "Richard Powers." *The Believer* February 2007. http://www.believermag. com/issues/200702/?read=interview_powers

Puig, Manuel. *Kiss of the Spider Woman.* Translated by Thomas Colchie. New York: Random House, 1991.

Rabinowitz, Peter J. "The Rhetoric of Reference; Or, Shostakovich's Ghost Quartet." *Narrative* 15, no. 2 (2007): 239–56.

Rankine, Claudia. *Citizen: An American Lyric.* Minneapolis, MN: Graywolf Press, 2014.

Ransom, John Crowe. *The New Criticism.* Norfolk, CT: New Directions, 1941.

Rawlinson, Mary. "The Concept of a Feminist Bioethics." *Journal of Medicine and Philosophy* 26, no. 4 (2001): 405–516.

Reddy, William. *The Navigation of Feeling: Framework for the History of Emotions.* Cambridge, UK: Cambridge University Press, 2001.

Reed, Esther D., Rob Freathy, Susannah Cornwall, and Anna Davis. "Narrative Theology in Religious Education." *British Journal of Religious Education* 35, no. 3 (2013): 297–312.

Reeves, Scott, Merrich Zwarenstein, Joanne Goldman, Hugh Barr, Della Freeth, Marilyn Hammick, and Ivan Koppell. "Interprofessional Education: Effects on Professional Practice and Health Care Outcomes." *Cochrane Database Systematic Reviews* 1 (2008). Article No: CD002212. doi:10.1002/14651858.CD002213.pub2.

Reeves, Scott, Simon Lewin, Sherry Espin, and Merrick Zwarenstein. *Interprofessional Teamwork for Health and Social Care.* Oxford: Blackwell Publishing, 2010.

Reis, Shmuel, Adriaan Visser, and Richard Frankel. "Health Information and Communication Technology in Healthcare Communication: The Good, the Bad, and the Transformative." *Patient Education and Counseling* 93 (2013): 350–62.

Relman, Arnold S. *When More Is Less: The Paradox of American Health Care and How to Resolve It.* New York: W. W. Norton, 1997.

Riach, Kathleen. "Exploring Participant-Centered Reflexivity in the Research Interview." *Sociology* 43, no. 2 (2009): 356–70.

Rian, Johanna, and Rachel Hammer. "The Practical Application of Narrative Medicine at Mayo Clinic: Imagining the Scaffold of a Worthy House." *Culture, Medicine, and Psychiatry* 37 (2013): 670–80.

Richards, Ivor Armstrong. *Principles of Literary Criticism.* New York: Harcourt, Brace and Company, 1928.

Richards, Ivor Armstrong. *Practical Criticism: A Study of Literary Judgment.* New York: Harcourt, Brace and Company, 1929.

Richards, Ivor Armstrong. *Richards on Rhetoric*. Edited by Ann E. Berthoff. New York: Oxford University Press, 1991.

Richardson, Brian. *Unnatural Voices: Extreme Narration in Modern and Contemporary Fiction*. Columbus: The Ohio State University Press, 2010.

Ricoeur, Paul. *Freud and Philosophy: An Essay on Interpretation*. Translated by Denis Savage. New Haven, CT: Yale University Press, 1970.

Ricoeur, Paul. "Life in Quest of Narrative." In *On Paul Ricoeur: Narrative and Interpretation*, edited by David Wood, 20–33. London: Routledge, 1991.

Ricoeur, Paul. *Oneself as Another*. Chicago: University of Chicago Press, 1992.

Ricoeur, Paul. *Time and Narrative*. Translated by Kathleen McLaughlin and David Pellauer (vols. 1 and 2). Translated by Kathleen Blamey and David Pellauer (vol. 3). Chicago: University of Chicago Press, 1984–1988.

Riese, Walther. "Descartes as a Psychotherapist. The Uses of Rational Philosophy in the Treatment of Discomfort and Disease; Its Limitations." *Medical History* 10, no. 3 (1966): 237–44.

Riessman, Catherine Kohler. *Narrative Methods for the Human Sciences*. Los Angeles, CA: Sage Publications, 2008.

Riska, Elianne, Adele E. Clarke, Laura Mamo, Jennifer Ruth Fosket, Jennifer R. Fishman, and Janet K. Shim. *Biomedicalization: Technoscience, Health, and Illness in the U.S.* Chapel Hill, NC: Duke University Press, 2009.

Robinson, Alan. *Narrating the Past: Historiography, Memory and the Contemporary Novel*. London: Palgrave MacMillan, 2011.

Rosenberg, C. E. "The Tyranny of Diagnosis: Specific Entities and Individual Experience." *Milbank Quarterly* 80, no. 2 (2002): 237–60.

Rosenblatt, Louise M. *Literature as Exploration*. 5th ed. New York: Modern Language Association of America, 1995.

Ross, Fiona C. *Bearing Witness: Women and the Truth and Reconciliation Commission in South Africa*. London: Pluto Press, 2003.

Royle, Nicholas. *Veering: A Theory of Literature*. Edinburgh: Edinburgh University Press, 2011.

Rudnytsky, Peter, and Rita Charon, eds. *Psychoanalysis and Narrative Medicine*. Albany: State University of New York Press, 2008.

Russell, Bertrand. "On the Experience of Time." *Monist* 25 (1915): 212–33.

Ryan, Marie-Laure. *Possible Worlds, Artificial Intelligence, and Narrative Theory*. Bloomington: Indiana University Press, 1991.

Said, Edward. "The Music Itself: Glenn Gould's Contrapuntal Vision." In *Music at the Limits*, 3–10. New York: Columbia University Press, 2007.

Said, Edward W. *Orientalism*. New York: Vintage Books, 1979.

Sandhu, Sima, Eleonora Arcidiacono, Eugenio Aguglia, and Stefan Priebe. "Reciprocity in Therapeutic Relationships: A Conceptual Review." *International Journal of Mental Health* (2015). doi:10.1111/inm.12160.

Sands, Stephen, Patricia Stanley, and Rita Charon. "Pediatric Narrative Oncology: Interprofessional Training to Promote Empathy, Build Teams, and Prevent Burnout." *Journal of Supportive Oncology* 6 (2008): 307–12.

Scarry, Elaine. *The Body in Pain*. New York: Oxford University Press, 1985.

Schafer, Roy. *Retelling a Life: Narration and Dialogue in Psychoanalysis*. New York: Basic Books, 1992.

Schalk, Susan. "Coming to Claim Crip: Disidentification With/in Disability Studies." *Disability Studies Quarterly* 33, no. 2 (2013). http://dsq-sds.org/article/view/3705/3240.

Schneider, Pat. *How The Light Gets In: Writing as a Spiritual Practice*. New York: Oxford University Press, 2013.

Scholes, Robert, James Phelan, and Robert Kellogg. *The Nature of Narrative*. 40th ed. New York: Oxford University Press, 2006.

Schön, Donald. *The Reflective Practitioner: How Professionals Think in Action.* New York: Basic Books, 1983.

Schultz, Dawson Stafford, and Lydia Victoria Flasher. "Charles Taylor, Phronesis, and Medicine: Ethics and Interpretation in Illness Narrative." *Journal of Medicine and Philosophy* 36 (2011): 394–409.

Schweizer, Harold. *On Waiting.* London: Routledge, 2008.

Scully, Jackie Leach, Laurel E. Baldwin-Ragavan, and Petya Fitzpatrick, eds. *Feminist Bioethics: At the Center, On the Margins.* Baltimore: Johns Hopkins University Press, 2010.

Sedgwick, Eve Kosofsky. *Touching, Feeling: Affect, Pedagogy, Performativity.* Durham, NC: Duke University Press, 2003.

Sember, Robert, and D. Rhine (writing for Ultra-red). *Ten Preliminary Theses on Militant Sound Investigation.* Artists and Activists Series, no. 5. New York: Printed Matter, 2008.

Shapiro, Johanna. "Movies Help Us Explore Relational Ethics in Health Care," In *The Picture of Health: Medical Ethics and the Movies,* edited by Henri Colt, Silvia Quadrelli, and Lester Friedman, New York: Oxford University Press, 2011: 19–28.

Shapiro, Johanna. "The Feeling Physician: Educating the Emotions in Medical Training." *European Journal for Person Centered Healthcare* 1, no. 2 (2013): 310–16.

Shapiro, Johanna, Deborah Kasman, and Audrey Shafer. "Words and Wards: A Model of Reflective Writing and Its Uses in Medical Education." *Journal of Medical Humanities* 27 (2006): 231–44.

Shem, Samuel. "Fiction as Resistance." *Annals of Internal Medicine* 137, no. 11 (2002): 934–37.

Shem, Samuel, with introduction by John Updike. *The House of God.* New York: Delta Trade Paperbacks, 2003.

Sherwin, Susan. "Whither Bioethics? How Feminism Can Help Reorient Bioethics." *International Journal of Feminist Approaches to Bioethics* 1, no. 1 (2008): 7–27.

Singer, Janet, Stephen Fiascone, Warren J. Huber, Tiffany C. Hunter, and Jeffrey Sperling. "Four Residents' Narratives on Abortion Training." *Obstetrics and Gynecology* 126, no. 1 (2015): 56–60.

Soja, Edward W. *Thirdspace.* Malden, MA: Blackwell, 1996.

Spencer, Danielle. "All Creatures Great and Small." *Lancet* 386 (2015): 22–23.

Spivak, Gayatri Chakravorty. "Can the Subaltern Speak?" In *Marxism and the Interpretation of Culture,* edited by Cary Nelson and Lawrence Grossberg, 271–313. Basingstoke, UK: MacMillan Education, 1988.

Starr, Paul. *The Social Transformation of American Medicine: The Rise of a Sovereign Profession and the Making of a Vast Industry.* New York: Basic Books, 1982.

Stein, Leo. *Appreciation: Painting, Poetry, and Prose.* Lincoln, NE: University of Nebraska Press, 1947.

Steinmetz, Katy. "The Transgender Tipping Point." *Time Magazine,* May 29, 2014.

Stempsey, William E. "Plato and Holistic Medicine." *Medicine, Health Care and Philosophy* 4, no. 2 (2001): 201–9.

Stevens, Wallace. *The Necessary Angel: Essays on Reality and the Imagination.* New York: Random House, 1965.

Stockwell, Peter. *Cognitive Poetics: An Introduction.* London: Routledge, 2002.

Stoller, Paul. *Sensuous Scholarship.* Philadelphia: University of Pennsylvania Press, 1997.

Strand, Mark. "Mark Strand on Edward Hopper." *The New York Review of Books,* June 25, 2015: 40–41.

Street, Richard L., Jr., Howard Gordon, and Paul Haidet. "Physicians' Communication and Perceptions of Patients: Is It How They Look, How They Talk, or Is It Just the Doctor?" *Social Science and Medicine* 65 (2007): 586–98.

Stringfellow, William. *Count It All Joy: Reflections on Faith, Doubt, and Temptation, Seen through the Letter of James.* Eugene, OR: Wipf and Stock Publishers, 1999.

Sue, Derald Wing. *Race Talk: and the Conspiracy of Silence.* Hoboken, NJ: John Wiley and Sons, 2015.

Svenaeus, Fredrik. *The Hermeneutics of Medicine and the Phenomenology of Health: Steps Towards a Philosophy of Medical Practice*. International Library of Ethics, Law, and the New Medicine, vol. 5. Dordrecht: Kluwer Academic Publishers, 2000.

Taylor, Charles. *Sources of the Self: The Making of Modern Identity*. Cambridge, UK: Cambridge University Press, 1989.

Tervalon, Melanie, and Jan Murray-Garcia. "Cultural Humility Versus Cultural Competence: A Critical Distinction in Defining Physician Training Outcomes in Multicultural Education." *Journal of Health Care for the Poor and Underserved* 9 (1998): 117–25.

Thistlewaite, Jill. "Interprofessional Education: A Review of Context, Learning and the Research Agenda." *Medical Education* 46 (2012): 58–70.

Tóibín, Colm. "One Minus One." In *Mothers and Sons: Stories*, 271–88. New York: Scribner, 2007.

Tompkins, Jane, ed. *Reader-Response Criticism: From Formalism to Post-Structuralism*. Baltimore: Johns Hopkins University Press, 1980.

Toombs, S. Kay. "Illness and the Paradigm of Lived Body." *Theoretical Medicine* 9 (1988): 201–26.

Toombs, S. Kay. *The Meaning of Illness: A Phenomenological Account of the Different Perspectives of Physician and Patient*. Dordrecht: Kluwer Academic Publishers, 1993.

Toombs, S. Kay. *Handbook of Phenomenology and Medicine*. Philosophy and Medicine series. Dordrecht: Springer, 2001.

"This is the Voice I Want to Use." In *Transamerica*, directed by Duncan Tucker. 2005. New York: Weinstein Company, 2006. DVD.

Tronto, Joan. *Moral Boundaries: A Political Argumentation for an Ethics of Care*. New York: Routledge, 1993.

Truog, Robert D., Stephen D. Brown, David Browning, Edward M. Hundert, Elizabeth A. Rider, Sigall K. Bell, and Elaine C. Meyer. "Microethics: The Ethics of Everyday Clinical Practice." *Hastings Center Report* 45, no. 1 (2015): 11–17.

Tsevat, Rebecca, Anoushka Sinha, Kevin Gutierrez, and Sayantani DasGupta. "Bringing Home the Health Humanities: Narrative Humility, Structural Competency, and Engaged Pedagogy." *Academic Medicine* 90, no. 11 (2015): 1462–5.

Turner, Mark. "The Cognitive Study of Art, Language, and Literature." *Poetics Today* 23, no. 1 (2002): 9–20.

Vanhoutte, Jacqueline. "Cancer and the Common Woman in Margaret Edson's 'W;t',." *Comparative Drama* (2002): 391–410.

Vannatta, Seth, and Jerry Vannatta. "Functional Realism: A Defense of Narrative Medicine." *Journal of Medicine and Philosophy* 38 (2013): 32–49.

Vico, Giambattista. *The New Science*. 1744. Translated by Thomas G. Bergin and Max H. Fisch, 2nd ed. Ithaca, NY: Cornell University Press, 1968.

Viederman, Milton. "Active Engagement in the Consultation Process." *General Hospital Psychiatry* 24 (2002): 93–100.

Viederman, Milton. "The Induction of Noninterpreted Benevolent Transference as a Vehicle for Change." *American Journal of Psychotherapy* 65, no. 4 (2011): 337–54.

Viederman, Milton. "A Model of Interpretative Supportive Dynamic Psychotherapy." *Psychiatry* 71, no. 4 (2008): 349–58.

Viederman, Milton. "The Therapeutic Consultation: Finding the Patient." *American Journal of Psychotherapy* 60, no. 2 (2006): 153–59.

Vogel, Elizabeth. "What We Talk About When We Talk About Emotion: The Rhetoric of Emotion in Composition." Unpublished dissertation, University of North Carolina at Greensboro, 2008.

Von Tevenar, Gudrun. "Gratitude, Reciprocity, and Need." *American Philosophical Quarterly* 43, no. 2 (2006): 181–88.

Wald, Hedy S., Jeffrey Borkan, Julie Scott Taylor, David Anthony, and Shmuel P. Reis. "Fostering and Evaluating Reflective Capacity in Medical Education: Developing the REFLECT Rubric for Assessing Reflective Writing." *Academic Medicine* 97 (2012): 355.

Wald, Hedy S., Stephen W. Davis, Shmuel Reis, Alicia D. Monroe, and Jeffrey M. Borkan. "Reflecting on Reflections: Enhancements of Medical Education Curriculum with Structured Field Notes and Guided Feedback." *Academic Medicine* 84 (2009): 830–37.

Wallace, David Foster. *Infinite Jest*. New York: Little, Brown and Company, 1996.

Walzer, Richard. *Greek into Arabic: Essays in Islamic Philosophy*. Columbia, SC: University of South Carolina Press, 1962.

Wear, Delese, and Therese Jones. "Bless Me Reader for I Have Sinned: Physicians and Confessional Writing." *Perspectives in Biology and Medicine*, 53, no. 2 (2010): 215–30.

Wear, Delese, Joseph Zarconi, Rebecca Garden, and Therese Jones. "Reflection in/ and Writing: Pedagogy and Practice in Medical Education." *Academic Medicine* 87 (2012): 603–9.

Wearden, Graeme. "178 Oxfam Briefing Paper." *The Guardian*, January 20, 2014.

Weaver, Sallie J., Rebecca Lyons, Deborah DiazGranados, Michael A. Rosen, Eduardo Salas, James Oglesby, Jeffrey S. Augenstein, David J. Birnbach, Donald Robinson, and Heidi B. King. "The Anatomy of Health Care Team Training and the State of Practice: A Critical Review." *Academic Medicine* 85, no. 11 (November 2010): 1746–60.

Weil, Simone. *Waiting for God*. Translated by Emma Crauford with an introduction by Leslie A. Fiedler. New York: Harper and Row, 1973.

Weil, Simone. *Waiting for God*. Translated by Emma Crauford. New York: Perennial Classics, 2001.

Wells, Kathleen. *Narrative Inquiry*. New York: Oxford University Press, 2011.

West, Courtney, Michael Veronin, Karen Landry, Terri Kurz, Bree Watzak, Barbara Quiram, and Lori Graham. "Tools to Investigate How Interprofessional Education Activities Link to Competencies." *Medical Education Online* 20: 28627 (2015). http://dx.doi.org/10.3402/meo.v20.28627.

Westfall, Richard. *The Construction of Modern Science: Mechanisms and Mechanics*. Cambridge, UK: Cambridge University Press, 1977.

White, Hayden. *Metahistory: The Historical Imagination in Nineteenth Century Europe*. Baltimore: Johns Hopkins University Press, 1973.

White, Michael. *Narrative Practice and Exotic Lives: Resurrecting Diversity in Everyday Life*. Adelaide: Dulwich Centre Publication, 2004.

White, Michael. "Working with People Who Are Suffering the Consequences of Multiple Trauma: A Narrative Perspective." *The International Journal of Narrative Therapy and Community Work* 1 (2004): 44–75.

White, Michael, and David Epston. *Narrative Means to Therapeutic Ends*. New York: W. W. Norton, 1990.

Williams, Ian. *The Bad Doctor*. University Park: Pennsylvania State University Press, 2015.

Williams, Raymond. *Marxism and Literature*. Oxford: Oxford University Press, 1977.

Wimsatt, William K., and Monroe C. Beardsley. *The Verbal Icon: Studies in the Meaning of Poetry*. Lexington: University of Kentucky Press, 1954.

Winkel, Abigail Ford, Nellie Hermann, Mark J. Graham, and Rini B. Ratan. "No Time to Think: Making Room for Reflection in Obstetrics and Gynecology Residency." *Journal of Graduate Medical Education* 2 (2010): 610–15.

Winnicott, Donald W. *Playing and Reality*. London: Routledge, 2005.

Winnicott, Donald W. *The Maturational Processes and the Facilitating Environment*. New York: International University Press, 1965.

Woods, Angela. "The Limits of Narrative: Provocations for the Medical Humanities." *Medical Humanities* 37 (2011): 73–78.

Woolf, Virginia. "How Should One Read a Book?" In *The Second Common Reader*, 234–45. New York: Harcourt Brace Jovanovich, 1932.

Woolf, Virginia. "On Rereading Novels." In *The Moment and Other Essays*, 155–66. New York: Harcourt Brace Jovanovich, 1948.

Woolf, Virginia. "Reading." In *The Captain's Deathbed and Other Essays*, 151–79. San Diego, CA: Harcourt Brace Jovanovich, 1950.

World Health Organization. *Learning Together to Work Together for Health*. Geneva: WHO, 1988.

World Health Organization. *Framework for Action on Interprofessional Education and Collaborative Practice*. Geneva: WHO, 2010.

Worsham, Lynn. "Coming to Terms: Theory, Writing, Politics." In *Rhetoric and Composition as Intellectual Work*, edited by Gary A. Olson. Carbondale: Southern Illinois University Press, 2002.

Yancy, George. *Black Bodies, White Gazes*. New York: Rowan and Littlefield, 2008.

Zaner, Richard. *Context of Self: Phenomenological Inquiry*. Series in Continental Thought. Columbus: Ohio University Press, 1981.

Zaner, Richard M. *Conversations on the Edge: Narratives of Ethics and Illness*. Washington, DC: Georgetown University Press, 2004.

Zaner, Richard M. *Ethics and the Clinical Encounter*. Englewood Cliffs, NJ: Prentice Hall, 1988.

Zaner, Richard M. "Examples and Possibles: A Criticism of Husserl's Theory of Free-Phantasy Variation." *Research in Phenomenology* 3, no. 1 (1973): 29–43.

Zaner, Richard M. "Medicine and Dialogue." *Journal of Medicine and Philosophy* 15, no. 3 (1990): 303–25.

Zaner, Richard M. "The Phenomenon of Vulnerability in Clinical Encounters." *Human Studies* 29, no. 3 (2006): 283–94.

Zunshine, Lisa. *Why We Read Fiction: Theory of Mind and the Novel*. Columbus: Ohio State University Press, 2006.